全国中医药行业高等教育"十三五"规划教材

全国高等中医药院校规划教材（第十版）

中医临床思维方法

（供中医学、中西医结合各专业研究生用）

主　编

姜德友（黑龙江中医药大学）

副主编

邢玉瑞（陕西中医药大学）　　余小萍（上海中医药大学）

赵智强（南京中医药大学）　　毛静远（天津中医药大学）

谢春光（成都中医药大学）　　喻　嵘（湖南中医药大学）

编　　委（按姓氏笔画排序）

丁成华（江西中医药大学）　　王　寅（云南中医学院）

王小红（福建中医药大学）　　王俊霞（贵阳中医学院）

方朝晖（安徽中医药大学）　　史　伟（广西中医药大学）

曲　夷（山东中医药大学）　　朱　辉（辽宁中医药大学）

刘喜平（甘肃中医药大学）　　李　晶（山西中医学院）

陈　萌（北京中医药大学）　　周　红（广州中医药大学）

周燕萍（湖北中医药大学）　　周雪明（黑龙江中医药大学）

郝　贤（长春中医药大学）　　曹灵勇（浙江中医药大学）

谢忠礼（河南中医药大学）

主　审

张　琪（黑龙江省中医药科学院）

学术秘书

孙许涛（黑龙江中医药大学）

中国中医药出版社

·北　京·

图书在版编目（CIP）数据

中医临床思维方法/姜德友主编.—北京：中国中医药出版社，2017.4（2023.3重印）

全国中医药行业高等教育"十三五"规划教材

ISBN 978 - 7 - 5132 - 3486 - 3

Ⅰ.①中…　Ⅱ.①姜…　Ⅲ.①中医学 – 中医药院校 – 教材　Ⅳ.①R2

中国版本图书馆 CIP 数据核字（2016）第 150415 号

中国中医药出版社出版

北京经济技术开发区科创十三街 31 号院二区 8 号楼
邮政编码　100176
传真　010-64405721
廊坊市佳艺印务有限公司印刷
各地新华书店经销

开本 850×1168　1/16　印张 17　字数 424 千字
2017 年 4 月第 1 版　2023 年 3 月第 4 次印刷
书　号　ISBN 978 - 7 - 5132 - 3486 - 3

定价　48.00 元
网址　www.cptcm.com

如有印装质量问题请与本社出版部调换（010-64405510）
版权专有　侵权必究

服务热线　010-64405510
购书热线　010-89535836
微信服务号　zgzyycbs

微商城网址　https://kdt.im/LIdUGr
官方微博　http://e.weibo.com/cptcm

天猫旗舰店网址　https://zgzyycbs.tmall.com

全国中医药行业高等教育"十三五"规划教材

全国高等中医药院校规划教材（第十版）

专家指导委员会

名誉主任委员

王国强（国家卫生计生委副主任　国家中医药管理局局长）

主 任 委 员

王志勇（国家中医药管理局副局长）

副 主 任 委 员

王永炎（中国中医科学院名誉院长　中国工程院院士）

张伯礼（教育部高等学校中医学类专业教学指导委员会主任委员
　　　　天津中医药大学校长）

卢国慧（国家中医药管理局人事教育司司长）

委　　　　员（以姓氏笔画为序）

王省良（广州中医药大学校长）

王振宇（国家中医药管理局中医师资格认证中心主任）

方剑乔（浙江中医药大学校长）

左铮云（江西中医药大学校长）

石　岩（辽宁中医药大学校长）

石学敏（天津中医药大学教授　中国工程院院士）

卢国慧（全国中医药高等教育学会理事长）

匡海学（教育部高等学校中药学类专业教学指导委员会主任委员
　　　　黑龙江中医药大学教授）

吕文亮（湖北中医药大学校长）

刘　星（山西中医药大学校长）

刘兴德（贵州中医药大学校长）

刘振民（全国中医药高等教育学会顾问　北京中医药大学教授）

安冬青（新疆医科大学副校长）

许二平（河南中医药大学校长）

孙忠人（黑龙江中医药大学校长）

孙振霖（陕西中医药大学校长）

严世芸（上海中医药大学教授）

李灿东（福建中医药大学校长）

李金田（甘肃中医药大学校长）

余曙光（成都中医药大学校长）

宋柏林（长春中医药大学校长）

张欣霞（国家中医药管理局人事教育司师承继教处处长）

陈可冀（中国中医科学院研究员　中国科学院院士　国医大师）

范吉平（中国中医药出版社社长）

周仲瑛（南京中医药大学教授　国医大师）

周景玉（国家中医药管理局人事教育司综合协调处处长）

胡　刚（南京中医药大学校长）

徐安龙（北京中医药大学校长）

徐建光（上海中医药大学校长）

高树中（山东中医药大学校长）

高维娟（河北中医学院院长）

彭代银（安徽中医药大学校长）

路志正（中国中医科学院研究员　国医大师）

熊　磊（云南中医药大学校长）

戴爱国（湖南中医药大学校长）

秘　书　长

卢国慧（国家中医药管理局人事教育司司长）

范吉平（中国中医药出版社社长）

办公室主任

周景玉（国家中医药管理局人事教育司综合协调处处长）

李秀明（中国中医药出版社副社长）

李占永（中国中医药出版社副总编辑）

全国中医药行业高等教育"十三五"规划教材

编审专家组

组 长

王国强（国家卫生计生委副主任 国家中医药管理局局长）

副组长

张伯礼（中国工程院院士　天津中医药大学教授）

王志勇（国家中医药管理局副局长）

组 员

卢国慧（国家中医药管理局人事教育司司长）

严世芸（上海中医药大学教授）

吴勉华（南京中医药大学教授）

王之虹（长春中医药大学教授）

匡海学（黑龙江中医药大学教授）

刘红宁（江西中医药大学教授）

翟双庆（北京中医药大学教授）

胡鸿毅（上海中医药大学教授）

余曙光（成都中医药大学教授）

周桂桐（天津中医药大学教授）

石　岩（辽宁中医药大学教授）

黄必胜（湖北中医药大学教授）

前　言

为落实《国家中长期教育改革和发展规划纲要（2010-2020年）》《关于医教协同深化临床医学人才培养改革的意见》，适应新形势下我国中医药行业高等教育教学改革和中医药人才培养的需要，国家中医药管理局教材建设工作委员会办公室（以下简称"教材办"）、中国中医药出版社在国家中医药管理局领导下，在全国中医药行业高等教育规划教材专家指导委员会指导下，总结全国中医药行业历版教材特别是新世纪以来全国高等中医药院校规划教材建设的经验，制定了"'十三五'中医药教材改革工作方案"和"'十三五'中医药行业本科规划教材建设工作总体方案"，全面组织和规划了全国中医药行业高等教育"十三五"规划教材。鉴于由全国中医药行业主管部门主持编写的全国高等中医药院校规划教材目前已出版九版，为体现其系统性和传承性，本套教材在中国中医药教育史上称为第十版。

本套教材规划过程中，教材办认真听取了教育部中医学、中药学等专业教学指导委员会相关专家的意见，结合中医药教育教学一线教师的反馈意见，加强顶层设计和组织管理，在新世纪以来三版优秀教材的基础上，进一步明确了"正本清源，突出中医药特色，弘扬中医药优势，优化知识结构，做好基础课程和专业核心课程衔接"的建设目标，旨在适应新时期中医药教育事业发展和教学手段变革的需要，彰显现代中医药教育理念，在继承中创新，在发展中提高，打造符合中医药教育教学规律的经典教材。

本套教材建设过程中，教材办还聘请中医学、中药学、针灸推拿学三个专业德高望重的专家组成编审专家组，请他们参与主编确定，列席编写会议和定稿会议，对编写过程中遇到的问题提出指导性意见，参加教材间内容统筹、审读稿件等。

本套教材具有以下特点：

1. 加强顶层设计，强化中医经典地位

针对中医药人才成长的规律，正本清源，突出中医思维方式，体现中医药学科的人文特色和"读经典，做临床"的实践特点，突出中医理论在中医药教育教学和实践工作中的核心地位，与执业中医（药）师资格考试、中医住院医师规范化培训等工作对接，更具有针对性和实践性。

2. 精选编写队伍，汇集权威专家智慧

主编遴选严格按照程序进行，经过院校推荐、国家中医药管理局教材建设专家指导委员会专家评审、编审专家组认可后确定，确保公开、公平、公正。编委优先吸纳教学名师、学科带头人和一线优秀教师，集中了全国范围内各高等中医药院校的权威专家，确保了编写队伍的水平，体现了中医药行业规划教材的整体优势。

3. 突出精品意识，完善学科知识体系

结合教学实践环节的反馈意见，精心组织编写队伍进行编写大纲和样稿的讨论，要求每门教材立足专业需求，在保持内容稳定性、先进性、适用性的基础上，根据其在整个中医知识体系中的地位、学生知识结构和课程开设时间，突出本学科的教学重点，努力处理好继承与创新、理论与实践、基础与临床的关系。

4. 尝试形式创新，注重实践技能培养

为提升对学生实践技能的培养，配合高等中医药院校数字化教学的发展，更好地服务于中医药教学改革，本套教材在传承历版教材基本知识、基本理论、基本技能主体框架的基础上，将数字化作为重点建设目标，在中医药行业教育云平台的总体构架下，借助网络信息技术，为广大师生提供了丰富的教学资源和广阔的互动空间。

本套教材的建设，得到国家中医药管理局领导的指导与大力支持，凝聚了全国中医药行业高等教育工作者的集体智慧，体现了全国中医药行业齐心协力、求真务实的工作作风，代表了全国中医药行业为"十三五"期间中医药事业发展和人才培养所做的共同努力，谨向有关单位和个人致以衷心的感谢！希望本套教材的出版，能够对全国中医药行业高等教育教学的发展和中医药人才的培养产生积极的推动作用。

需要说明的是，尽管所有组织者与编写者竭尽心智，精益求精，本套教材仍有一定的提升空间，敬请各高等中医药院校广大师生提出宝贵意见和建议，以便今后修订和提高。

国家中医药管理局教材建设工作委员会办公室

中国中医药出版社

2016 年 6 月

编写说明

　　《中医临床思维方法》是国家中医药管理局教材建设工作委员会和中国中医药出版社组织编写的全国中医药行业高等教育"十三五"全国首版用于研究生教育的规划教材，由多年从事本科、研究生教学，具有丰富中医理论与临床经验的教师编写。其宗旨在于使中医理法方药与临床实际有机结合，使中医的基本知识转化为驾驭知识的能力，为学生提供一部具有科学性、系统性、逻辑性、先进性、实用性、启发性、创新性，有利于培养与提高学生中医临床思维能力和实践能力的教科书。本教材对研究生、本科生及中医从业者掌握临床诊治疾病的中医思维方式方法、拓展临床思路、提高临床对疑难杂病的综合分析诊治能力及疗效，对中医理论的深化和可操作性具有重要作用。既可作为全国中医药院校中医专业、中西医结合专业研究生及本科生使用，也可供从事中医药或中西医结合的临床医师、教学及科研人员使用。

　　本教材的编写，力求突出中医临床思维特色，在编写内容上，注重中医临床思维方法与案例的有机结合，注重内容的简洁、完整、深浅适度，突出各种疾病辨治的临床思维全过程和方式方法，力争使学习者形成地道的中医临床思维方式，提高中医理论水平，强化和提高运用中医理法方药解决对常见病、多发病、疑难杂重病的综合分析和处理能力。

　　本教材共分九章，第一章绪论主要介绍中医临床思维的概念与研究对象、研究的历史与现状，分析中西医临床思维方法的差异，综合论述诊疗思维的程序步骤，论述学习和研究中医临床思维方法的意义，由姜德友撰写。第二章中医临床指导思想与类型模式，论述中医临床思维的指导思想及中医临床过程中思维的基本类型，分析探讨中医临床思维模式，其中第一节由朱辉编写，第二节由邢玉瑞编写，第三节由陈萌编写。第三章中医诊断思维，对中医临床资料采集与分析进行论述，对中医辨病思维、中医辨证思维、诊断的形成与确立进行解析，其中第一节由周雪明编写，第二节由毛静远编写，第三节由丁成华、喻嵘编写，第四节由余小萍编写。第四章中医治略思维，主要论述中医临床治疗决策，论述调衡性、有序性、适度性等中医治则思维，以及单法论治、复法论治等中医治法思维，其中第一节由余小萍编写，第二节由曲夷、周燕萍编写，第三节由曹灵勇、周红编写。第五章中医制方用药思维，主要论述方剂配伍原理、处方结构、组方比例等方剂构比思维，论述方剂基本类型与择用思维，讨论专方思维、类方思维等方剂活用心法，介绍一药多用思维、专病专药思维等中医用药技巧，其中第一、二节由刘喜平编写，第三节由谢春光编写，第四节由王寅、谢忠礼编写，第五节由王俊霞、郝贤编写。第六章治疗实施思维与疗效判定思维，主要对中医的治疗实施进行论述，并对疗效判定思维进行探讨，由毛静远编写。第七章中医辨误救误思维，主要对误诊误治原因辨析、中医辨误救误思维的临床应用思路与策略进行论述，由史伟编写。第八章中医临床思维能力的培养，论述中国传统哲学修养、现代科学思维方法理论、中医经典学习、中医学术流派思维特点的学习等对中医临床思维培养的促进作用，由李晶编写。第九章中医临床思维方法应用，选取内科医案、外科医案、妇科医案、儿科医案、骨伤科医案、眼科医案、耳鼻喉科医案及急危重症医案，从中医临床思维角度进行简要解析，其中第一、第五节由赵智强编写，第二节由周红编写，第三、第六、第七、第八节由方朝晖编写，第四节由王小红编写。本教材经首届国医大师张琪教授进行审阅，在此表示感谢。

本教材系首版《中医临床思维方法》教材，凝聚了全体编写人员的智慧，查阅了大量文献，虽数易其稿，仍难免有疵漏不足之处，希望各院校在使用过程中提出宝贵意见，以便再版时修订提高。

《中医临床思维方法》编委会

2016 年 8 月

目 录

第一章　绪　论

思维是人类进化的高级阶段，尽管人对于浩瀚宇宙而言微不足道，但却可以凭借其特有的思维，探究隐藏在世间万事万物内部的规律，是人类改造客观世界的前提。在中华文明悠悠五千年的历史长河中，中医学起源于人类与疾病的不断斗争中，是在长期的实践过程中逐渐形成的理论体系。它的形成植根于中华文明的丰厚沃土，脱胎于中国传统文化，以其独特的思维方式与方法，建构了中医理论体系，同时也指导着中医临床实践。中医临床思维作为中医思维的重要组成部分，是连接理论知识与实践行动之间的纽带，无时无刻不存在于临床诊疗活动当中。从对疾病病证的辨析与研判到治法方药的抉择与施用，需要一个完整而复杂的思维过程。以正确的中医临床思维方法为指导，是发挥中医药的优势与特色达到诊治目标的有效途径。因此，揭开中医临床思维的面纱，开展中医临床思维方法研究，是开启医学生中医临床之旅的至捷之径，是培养中医师驾驭理论知识能力的当务之急，对于中医临床人才的培养、中医理论的深化及中医药学的可持续发展具有深远的意义。

第一节　中医临床思维方法的概念与研究对象

思维是人类意识活动的高级形式。中医临床思维是人类思维活动的一部分，以其特殊的思维方式方法影响着中医临床诊疗活动的实施。只有明确中医临床思维的概念和研究对象，才能更好地掌握和熟练运用中医临床思维方法，实现中医临床诊疗活动的根本目标。

一、中医临床思维方法的概念

思维是指主体对客体的反映过程，即思考活动，以获取认知、整合信息、应对实施等为表现形式。为了在更大范围内、更高水平上适应客体，或者改造客体，主体需对客体的深远层面信息做出反应，通过运用抽象、概括，或是凭借灵感、直觉等方法，对信息系统进行加工，力求解决客体深远层面信息与主体已有的经验、概念、知识等信息之间的矛盾，使二者趋于一致。简而言之，主体通过思维，对客体深远层面信息进行加工，使已有认知有所升华，使存在问题得以解决。

"方法"在希腊文中的意思是"沿着正确的道路运动"，意即为达到某种目的所采取的各种手段的总和。中医临床思维方法，即为医家在整个医疗过程中，为实现中医临床思维活动的有效发生和顺利进行所运用的思考方式或手段。在中医临床诊疗过程中，作为主体的中医医师，需要对患者症状、疾病状态等客体信息在头脑中的感知、判断、反映等进行综合处理，进而产生应对措施并予以实施，而这一过程需要在临床思维方法的指导下完成。中医医师基于中医理论及既往经验的指导，运用中医诊疗方法，以中医临床思维方法为中介和桥梁，对患者及疾病的相应信息予以搜集、对疾病及病证处以诊断、对治法及治则施以决策、对处方用药加以择选，使主客体（即医生的诊治和患者的疾病）之间的矛盾得以统一，即达到治愈疾病、谋求健康的目的。概而言之，中医临床思维方法是医家运用中医理论知识对患者所患病证或相关事物及现象产生调查研究、分析判断、形成决策、实施和验证等思维活动，实现临床诊疗目的的重要措施与途径。

二、中医临床思维方法的研究对象

中医临床诊疗过程中，医生面对患者的疾病表现，依托中医药理论，将临床对患者的生理、病理现象的认识，对疾病的发生、转归的预期，以及中医中药治疗效果的判断等感性认识理性化，并以方药的形式输出，这是一个复杂的理性化认识的建构过程，在这一建构过程中运用的思维方法的规律及特征，正是中医临床思维方法所研究的对象。

中医临床活动作为医学活动的一部分，符合一般社会活动的思维形式，遵循科学认识思维的一般规律。然而中医临床活动又有别于其他社会活动而有其特殊性，因此，中医临床思维的形成过程也具有一定的特征性表现。

1. 研究对象的特殊性　中医学是在现代科学大环境中，唯一保全下来的较为完整的古代传统医学体系。从最初对于疾病现象的感官认识和朴素的经验累积，直至形成完整的中医理论体系，中医学带有极其浓厚的中国传统文化及民族特征，以其独有视角和思维方法，认识并改造着客观世界。在这个过程中，中国古代自然哲学思想无疑是萌生中医理论、指导中医诊疗的温床。中医学移植"天人合一""道法自然"等古代哲学观，将"气""阴阳""五行"等古代哲学思想演绎发展，使之成为中医学理论体系的核心，因此中医学具有古代哲学的思维特征，在临床诊治疾病过程中，具有重象轻形、重悟轻测、重用轻体等有别于西医学的独特的思维模式。

2. 研究对象的复杂性　在"天人合一"思想的指导下，针对中医学诊疗活动中的客体——患者，医家不仅关注其作为生物体所具有的自然属性，同时重视其作为社会体所具有的社会属性。患者除了存在生理和病理等疾病因素外，尚受到社会、心理、自然等多方面因素影响，有其独立的语言、思想和认知。面对客体的复杂性，在诊治过程中，中医医师遵循古代哲学思想来阐述生命观、健康观，除运用自然科学知识外，还要结合心理学、逻辑学等社会科学知识，强调精神和社会等因素对人体的影响，深入挖掘患者"身病"之外的潜藏信息，从而采取更好的治疗措施。因此，在诊疗过程中，临床思维的建构也是一个复杂的过程。

3. 研究对象的主观性和灵活性　在中医临床活动中，医生作为医疗活动的主体，通过对患者疾病表现的体察，在中医理论体系下进行更深层面信息的剖析，进而产生对疾病病情的研判、诊断的决策及治疗的抉择等结果，即为中医临床思维的形成过程。在此过程中，主体以其大脑的生理结构、生理机能为基础，通过对固有概念的掌握、对中医理论的理解，以及对既往经验的运用，并受其自身心理现象发展变化规律的支配和影响，在头脑中反映出对患者疾病的综合信息的认知、判断，并辨证论治，处以方药。另外，"医者，意也"。此"意"即指中医临床思维活动的产生，既有逻辑性的思辨，同时也有直觉、灵感的顿悟，是一个只可意会不可言传的内省和领悟的过程。可见，临床思维产生的整个过程取决于医生的理论修养、思辨能力、临床经验、心理状态等综合素质情况，具有主观性的特征。

中医以感官认知为基础，从人体生命活动的表象着手以认识人体、治疗疾病，且源自于中国传统文化与哲学思想的中医学，具有独特的认识论和方法论，以阴阳、五行等非实体结构作为把握人体生理、病理状态的基本元素，因此其在解除病理状态时所创建的思维呈现多样性和灵活性的特点。从另一个角度讲，医家在临床诊治过程中，不同程度地受到既往经验及直觉、灵感的影响，这决定了中医临床思维构建过程具有一定灵活性的特点。不同的医家思维的角度和方法不尽相同，因此其临床思维的构建过程和诊疗结果也不尽相同。正是由于中医临床思维的构建过程中存在着主观性和灵活性的特征，促使不同学术流派与学说出现，使得中医药理论可以在百家争鸣中得以发展和完善。

鉴于中医临床思维具有如上特点，因此其建构过程也是一个具有中医思维特色的复杂的动态过程，这就对医家提出了较高的要求。需要医家遵循中国传统文化和中医学的特点，在恰当的思维方法指导下，有策略地培养自身的中医临床思维能力，以中医对生命、健康、疾病的共性认识为主线，从中寻求针对不同个体、不同疾病的个性化治疗方法，这样才能更好地发挥中医药的特色与优势。深入认识和把握中医临床思维方法的规律及特征正是其中的核心环节。

第二节　中医临床思维方法的历史与现状

思维，是人类生存与繁衍过程中，通过生产劳动和生活实践逐渐形成的一种有别于动物的特有能力。医疗是人类谋求生存的手段之一，因此，医学思维的形成与发展伴生于同时期人类思维的发展之中，既未能超越，又不可分离。中医药学是在上千年历史长河中形成的文化瑰宝，凝结着中华民族与疾病斗争的宝贵经验和智慧。中医思维遵循中国传统思维形成与发展的一般规律，同时作为一种独特的意识形态，它的形成和发展又具有自身特征。

从茹毛饮血的原始社会开始，在与大自然抗争的过程中，人类逐渐积累起对疾病直观而简单的认识，并且本能地寻求治疗方法。在漫长的岁月中，这些朴素的医学行为反复地发生，促使人类对健康和疾病产生了思考。特别是在象形文字出现之后，人类更将关于疾病与健康口耳相传的语言信息，转化为有形可见的文字信息，将不同生理、病理状态下的人体外在征象具体化、形象化，而这种对疾病的认识和治疗行为的本能的直观感受，恰为医疗意识和中医思维的前提。

生产力的不断发展，伴随着思维水平的进步。人类开始关注自然界的变化规律，对宏观宇宙有了粗浅的认识，同时产生并发展了朴素的唯物与辩证法思想。在这样的思维模式下，人类自发地将人体生理、病理变化与自然现象和自然环境联系起来。为了更好地适应和改造自然，单纯地描述事物现象、简单地思考猜测和笼统的经验总结已不能满足人类发展的要求，人们开始借助事物直观的外在表现，以某些具体的物象为载体，推测事物发展变化的内在联系，进而推知出抽象事理，取象思维在这个过程中逐渐成为中医认识人体和疾病的重要思维方法。及至

NOTE

春秋战国时期，中国传统哲学思维伴随着人类形象思维、抽象思维能力的提高而有了空前的发展。蕴含着丰富的朴素辩证观点的儒、道、名、法等思想成为此时期思想文化的主体，思维方法渐趋复杂化、立体化，思维模式逐渐具有层次性、系统性，这也为中医思维的萌生与发展奠定了基础。

在传统哲学思维主导的社会思想文化体系下，人们自然而然地将其成果引入医学领域以阐释人体生理病理现象。同时，随着临床经验的进一步积累，以及对相应问题思考的逐步深入，中医学逐渐借助中国传统哲学思维方法，构建自己的思维方法体系，用以解决医学问题。在这样的思维模式指导下，医家将之前零星散在的、朴素的临床经验相关的信息加以综合、归纳，形成了一个相对稳定的中医理论体系。《黄帝内经》正是这种理论思维的产物，并成为日后中医理论产生的源泉。其中建立了阴阳五行、藏象、经络等涉及人体生理、病理、诊断、治疗、预防等方面的医学理论，在一定程度上规范了中医的群体思维。《黄帝内经》被视为中医理论的圭臬，历代医家遵循着其思维轨迹，传承并发展着中医思维，并以此思维模式指导着临床实践。

植根于中国传统哲学思维的中医理论思维和临床思维在思维模式、指导思想等方面有极大的共通之处。中医临床是以中医理论为指导而实施的，而中医理论是在中医临床实践的过程中逐渐丰满与修正的，两种思维相互交融，同步发展，完善了对医学对象的认识和改造，促进了中医医疗水平的进步。张仲景所著的《伤寒杂病论》在中医理论思维的基石上，通过比较、分类、归纳、演绎等思维方法，以"六经辨外感""以脏腑经络辨杂病"为纲领，创立了辨证论治的思维体系，以理法指导方药，用方药验证理法，实现了思维模式从理论向临床的跨越，对于临床思维方法的建立与发展起到了至关重要的作用。

自《伤寒杂病论》以降，为了解决不同历史时期所面对的医学难题，医家依循仲景"审证求因""辨证论治"的思维方法，结合前人和自己的临证经验，在思辨中探索，从不同角度理性地探求疾病发生发展的规律。活跃的思维激发了诸多学说和学术流派的产生，如金元四家提出了"六气化火""脾胃学说""相火理论"等脏腑病机学说，并相应提出寒凉、攻下、补土、滋阴等治疗方法；清代温病学派的卫气营血辨证、三焦辨证等学术观点也是各医家在特殊的社会环境下，通过医疗实践，运用辨证思维方法所推动产生的。这些在实践中孕育的学术观点和辨证施治的思维体系，反过来又为临床诊治疾病提供了思路和方法，在这个过程中，中医临床思维模式愈加成熟、完善。

中医思维与人类思维发展进程相似，是一个由浅入深、由片面到全面、由现象到本质的不断深化的过程。随着西医学的出现和不断发展，医学模式在悄然变化。处于西医学作为主导的大环境中，面对截然不同的思维方式，中医学面临严峻的挑战。中医学者们逐渐意识到中医思维的建立是传承与发展中医学的根基，开始关注并重视对中医思维相关内容的探讨，并将中医思维学作为一门独立的学科，对其概念、方法、特点等进行了系统而深入的研究。中医临床思维作为中医思维的重要组成部分，贯穿于中医医疗活动的始终，是直接获取医疗效果、促进中医理论深入发展的必备钥匙。毋庸置疑，中医临床思维与现代生物—心理—社会医学模式存在着种种内在关联，即中医思维指导下的对生命规律的认识，以及对疾病状态的治疗是具有科学价值的。但不可否认，中医固有理论与现代医学技术水平不相匹配，缺少客观化、量化标准的四诊，规范程度不足的证候诊断，以及宏观症状与微观检查关联性的缺失等，一直是当今学术界探讨的热点、难点问题。可见，在当今医疗模式下，诊疗疾病时既要保持传统中医临床思维的特质，发挥中医药的优势与特色，同时又要做出适应新的思维模式的改革和创新，这有赖于对中医临床思维的学习与探索，而目前相关研究方兴未艾。因此，深入地探究中医临床思维的规律和方法，科学地挖掘中医临床思维所蕴含的巨大能量，使之与现代医学技术及医学模式进行优势互补，是当今中医临床工作者为更好地推动中医学发展、为人类健康创造价值而努力的方向。

第三节　中医临床思维的基本框架与过程

中医临床思维贯穿于中医临床活动始终，是医家的感性认识与理性认识、理论知识与临床实践之间相互转换的隐性思考过程。医家通过望、闻、问、切四诊合参，获取并鉴别患者疾病相关的直观或潜在信息，通过理性思考，与头脑中的理论知识相对比，从而判断出相应病证信息，予以诊断。同时综合辨证诊断所得信息，参合外界环境情况、患者体质条件、病势变化特点等因素，遵循中医理论的指导，提炼出治疗策略，并根据治疗策略遣方用药，予以治疗。可见，中医临床思维是顺应中医临床活动发生发展程序的一系列思考动作，是连贯而有层次的思考过程。

总而观之，中医临床思维过程大体可以分为"思诊"和"思治"两个阶段，前者是医家对患者症、证、病的整体诊察和辨识过程，后者是医家根据诊断结果，对治疗措施和方案的抉择和实施过程。两者在思维方法和规律上各有特点，有各自的思维开展的程序和步骤，但两者又相互关联，环环相扣，共同构成中医临床思维过程的基本框架。

一、中医临床思维的基本框架

中医临床思维伴随着临床诊疗全过程。医家需要在短时间内，解决是什么、怎么做、做什么的一系列问题，即完成对疾病的诊断、对治则治法的确定、对方药的选择等不同诊疗阶段所需完成的分目标，进而实现治疗疾病或改善疾病状态的最终目标。有目的的思维促使医家将思维资料逐步地、有序地从观念和意识转变为动机和行动，从而形成有方向的动态思维。中医临床思维是将中医理论付诸实践的必经思维过程。由于思维的主体中医师和客体患者都是存在复杂思维的独立个体，而其诊治的对象疾病发生于不同个体身上又有其独立的特点，因而在不同的诊疗过程中，中医临床思维灵活多变。由于对客观事物的认识在人脑中的内化存在普遍性，特别是在长期反复的临床实践过程中，这种临床思维以相对稳定的模式存在于医生潜意识中，形成了临床诊疗思维的基本框架。把握临床诊疗思维的基本框架，执简驭繁，是面对复杂病证时，灵活构建临床思维的基础。

1. 以思维材料为支柱　思维材料是指临床思维主要加工的材料。一是医家对疾病表现在外的各种征象所产生的直接的、现象的感性反映；二是医家头脑中已有的中医理论知识、临床经验，以及既往知识体系和生活阅历。在医疗活动中，医家捕捉疾病的感性资料，是临床思维继续开展的初始资料，其是否全面与准确决定了中医临床思维进行的方向和治疗结果的输出。医家基于对中医学，以及天文、地理、文学、人文等其他学科知识的理论及实践的积累和领悟，在头脑中已经形成了一个基本的认知观念。这是思维产生的源泉，也是医家根据临床过程中获得的资料产生不同程度认知的前提，其是否广泛而深入决定了中医临床思维的灵活性与高效性。

2. 以思维方法为工具　思维材料作为思维所加工的原料，是中医临床思维得以发生和发展的基本元素。中医临床思维从发生发展直至输出最终诊疗结果的动态过程，是医家将疾病现象内化并将思维结果外化的过程。中医诊疗活动有赖于临床思维的指导，而临床思维的发生发展有赖于一定的思维方法。思维方法作为构建中医临床思维框架的重要工具，对思维材料进行不同层次的加工改造，使"静态的"思维材料转变为"动态的"思维过程，使临床诊疗活动有源可寻，并促使临床思维动态地、连贯地发展，以获取思维成果，实现诊疗的最终目的。中医临床思维方法作为构建中医诊疗思维框架的重要工具，使得临床思维能够灵活地在感性认识与理性认识之间转换，在客观现象与主观意识之间跳跃，在形象思维与抽象思维之间切换，直接影响临床思维发展的方向，决定治疗的层次与结果。同时，临床思维方法的熟练掌握与灵活运用，也是医家面对疾病能够自发地、能动地产生诊疗思路和预判诊疗结果的重要途径，是决定临床诊疗效率和水平的核心因素。可见，掌握中医临床思维方法对于构建诊疗思维框架具有至关重要的作用。

二、中医临床思维的过程

（一）诊断思维的程序

作为医疗活动的主体，医家要想向对处于疾病状态下的患者进行治疗，首先需要明确"疾病状态"是怎样的，这样才能确定治疗的方向，因此，中医诊断是临床过程中首先发生的活动。在此过程中，医家要完成对疾病信息的辨识与判断、对感官信息的知觉与内化，以及对症状信息的整合与演绎等一系列有序的思维准备和思维加工，以构建完整而有效的诊断思维程序，从而获取更为准确的临床诊断。

1. 疾病信息的辨识与判断　在临床诊疗过程中，医家通过自身的感官感受从患者身上接受的多种形式的信息刺激，从而对病证产生初步的感性认识。这种感性认识是医家继续辨证诊断的主要依据，也是医家诊断思维所加工的原始材料，是临床诊断的初期成果。因此，从患者身上捕捉尽量全面而不杂乱、精炼而有效的疾病信息，是诊断思维继续实施的前提条件，这个过程也需要在诊断思维的参与下实现，是诊断思维的重要环节。

四诊是医家获取病证信息的主要途径。医家借助自身的视觉、嗅觉、听觉、触觉等感觉器官，诊察患者所表现出的直观征象，同时需要在头脑中与既往中医诊断学相关知识和概念进行比较，通过归纳、分析等方法，识别并判断出所捕捉的直观征象是否为病理性，以及相应病理变化的特点、程度如何等。

对于某些隐性的病征，医家不能通过感官直接获得，有赖于医患之间的言语交流。由于患者是有自身感觉感受和思维意识的个体，其对疾病及症状的阐述是经过自身思维加工后反映出来的，因此对医家而言所获得的信息是间接的，需要借助思维过程加以鉴别取舍。鉴于患者本身缺乏完整、确切的医学知识，因此问诊需要在医家的引导下进行。医家初步采集一定信息后，对病证产生了大体印象，在此基础上，医家遵循中医相关理论，进行关联性推测，围绕患者可能出现的疾病征象，启发式问诊，以捕捉更多具有诊断价值的有效信息。

医家通过识别发现患者的直观或潜在病征，对病证的初步认识愈加全面；同时，病证概貌越明晰，识别病征所依循的线索也越明确，进而挖掘到更多的症状信息。在这个过程中，四诊所捕捉到的信息之间相辅相成，互为佐证；感性思维与理性思维相互转换，交错进行，以保证收集的病证相关资料系统、全面，为诊断的进一步实施打下良好基础。

2. 感官信息的知觉与内化　医家通过四诊收集到的疾病相关信息尚停留在对患者疾病征象的感性认识层面，尚需将感性认识内化成中医既有症状的概念，真正地完成从客体外在信息的感性认识到主体脑内知觉的理性认识的转换。这是一个"识症"的过程，也是向"辨证"过渡的中介环节。在这个过程中，医家结合自身储备的中医学知识及既往临床经验，对从表象信息中抽象出的症状信息进行简单的加工、推论和理解，对症状间的主次取舍及症状的程度性质、病位特征、轻重缓急等属性产生基本认知，将在表象上具有某种关联性的若干个症状在头脑中通过联想、类比及直觉等，按一定条理进行简单的归类，如头晕、头痛、面赤等症状病位在上，手足不温、畏寒等症状是对寒热的感受情况等，从而将这些抽象的症状概念形成用以辨证的基本信息单元。

3. 症状信息的整合与演绎　疾病的发生发展始终处在一个动态过程中，随着正邪胜负、阴阳消长的不断变化而变化。中医对疾病的诊断着眼于当下病征、病证，以反映出当前状态下疾病的本质。前一个阶段的思维产物，即症状，作为医家对患者病征抽象反映的载体，所提供的信息之间是散乱的、无逻辑的，且尚不能完全摆脱感官知觉的影响，需要医家遵循中医相关理论、诊断原则等将这些散在的症状信息经过一定的理性思维加工，将多个存在某些内在关联的症状有机地联系起来，以"证"的形式输出。这是获取诊断结果的最终阶段，需要在辨证思维的指导下进行。

"有诸形于内，必形于外"，疾病外在可征之候必有其内在病变之由。医家在前一阶段对症状产生认知的基础上，与中医相关理论进行关联，同时参考对以往医疗经验的记忆，以及对自然和社会情况发展变化规律的把握，分析、推测产生某症状可能的原因和机理。如症见咳嗽，推测因天气变化、外邪袭肺而致肺失宣降所致；又如见有腹痛，推测与饮食不节、宿食停滞而致腑气不通有关等。

整体观作为中医学重要的指导思想，直接影响着中医临床辨证思维的形成。由于人是一个有机的整体，因此，各种表现于外的貌似孤立的疾病征象之间必定存在内在联系。医家在追溯各症状独立的病因病机的同时，也在试图通过对各症状病因病机本质的深入思考和对理论、经验的感悟，将散在的症状根据彼此间内在联系，借助抽象、分析、综合、概括等方式进行组合，使每个症状组合都能够从一定程度上反映疾病的本质，而其体现出的疾病本质即为该症状组合的病机，将其用中医术语表述出来即为"证"，此过程即为辨证的过程。如将食少纳差、脘腹胀满、便溏不爽等症状组合，可以反映脾虚不运的内在病机，即辨证为脾虚证。但通常情况下，疾病是以复合病证的形式存在的，因此医家尚需在中医理论指导下，把握多个病机之间的内在联系，从而归纳出一个能够完整反映疾病某一阶段本质的总体病机，进而完成一个完整

NOTE

的辨证过程。如除见有上述脾虚证的症状外，又见有胁肋胀满窜痛、情绪抑郁、善太息等症状组合，即是肝郁气滞证的具体表现，结合中医理论，肝木失于调达可横乘脾土使脾失健运，而脾虚失运又可反侮于肝使肝失疏泄，综合分析，本病在该阶段辨证为肝郁脾虚证。

需要指出的是，医家往往不能直接将症状与病证建立确定的关联关系，判断之初常是根据理论知识和既往经验在头脑中构思一个与当前症状较为契合的模糊的病证形象，然后以中医理论和患者症状为依据推理演绎，从而对疾病做出符合逻辑的明确的辨证诊断。如症见水肿、脘腹满闷等，根据中医理论"诸湿肿满，皆属于脾"，推测病位可能在脾；又见神倦肢冷、舌淡苔白滑、脉沉缓等症，鉴于"阳虚生内寒"，推测证属阳虚，因此可归纳概括，辨证为脾阳虚证；患者尚见纳呆食少、面色萎黄，与辨证结果在理论上相符，作为佐证，最后确定此证为脾阳虚证。辨证是中医临床诊断过程中的核心阶段，是医家在头脑中对病因、病位、病性、病势等多元信息的综合研判的过程，既需要医家根据病证的特征选择适宜的辨证纲领，综合运用对比类推、抽象概括、分析推断等多种逻辑思维方法对单纯的症状信息进行整合和演绎，也需要医家具有灵感和直觉思维，对症状隐含的深层信息有所顿悟，并且能够在短时间内迅速作出判断并输出结果。其直接决定医疗结果的准确性，是衡量医家临床水平的重要标志。因此，把握辨证思维的方法和规律，对中医临床诊断的效率和效果具有积极的作用。

（二）治疗思维的步骤

劳动的根本目的是实现对劳动对象的改造。医疗活动亦不例外，其最终目的是实现对疾病状态的纠正和对疾病的治疗。因此，医家在获得对疾病的诊断、把握疾病本质后，尚需进一步思考，针对诊断结果，结合病证表现、病机特点等，确定治疗策略，选择治疗方法，并付诸实践，以期达到扭转病机、消除病症的临床治疗目的。这个过程是输出中医临床思维成果的最终阶段。它的完成有赖于治疗思维的指导。

1. 治疗策略的制定　经过临床诊断，医家对疾病的本质有所把握，这激发了医家试图纠正疾病状态的意向，而"如何做"成为医家面临的首要问题。因此，在最终采取治疗行动之前，医家首先需要构思出可行方案，即制定治疗策略，包括治疗的指导原则和方法。这是治疗实施前的重要环节，是治疗实施的方向和途径，直接影响着治疗效果。

（1）明确治则　治则是医家根据病机发展变化趋势，针对疾病本质提出的具有原则性和纲领性的治疗方向，对于治疗的实施具有普遍指导意义。医家只有依循制定的方向，才能进一步确定治疗的具体措施。

治则的确定是建立在整体观念和辨证的基础之上的，其以四诊收集到的客观资料为依据，对疾病进行全面分析、综合判断，从而针对不同病情选择不同的治疗原则，如扶正祛邪、标本缓急、虚实补泻、正治反治、同病异治、异病同治、三因制宜等。

由于不同治则的抽象程度不同，使得治则的确定具有一定的层次。先从宏观上对疾病治疗提供总体原则，包括治病求本、以平为期、调整阴阳等；继而针对具体病证特点确定相对细致的方向指导，如"治未病"、既病防变、扶正祛邪、三因治宜、随证治之、异同之治、正治反治、标本论治等。从临床思维逻辑的角度，对治则进行层次上的划分，有益于在诊疗过程中明晰治则确定的思路，从而更好地进一步指导治法的选择。

（2）选择治法　治法是在治则大方向的指导下所采取的具体方法，是对治则的进一步细化和深化。治法的选择往往需要医家在头脑中重塑诊断中确定下来的疾病病机形象，将抽象的疾病本质特征形象化，同时将中医理论中与之对应的正常生理状态形象化，两相对比，设想能够干预病理状态、扭转病机的具体过程，使之向生理状态转变，从而确定相应治法。如诊断疾病病机为胃气上逆，产生胃腑气机上行的形象反映，根据中医理论，又有"胃气以降为顺"的生理形象，因此制定其治法为和胃降逆，目的是使逆行的胃气恢复其"通降"之常态。

若病证复杂或既往经验不足，难以将其直接形象化，需要医家结合自身生活阅历，借助自然或社会现象进行联想，并从中获得治疗方向的启示。如明代名医周慎斋，治其自身中满之症，联想到云翳月蔽与云散月朗之象，推测云属阴，风属阳，阳气通畅，则阴云消散，于是提出温中通阳的治法，依此拟方用药，并获良效。

总体而言，中医对疾病的治法在理论上主要包括汗、吐、下、和、温、清、消、补八种基本治法。针对不同个体的不同疾病，治法的选择和确定是一个复杂的思维过程，需要对患者和疾病有整体的把握，对中医理论有系统的认识，是综合运用联想、想象、推理等方法灵活选择得来的。

2. 治疗策略的具体实施 随着治疗策略的制定，临床思维持续发展，进而将此前的思维成果外化输出。根据既定治疗策略，医家选择并运用具体的治疗工具（如中药、针灸等），且遵循其应用理论的指导，将对疾病的理性认知和改造策略以直接的有形的处方形式付之于实践之中。

根据疾病的特点及治疗工具预期发挥的治疗效果，医家首先优选出最佳的治疗途径。中医常用的治疗途径包括药物治疗和非药物治疗，前者以中药材或中成药治疗为主，后者主要包括针灸、推拿、正骨等操作手法。无论选择、运用何种治疗途径，都需要医家思维活动的参与，但其中将多种中药材组合形成处方的制方用药过程，要求医家有更多的思维活动参与。

中医制方用药，是将治则治法以具体药物及药物组合的形式，用药物名称的符号形式表述出来的过程。通常情况下，医家在众多成方中寻求契合患者当下病机的方剂，并在此基础上，根据不同个体病证表现的差异进行加减化裁。在这一过程中，医家仍在头脑重塑病机形象，同时根据中药及组方的相关理论，将方药的作用机理形象化，结合治则治法的要求，优选出与疾病病机病证最为吻合的方药。诚如徐灵胎在《医学源流论》中所言："欲用古方，必审病者所患之证，悉与古方前所陈列之证皆合；更检方中所用之药，无一不与所现之证相合，然后施用。否则必须加减，无可加减，则另择一方。"通过徐氏的描述，临床选方思维可见一斑。

医家不仅要从既往中药理论知识体系中筛选适宜的方药，还要根据现有病证标本、轻重、缓急等特征，模拟前人组方之道、制方之法，对药物之间从药力、药量和治疗策略等角度，进行君、臣、佐、使层次上的重新考量与抉择，使药物间配合精当，并且对当下诊治病证更具针对性，以期收到最理想的药效。医家通过思维上的逻辑推理与演绎遣方用药，依循法度而不失灵活权变，既是治疗思维成果的输出过程，也实现了对成方的回溯性验证与效验的传承，是临床治疗疾病常规而重要的思维模式。

此外，医家亦可选择自拟处方，但绝不是相似功效药物的堆砌，而是在中医药理论的指导下，在一定的制方法度与原则的统驭下，完成对药物的组方配伍。

制方用药的思维过程立足于审机辨证的基础之上，着眼于方药的择用原理和技巧，以审机辨治、方证结合为制方用药思维建立的基本原则；依法择方、执方选药为制方用药思维所遵循的一般规律，与医家对中药理论认识的深度和广度关系密切，并需要在不断的临床实践与反复的思维训练中逐渐趋于高疗效与高效率。

第四节　中西医临床思维方法的差异

中医学作为中国数千年来传承发展的传统医学，与中国固有的传统思维方法及世界观关系极为密切，它是中国历代学者对于自然界变化规律研究思考的总结，并根据对自然界的认识，以脏腑经络为基础，以气血津液为载体，对人体各项生理机能进行归纳，通过药物调整人体之阴阳而达到平衡。西医学是在西方原子论基础上发展起来的以实证为原则，以解剖、生理为基础，以病理药理为手段，将疾病进行分类归纳总结进而进行治疗的一门科学。由于中西医学基本构架、知识结构、思维体系的差异，致使其在认识疾病、处理疾病、治疗疾病等各个方面存在差异，中医学更多的是研究人体功能及症状表现的异常，通过望、闻、问、切四诊收集到的资料，结合患者自身的感受分析疾病进而进行治疗；西医学则注重人体物质结构的异常，通过各种理化检查对疾病进行认识和诊断，进而进行治疗。

由于思维方式和模式的不同，中西医对疾病的认知、干预及诊治均存在差异。同样，通过不同的认识及干预，对疗效的判定也同样存在差异。充分了解中西医诊治疾病的异同，了解中西医临床思维的差异，对今后的学习、临床和科研均有重要意义。

一、中西医临床认知的差异

可以说，中医学与西医学产生差异的根本其实就是临床认知的差异，两种差异巨大的疾病观决定了其认识、思考、诊断、治疗等方面的不同。中医学以中国古代哲学为基础，正气、五行的观念在其中占有重要地位。根据简单的解剖所得，根据其功能特点的认识，将人体各部分与脏腑之间进行总结归类，同时通过数千年的临床实践，不断完善脏腑功能之间的联系，完善自然界与人体之间的联系。所以说，中医学轻结构解剖，重功能应用，这就造就了中医学对疾病的认识常常是通过功能的异常来辨病辨证，通过病邪的特点来认识疾病。西医学则是在对分子结构的了解、微观观察的认识基础上了解疾病和治疗疾病的，其诊断疾病或认识疾病的过程常常伴有理化指标的变化。同时西医学强调对生理状态的认识，对疾病的判断不以患者主观感受的异常与否作为标准，是在对人体结构与功能认识的基础上，寻找差别来判断疾病。

人体是一元化的，疾病的发生应只有一种解释，然而中医学与西医学通过不同方式的认识和表述，对疾病进行不同的判断，在各自知识结构的基础上进行诊断和治疗，各有所长，侧重方面各不相同。中医学以直观的黑箱法以象测藏，更多地关注患者的整体特点及细微的表现差异，注重对患者主观感受的把握，着重七情对人体的影响。西医学则通过仪器观察、实验确认的方法，寻找人体结构的变化及生理的异常，并通过治疗使其恢复正常。西医学更多的是对人体生理的认识，常常忽略患者的主观感受，甚至力主排除患者的心理作用。中医学则可能难以认识到人体内部结构的改变，所以两者可谓各有优缺点，应结合应用。

与中医学相比，西医学具有更为广泛而深入的病因病理认识，其对疾病的分类与治疗更加复杂，同样的表现甚至无明显症状表现，在西医学的认识中可能对应完全不同的疾病，疾病的严重程度也可能有天壤之别。例如，对简单的牙痛而言，可能是牙齿的疾病，也可能是冠心病心绞痛发作的表现，对两者的差别，西医学通过对疾病的认识，给予一定的检查检验手段，能够了解并认识其差别，事实上这也是西医学治病求本的体现。这就是基于西医学认知状态下所了解疾病、认识疾病的过程。

对于出血这一症状表现，西医学更多的是对于血小板、凝血等一系列化验结果的认识。而具体出血部位对诊断并不十分重要，通过化验结果等指标能够诊断疾病，通过治疗使化验结果达到正常，也是治疗的主要方向。而对中医学来讲，其出血的颜色、出血的部位甚至出血的时间对认识疾病、了解病变甚至治疗疾病都有重要意义，根据中医学对各种病理性质的总结，由于火性炎上的特点，上部的出血多由火热之邪所致，清热凉血法较为常用；下部出血则考虑气不摄血者较多，补脾益气的方法较为常用，所以同样的出血，由于中西医认知的不同，则观察的侧重点和治疗方向完全不同。

二、中西医临床思维方式的差异

中医学与西医学基于不同的世界观及对自然界认识的不同而各具特点，中医学更多的是对人体功能异常的观察与总结，由于没有微观认识或理化检查，更多从肉眼所见的细节或各器官功能之间的联系着手，对疾病进行分析和认识，更多的是个人主观的理解。西医学是在现代科学的基础上，一直致力于寻找可重复性、统一性、标准性的原则和指标，这就造就了中医学与西医学思维方式和模式的差异。

两者基本结构认识的差异决定了中医与西医在临床思维方式及模式方面存在巨大差异，西医学是严谨的实证思维，以检查检验为手段，以理化结果为依据，认识并诊疗疾病，进行归纳总结分类诊断，西医学在诊疗疾病过程中常常遵循一定的路径及模式，以相关的指南为依据，然而中医学则具有一定发散性的顿悟思维的特点。

(一) 个体化与标准化的碰撞

辨证论治是中医学的一个重要特点，然而以病为纲的思想在《黄帝内经》和《伤寒杂病论》中均有详尽论述。病作为某一疾患整体规律的总结和归纳，在诊断和治疗疾病的过程中具有重要意义，在中医与西医实践过程中均有指导价值。然而对于同一个疾病不同阶段或不同疾病的辨证思考过程中，中医与西医思考的差异非常明显。病在西医学中具有指导意义的纲领性地位，诊断的过程就是确定疾病的过程，这是西医学标准化的具体体现。西医通过对大规模健康人群的观察与总结，确定标准并诊断疾病，同时在标准化诊断与归纳过程中，确定可能出现的情况，所以在治疗过程中，以标准化的观念进行用药。中医学则不同，对于同一种疾病，无论这种病是西医学还是中医学的认识，其治疗均强调个体的差异，甚至对于同一疾病的同一阶段，用药也可能完全不同。由于疾病兼夹症状的不同，或微观表现的差异，中西医对疾病的认识可能完全相反，相同的一个疾病，对于西医学而言可能其理化指标完全相同，但是恶寒还是畏热、喜按或是拒按、喜温抑或喜凉，对于西医学的诊疗可能没有任何价值，但对于中医学诊断与治疗疾病的意义则非常大。对整体的把握和对细节表现的强调，造就了中医学的个体化治疗；通过对标准的制定和诊疗路径的总结，造就了西医学标准化的特点。

（二）辨证的灵活性与诊断的统一性

中医学的辨证过程，灵活性是非常重要的。浩如烟海的中医古籍都是历代医家通过临床实践对自身经验的总结与认识，在临床辨证过程中，灵感的闪现是中医的一个重要特点。由于中医药实践过程中从医者的主观性占有重要地位，其处方用药具个人色彩，更由于中医学对于人体细微差异的观察，使其临床过程中不像西医学一样根据诊断标准、诊疗路径或是指南进行思考，而更多地强调发散性、灵活性，加之中医学各脏腑之间、气血津液之间、各功能之间联系的密切性，在中医药实践过程中，其用药的灵活性、辨证的发散性特点尤为突出。

西医学对于疾病的认识，强调通过标准的统一进行诊断和治疗，与中医学相比，缺少了个体的灵活性，但通过广泛大量的归纳总结，容易找到各种疾病在诊断与治疗过程中的类似性，进而指导临床实践。例如，西医学诊断标准的确立，更加注重客观的检查结果，排除主观感受的差别，以客观检查结果的异常来认识疾病，寻找病因，进而进行治疗。其与中医学突出个人主观感受的特点具有明显的区别。所以说，对于中医学来讲，同样一种疾病，可能其治疗千变万化，临床思维也同样灵活发散。

三、中西医临床干预思路与疗法的差异

中西医发展道路的不同，决定了其治疗疾病干预方法和思路的不同，中医学注重整体的调理，平衡的恢复，而西医学则更加注重理化指标的恢复，干预多为直接对抗。西医学更多的以生理病理为基础，注重了解疾病发生发展的具体过程，在此基础上根据理化指标的异常，寻求解决办法。其临床干预更多的是针对疾病的本身而言，通过各种药物的应用，使人体恢复至正常的生理状态。然而中医学的治疗则多为针灸、膏摩、推拿和汤药，这些方法的应用均以中医药思维为出发点，以气血得以顺畅、阴阳得以平衡、脏腑功能得以健运为目的，应用过程中多以中医药传统文化为依托，以中医朴素的哲学观为基础。

西医学与中医学判断、治疗疾病的思维路径具有很大区别，中医学更加注重人与自然界的相互联系，这种传统的取类比象或类比思维更加深入地融入医疗实践中。例如，对于同一个疾病，西医学诊断更加注重检查化验结果，而忽视患者的客观感受。中医学则把疾病发生发展过程中患者的个人感受作为诊疗过程的重要信息。以关节疼痛为例，其多属中医之痹证，若阴雨天加重、得热则缓，则考虑寒湿为患，治疗针对寒湿的病机；若关节处红肿热痛，常恶热喜寒，治疗则以清热为主，可采用放血泄热或用清热凉血之品；如果患处红肿瘀紫，则考虑血瘀为患，不一而足。针对同一种疾病，中西医的治疗思路可以完全不同，如"寒者热之，热者寒之，虚则补之，实则泻之"，用药可以完全相反。

在治疗中，中医学注重患者整体的表现，这就是中医学因人、因地、因时制宜的具体体现。以骨节疼痛为例，若遇寒加重，应治以温热散寒，然而若常有咽干口燥、反酸嘈杂、小便黄赤、大便秘结之象，此即人体整体的表现与局部寒热表现出现对立，类似于古人所说的脉证不符的情况，这种现象在现代医疗过程中比比皆是，对这种情况的处理，考验的是医生处理复杂问题的能力，此时就应该对症状表现进行分析与归纳，对其严重程度进行分析与观察，对药物进行选择，思考其热象表现为真热还是虚热？应处理热证还是治疗关节不适？温热药物具体

应如何选择？针对此患者是寒温并用还是先清其热抑或不管其热象表现，仍用温热之品？是否应该根据患者身体的总体表现，将之前对本疾病的认识推翻，辨为热邪为患而改以辛凉之法论治？对这些问题的思考与答案的不同，治疗的方法与措施就截然不同，不同的医生面对这一现象可能会有不同的处理方法，而不同的用药一定会引起不同的结果。对这些情况，西医学具有统一的诊断标准及用药指南，甚至有明确的手术指征，西医学的处理依靠在前期工作的基础上所获得的共识，来干预及治疗疾病，这也恰恰是中医药干预思路与西医学指南路径化解决的不同之处。没有标准的答案，思辨之道，存乎一心！所以说，中医学更突出医生的主观性，而西医学更加强调这一阶段对疾病的认识及治疗手段的状况。

四、中西医临床疗效判定的差异

中西医学对于疾病认识的差异，决定了其处理疾病的思维方式与模式的不同，直接导致干预疾病治疗的不同。同样，由于最初认识的不同，对疾病疗效判定的差异也就不足为奇。中医学更加注重个人主观感受，西医学则力图排除个人主观感受对结果的影响。中医与西医学在近些年的碰撞，互相之间的取长补短或是对于中西医的思考不断增多，对于患者有病无症、有症无病这两种情况，作为中医与西医的盲区，常会使从医者无所适从。有病无症者虽然能根据四诊合参收集情况，然而四诊所得未必完全真实地反映患者情况，且临床中由于医患双方信息的不对等，常常会有词不达意之处，使信息的交流出现误差甚至错误。同时人体肉眼所见毕竟不能达到仪器的精度，以蛋白尿一症为例，常不伴有任何不适，虽通过小便泡沫较多、水肿可以进行推测，然而与西医学的检查结果相比，其精确程度相去甚远。对于此类患者，疾病的治疗及治愈的标准均需西医学的检查结果进行参考佐证。对于有症无病者，西医学常常以神经问题进行诊断，然由于检查结果不能有效的支持某种诊断，所以其用药治疗也就无从下手，而这些地方恰恰是中医药有所为之处。当然在临证过程中，也需要注意检查的正常未必就是人体的健康，也可能是异常之处尚未发现而已。

种种情况的出现，都显示着中医学与西医学在临床思维过程中、在临床治疗过程中、在治疗疗效判定过程中的差异与联系。西医学的疗效常常通过其指标的恢复正常而得以证实，中医学则更多的以患者身体不适症状的消失而判定，两种情况在临床中可以说同样重要，缺一不可，以西医学的观点来认识疾病，指标的恢复正常预示着疾病的向愈，而疾病的向愈正是医生所追求的，然而患者痛苦症状的缓解难道不是患者最想达到的目标吗？虽然在临证过程中理化指标与临床症状常具有一致性，然而也有不一致之处，能够正确认识到其差异与联系，方能了解到主观感受与客观检查的不同，理解中医和西医认识与治疗疾病的异同。

中医学与西医学的论述绝不是一争短长、互争高下的过程，恰恰相反，它们是本为同根，取长补短的过程。只有了解中医与西医的区别和联系，才能够合理地应用西医的理化检查来指导中医，才能够通过中医的思维来完善西医，甚至以中医的理念指导西医，治疗疾病，探索其发展道路。

第五节　学习中医临床思维方法的意义

中医临床诊疗活动是医家对症状的诊察、病证的判断、治略的决策、方药的选择等一系列过程的总和，而临床思维渗透于每一个环节之中，是医家发现疾病、诊断疾病、防治疾病的必经之路，是收获临床诊疗成果的必由之途。达尔文曾说过："最有价值的知识是关于方法的知识。"中医临床思维方法，是开启临床思维活动，开发临床思维潜力的宝贵钥匙。因此，学习研究中医临床思维方法具有重要而深远的现实意义。

（一）提高临床效率和疗效的关键因素

中医临床活动以具有独立思维意识的医生为主体，其对客体的治疗是在主体思维活动的指导下，向着主体的目的方向有序进行，因此如何构建诊疗思维，决定了诊疗活动趋近诊治目标的程度，是最大限度内争取最佳疗效的决定性因素。同时，临床活动需要医家在短时间内作出判断与决策，并采取相应行动，这有赖于医家熟练、灵活地运用适宜的思维方法，迅速地对表象与意象、概念与形象等思维元素进行加工、整合等处理，从而缩短思考时间，保障临床诊疗的效率。因此，学习研究中医临床思维方法，了解中医思维的原则和规律，有效地运用恰当的思维方法，是临床活动迅速而有序地实施的保障，是提高临床诊疗质量和效率的根基。

（二）培养中医临床人才的核心环节

中医学作为中华民族上千年智慧的结晶，其思维模式汲取中国传统思维的精髓，是带有民族特点而又有完整系统的思维体系。而正是这种在长期实践检验的基础上，逐渐累积发展起来的思维结构，使得中医学在可行性和实效性方面具有独到的优势，成为世界历史上得以留存下来的有别于现代医学的传统医学体系。因此中医临床诊疗，必须建立在医家坚实的中医临床思维指导的基础之上，这是保证中医临床诊疗疗效的基石，提升中医临床诊疗水平的动力。通过学习研究中医临床思维方法，培养和巩固中医临床医生纯正的中医临床思维，养成良好的中医思维习惯，从而培养优秀中医临床人才，发挥中医药诊疗优势，为人类谋求健康的道路提供方向与方法。

（三）继承和发展中医学的有效途径

中医学源自人类与疾病斗争的实践过程中，通过临床实践衍生并升华为中医理论，而中医理论的不断深化与完善又指导着临床实践的具体实施。在这个过程中，人们的思维方式也随之不断变革，逐渐形成具有民族特色的相对稳定的思维模式，影响着中医理论和临床实践的发展方向。

在上千年的历史中，中医临床思维在发展演变中取其精华，去其糟粕，虽然存在个体思维差异，但始终遵循着中医临床思维的共性规律，进行临床辨识、诊察、治疗疾病的探索，其有效性是毋庸置疑的。随着人类对客观世界的认识水平和医学模式的不断变化，传统中医临床思维的方式方法也面临着新的挑战。因此，在肯定中医传统思维的优势、保有"自我"特色之余，还要为适应新的医学诊疗形式做出一定的调整和变化，这就需要中医工作者学习研究中医临床思维方法，真正掌握中医临床思维的本质和内涵，这样才能师古不泥、灵活变通地继承和发扬中医思维的精髓，更好地发挥中医防治疾病的价值。

第二章　中医临床思维的指导思想
与基本类型

中医临床思维是医者在医疗过程中的思考活动，是运用思维工具对患者所患疾病及相关现象进行一系列的调查研究、分析判断，并进一步形成决策、实施和验证，以探求疾病的本质和治疗规律的思维活动。在这一过程中，要重点解决有关疾病的诊断、治疗、预防、护理、康复等医学问题。中医临床思维活动是在中医学整体观、动态观、常变观、形神观、中和观、"治未病"观等思想指导下，通过病证结合、方证相应、审机辨治等思维模式，实现对疾病本质的把握和诊疗方案的确定。

中医临床思维包括象思维、逻辑思维、经验思维、直觉思维等基本类型。在临床诊疗过程中，又分为诊法思维、辨证思维、治疗思维、组方用药思维等不同阶段。从临床资料的获取到分析判断，形成了完整的步骤与程序，这既是一个连续的临床诊疗过程，也是一个循环往复的认识与思维过程。表现了资料收集广泛真实、思维过程取象灵活、思维方式动态辨证、思维依据经验实用、思维结果规律定性等特点。随着现代科学技术的发展，中医传统思维不断受到现代实验医学思维方法、循证医学思维等现代医学思维方式和方法的影响，发生着相应的变化。

第一节　中医临床思维的指导思想

中医学是在中华传统文化的大背景下产生的，在形成和发展的过程中不断汲取传统文化的成果，与古代哲学、官制、民俗及诸子文化等多种文化形态相互渗透、相互影响。中华传统文化的核心是中国传统哲学，因此，从本质上说，中医学是建立在中国传统哲学基础之上的。中医学以传统哲学范畴中的气、阴阳、五行为基元，借以说明人体生命的本质、事物对立统一的属性及五种互为关联的功能特性。中医学在传统哲学思想的深刻影响下，在长期的医疗实践中，逐渐形成了以人为本、"天人合一"的整体观，阴阳对立互根、消长转化的辨证运动观，"常以制变，变以贞常"的常变观，神能御形、形神俱存的形神观，调和致中、以平为期的中和观，防微杜渐、防患未然的"治未病"观等，成为分析人体生命活动和病理变化的主要依据，并在中医临床诊断和治疗活动的各个环节发挥着指导作用。

一、整体观

整体观念是中国传统哲学的主要认知特点，是建立在"天人合一"思想基础上的思维方式。其主要特点是注重事物本身固有的完整性、统一性和联系性，以普遍联系和相互制约的观点认识事物。

中医学理论体系植根于中国传统文化，在其指导下，人类在能动地适应和改造自然的过程中维持着正常的生命活动，在生命认知、疾病发生、预防诊疗、组方用药等各个方面，都蕴含以人为本、天人相通的整体思维，构建了三才合一的整体医学模式。

1. 生命活动的整体观　中医学以人为中心，从人与自然、社会的关系去探讨人的生命过程，去认识健康和疾病的问题，整体思维是中医思维的灵魂。

（1）中医学把人的生命看作一个整体，把生命活动作为一个整体运动变化的过程来认识。中医学认为，人体是以五脏为中心，通过经络系统"内联脏腑，外络肢节"的作用，把六腑、五官、九窍、四肢百骸等全身组织器官联络成一个有机整体，在精、气、血、津、液等生命物质的作用下，完成机体统一的生命活动。所以，人体各个组成部分之间，在结构上不可分割，在功能上相互协调、互为补充，在病理上则相互影响。在分析人体生命活动时，依据"视其外应，以知其内脏"（《灵枢·本脏》），即司外揣内、以表知里的观察方法，通过外在之"象"测知体内脏腑气机的运动状态，也体现了生命活动的整体统一性。人体内部的气血阴阳变化与外在表现的"象"是整体的、联系的、统一的，象能够动态地、客观地反映人体内部功能的状态，即所谓"有诸内必形诸外"。

（2）中医学的整体观除了强调人体自身的整体性，还注重人与外界环境的统一性。中医学在"天人合一"思想的影响下，提出了"人与天地相参"（《素问·咳论》）、"人以天地之气生，四时之法成"（《素问·宝命全形论》）等观点。中医学的整体观强调生命的自然本质，人与自然界同源，有共同的运动规律，人的生命活动与时令气候、昼夜晨昏、地土方宜等自然规律密切相关，当自然环境发生变化，人体也将随之发生变化。另外，人是社会的人，社会环境的优劣与人的身心健康和疾病的发生有着密切的关系。所以，在"人与社会统一"的整体观指导下，中医诊治疾病、养生保健也十分重视社会因素，强调对医学的研究应"上知天文，下知地理，中知人事"。

2. 察病辨证的整体观　由于人体五脏六腑、四肢百骸、肌肤孔窍等组织器官在生理、病理上的相互联系和相互影响，决定了中医在辨证诊断时，通过诊察疾病显现于外的各种症状和体征，判断其内在脏腑的病变，推测疾病的病因、病位、病性、病势，从而做出病机概括与病证诊断。所以，"司外揣内""以表知里"是中医辨证诊断的原理，其理论依据即是整体观念。

（1）整体察病　疾病的发生是机体整体失去协调平衡，机体内外环境不能维持和谐统一的结果。局部病变是全身脏腑、气血、阴阳失调的反映，局部病变又可影响全身。因此，对疾病的诊察，不能孤立地看待每一个症状和体征，不能只看到局部的痛楚，而应从整体上进行多方面的考察，广泛而详细地获取临床资料，全面分析病情。除了观察机体全身与局部的变化，还要从"天人合一"的整体观出发，既要重视自然环境对疾病形成与病理特点的影响，也要考虑社会因素对疾病发生的影响。所以整体审察疾病，要做到全面分析、综合判断，既不能只注意当前的、局部的、明显的病理改变，而忽视了疾病的整体发展趋势；也不能只分析机体内部的病理变化，而不顾及机体所处之时、地、人的综合因素的影响。只有从疾病的前因后果、症状表现、演变趋势上综合考虑，才是整体察病的要求。

（2）四诊合参　四诊合参的中医诊法也体现了整体观念。望、闻、问、切四诊是从不同的角度来检查病情和收集临床资料，其各有特定的意义，不能互相取代，也不能重此轻彼，只有相互补充，对比启发，才能全面、系统地汇集临床资料。辨证思考时，要将四诊获得的资料综合分析，整体考虑，审证求因，探求病机。一般而言，通过四诊所收集的症状、体征，其临床意义是一致的，如颧红、盗汗、五心烦热、舌红少津，脉象细数均反映阴虚内热。但在某些特殊情况下，临床表现复杂多样，寒热虚实真假难辨。对于大实有羸状、至虚有盛候、热深厥亦深等复杂病情，更需从整体出发，四诊合参，综合分析，去伪存真，方能做出正确判断。

3. 治疗的整体观　中医学不仅从整体上探索人体生命活动规律、分析疾病的发生发展变化规律，而且用整体统一的思维方式对病证采取相应的治疗调节。中医治疗要从人体自身整体性和人与环境的统一性出发，在整体联系观念指导下，全面衡量，拟定综合的治疗方案。

（1）中医辨证治疗的全过程，实质上就是整体观念的集中体现　中医临床辨证，通常以脏腑经络辨证确定病变部位，八纲辨证确定病变性质，气血津液辨证审察基础物质的盈亏与通滞，多种辨证方法综合运用，最后审证求机，将病因、病位、病性、病势融为一体，从各个方面揭示病变的本质，为确立治疗方案、处方用药提供明确的依据。中医临床立法也是从整体出发，抓住反映疾病当前阶段的主要病机，以证为轴心来确定。中医学所强调的治病求本，就是根据病证特点，针对病机进行治疗，以减轻或纠正病理状态，恢复或重建机体整体的、动态的平衡作为治疗的基本宗旨。

（2）中医临床治疗决策思维是建立在整体观基础上的　人体是一个有机整体，局部和整体之间保持着相互协调、相互制约的关系。治病也须着眼于全局，注意对整体的调节，避免"头痛医头""脚痛医脚"的简单思维。要把握好整体与局部的统一，善于把局部治疗与整体治疗有机地结合。另外，人作为活体的、与自然、社会紧密联系的、有情志活动的整体状态的人，治病就要因人、因地、因时制宜，要形神兼顾。具体治法的确定，也须注意把握机体内部整体联系和矛盾对立面相互制约、相互转化的关系，以决定控制病情的有效方法。如根据脏腑之间的整体联系确立的脏病治腑、腑病治脏、培土生金、滋水涵木等治法；根据阴阳气血的互相依存、制约关系确定的阳中求阴、阴中求阳、行气活血、补气摄血、补气生血等治法。

（3）治疗方剂的系统性是整体观的又一体现　中医临床治疗疾病，不仅强调理、法、方、药的整体一致性，也重视方剂内部的系统性。中医治病通常是以方剂的整体功效作为实现调节全身的主要手段。方剂本身是一个具有整体功能的小系统，药物之间存在着相须、相使等七情关系，方剂的结构取决于药物之间的君、臣、佐、使配伍变化。整个方剂的功效不等于各味药的功效机械相加，而是方剂的配伍结构与剂量、剂型等方面的有机统一。所以改变方中的药物组成，整个方剂的功效将发生改变；组成不变，而剂量、剂型、煎法、服法等条件不同，方剂的整体功效也将发生改变。

（4）中医整体观强调形神统一，与现代生物－心理－社会医学模式有着相通之处　人作为生理与心理统一的整体，躯体损害与精神损害往往重叠发生，大多数神经官能症和一部分精神疾病与心理因素存在密切关系，许多躯体疾病的发病也和精神因素有关。因此，临床治疗决策必须坚持心身统一的原则，使躯体治疗和精神治疗有机地结合起来，互相促进，提高疗效。

二、动态观

中国古代哲学认为，宇宙间一切事物都是处于永恒的运动、变化之中，"动而不息"是自

NOTE

然界的根本规律。动态地、辩证地看待事物、分析问题是中国古代哲学思想的又一大特色。中医学对于生命和疾病的认识也是以动态观念为指导的,动态观是中医的基本世界观,辨证论治正是以动态观为其思想基础的。所以正确认识人体生理活动和疾病过程的动态发展特点,把握疾病的发展变化规律,针对疾病不同阶段灵活施治,是中医临床诊疗活动成败的关键。

1. 生命活动的动态观　中国古代哲学认为,气是宇宙万物构成的本原。气具有运动的属性,自然界一切事物的变化都根源于天地之气的升降运动。人体与万物一样,都是天地自然的产物,"人以天地之气生,四时之法成"(《素问·宝命全形论》)。气是构成人体和维持人体生命活动的基本物质,人体内不断发生着气的升降出入运动,正如朱丹溪在《格致余论·相火论》中所说:"天主生物,故恒于动,人有此生,亦恒于动。"人体各种生命活动,如血液的运行,津液的代谢,饮食物的消化吸收,以及物质与功能的相互转化等等,都是在运动过程中实现的。以血液为例,其营养和滋润全身脏腑组织的作用,只有在不断的循行过程中才能得以发挥。《素问·举痛论》明确指出,血液在脉管中"流行不止,环周不休",一旦血行凝涩而不畅通,就会出现血瘀的病理状态,津液的代谢也一样。《素问·经脉别论》说:"饮入于胃,游溢精气,上输于脾,脾气散精,上归于肺,通调水道,下输膀胱,水精四布,五经并行。"在多个脏腑的共同参与下,津液也处于不断的新陈代谢过程中,在摄入、输布和排泄之间维持着动态平衡。一旦津液输布失常,就会引起痰饮、水肿等病证。所以生命活动正是在不断地运动变化过程中,维持着动态的平衡状态。

在生、长、壮、老、已整个生命过程中,也充分体现了"动"。《灵枢·天年》记载:"人生十岁,五脏始定,血气已通,其气在下,故好走。二十岁,血气始盛,肌肉方长,故好趋。三十岁,五脏大定,肌肉坚固,血脉盛满,故好步。四十岁,五脏六腑十二经脉,皆大盛以平定,腠理始疏,荣华颓落,发鬓斑白,平盛不摇,故好坐。五十岁,肝气始衰,肝叶始薄,胆汁始减,目始不明。六十岁,心气始衰,苦忧悲,血气懈惰,故好卧。七十岁,脾气虚,皮肤枯。八十岁,肺气衰,魄离,故言善误。九十岁,肾气焦,四脏经脉空虚。百岁,五脏皆虚,神气皆去,形骸独居而终矣。"就是以十年为一个生命阶段,对整个生命过程大致规律的归纳总结。人的气血机能及生殖能力也同样经历着阶段性发展演变过程,如《素问·上古天真论》提出的女子七年、男子八年的周期变化规律。这些生理变化周期规律,说明了有序的运动变化是生命存在的基本形式。

由此可见,生命活动的动态特点,决定了只有机体的气血运行和谐有序,脏腑功能协调正常,机体内部时刻保持阴阳的动态平衡,人体才能处于"阴平阳秘,精神乃治"的状态。一旦阴阳动态平衡遭到破坏,也就意味着疾病的发生,即"阴阳乖戾,疾病乃起"。

2. 疾病的动态观　中医学对疾病的认识也是以动态观念为指导的。从气的运动来看,升降出入的逆乱反常会导致疾病的发生。无论是六淫外邪所伤,还是七情内因为害,都会使气的升降出入运动发生障碍,阴阳动态平衡被破坏,而导致疾病的发生。而疾病表现出来的诸如气血瘀滞、痰饮停留、糟粕蓄积等病理变化,都是机体脏腑之气运动失常的结果。从阴阳学说的角度而言,一切疾病的发生都是阴阳的消长运动失衡、阴阳偏盛偏衰的结果。因此,中医学用阴阳失调来概括疾病总的病理变化,将阴阳失调作为疾病的基本病机之一。所以疾病的发生发展,归根结底即是机体赖以生存的气血阴阳运动失衡的结果。

从五行学说的角度而言，中医学以五行学说来解释人体脏腑之间的相互联系，五行之中存在着相生和相克关系，构成了五脏系统动态的关系模型。病理状态下，依据五行的生克规律，五脏中的某一脏功能失常，必然影响其他四脏而导致其发病，或母子相及或相乘相侮。如《素问·玉机真脏论》说："五脏受气于其所生，传之于其所胜，气舍于其所生，死于其所不胜。"所以，以五行生克关系来说明五脏病变的相互影响，也是以五脏之间的相互生克运动为前提的。当然，疾病的发生发展是复杂多变的，临床上不可局限于五脏的母子相及和乘侮的疾病传变模式。

疾病都有其发展演变过程，中医学对疾病的传变有系统的认识。《伤寒论》就是研究动态辨证论治的典范。张仲景在《素问·热论》六经分证基础上提出了六经辨证，以脏腑经络、气血津液的生理功能和病理变化为基础，将外感病的发生发展过程分为六个动态演变阶段，而其传变与否的决定性因素即是正邪斗争的动态变化。还有温热类疾病的三焦传变及卫气营血传变，也都有其系统的发展传变规律。除了外感病，实际上许多内伤杂病也有其明显的阶段性和演变规律，如表现为发病的初、中、末期各有其规律和特点。所以，从病因作用于机体，到疾病的发生发展，整个过程机体正气处于不断的抵御、修复和变化之中，正邪斗争状态决定了疾病的转归。因此，在诊治疾病过程中，要用动态的眼光，对整个疾病的全过程进行全面观察。

3. 辨证治疗的动态观 疾病发展变化的动态特点，决定了辨证论治过程中要用发展、变化的观点看待疾病，在动态中把握联系，要随着病情的发展变化动态辨证、灵活施治，正如张仲景所说："观其脉证，知犯何逆，随证治之。"

（1）疾病的发生发展时刻处于动态变化之中，临床辨证也必须针对动态变化中的某一相对静止阶段进行。证，是疾病过程中某一阶段的病理概括，是通过对病因、病位、病性、病势等要素的综合分析，得出的病机结论。证可以随着疾病的发展而发生变化，其时间性和阶段性的特点决定了临床辨证的灵活性。以肝病为例，肝气郁结日久郁而化火可形成肝火上炎证，火盛伤阴进而转变为肝阴虚证，阴虚不能制阳又可转变为肝阳上亢证，阳亢无制则可进一步演变为肝风内动证。所以，要对病程中各种症状、体征的变化进行综合分析，认真审度疾病特定阶段的寒热虚实状态、邪正消长趋势、损及何脏何腑，以病机演变为着眼点，动态辨证。因此，医生的辨证诊断并非一次完成，不能仅仅停留在初步诊断上，要密切观察病情的发展变化，根据其变化情况反复思考、反复分析，及时补充或更正诊断，并通过治疗的反馈不断调整，使诊断更切合患者的病情，治疗更具有针对性。

（2）紧密围绕病机，确定治则治法。病机是从整体上和动态中对患病机体所呈现的病理状态的高度概括，因而能够揭示病证的本质。确定了病机，辨证就有了结果，治疗也就有了依据。《孙子兵法》有言："兵无常势，水无常形。能因敌变化而取胜者，谓之神。"临床用药亦如用兵，必须紧密围绕病机的动态变化趋势，采取相应的治疗措施。《伤寒论》作为辨证论治的奠基之作，其所载的每一方都体现了应变而动的治疗思想，每一条文下所列的方药均针对所述病证对证施治，并根据病机的变化，通过增减药味、调整剂量、改变剂型等演变出多个方剂，这也正是全论仅用83味药物却能解决临床诸多病证的奥妙所在。

三、常变观

常变观也是中医临床思维的指导思想之一，即通常所说的"知常达变"。"常"指一般，

"变"指变化。知常达变，是指在了解与掌握一般的认知规律的基础上，举一反三，达到对各种变化情况的科学认知，既要熟知具有常识性、规律性、纲领性的常法，又要考虑到反常性、无序性、非规律性的变法。在中医临床工作中，知常达变之法要求医生既要掌握疾病诊疗的普遍规律，又要明确疾病发生发展变化的特殊性，从而使辨证准确地反映病情，治疗更具有针对性。

"知常达变"是中医学具有哲学特色的思维方法之一，也是历代名医临床实践的重要思维方法。所以，以常变观的思维认识疾病、分析疾病、解决疾病诊疗过程中的种种疑难问题，是我们在临床实践中必须高度重视的。在实际运用中，常变观思维表现在以下两个方面。

1. 以生理之常，达病理之变　"生理之常"指健康人的正常生理表现，如面色红润，毛发润泽，两目有神，视物清楚，声音洪亮，语言清晰，呼吸平稳，肢体活动自如，大便不溏不干，小便清澈，舌质淡红，舌苔薄白而润。另外，健康人亦表现为食欲良好，睡眠安稳，精神状态良好等。掌握了健康人的生理之常，若患者某方面表现与健康人有异，则属疾病之表现，即"病理之变"，通过观察这些异常表现，则可推断出病理状态。

2. 以病理之常，达病理之变　疾病的发生发展有一定的规律，但在不同情况下又有其特殊性，也就是说"病理之变"也有常、变之分。

（1）发病之常变　中医学强调"天人合一"，人的生命活动受自然环境和季节气候的影响。疾病的发生，也由于不同地域、不同季节气候以及体质等个体差异而有特殊的规律。

中医学强调"因地制宜"，不同的地理环境，由于气候条件及生活习惯的不同，导致体质上的差别，因此疾病的发生也有特殊性。例如，我国西北地区，地势高而寒冷干燥，故多风寒外感或燥邪为病；东南地区，地势低而温热潮湿，故多湿邪或湿热为病。某些特殊地区还有地方病的发生，都说明地区不同，患病亦异，而治法亦当有别。从中医学的发展史来看，叶天士、吴鞠通、王孟英等温病学家均行医于江浙一带，与当地温热的气候特点有密切联系。

四时气候的变化，对人体的生理功能也有影响，脏腑经络之气与不同的季节时令旺衰相应。因此，人体在不同的季节，就有不同的易感之邪和易患之病，如春易伤风，夏易中暑，秋易伤燥，冬易病寒等。另外，反常的气候一方面使正气的调和能力下降而使人体处于易病状态，另一方面又可促成某些疫疠邪气的滋生与传播，从而出现"时行疫气"。

另外，每个人都有相对稳定的体质条件和好发疾病。同样的病因，所致疾病各不相同，究其本质与个体体质密切相关。如《灵枢·五变》载："黄帝曰：一时遇风，同时得病，其病各异，愿闻其故……人之有常病也，亦因其骨节皮肤腠理之不坚固者，邪之所舍也，故常为病也……是谓因形而生病，五变之纪也。"可见，"形"即体质条件，是导致疾病发生的根本。

所以，医者应以一般疾病之常，结合不同地域、不同季节气候及不同患者的特殊性之变，常中有变，做到因时、因地、因人而异，从而确定具体的诊断，提出治疗方案，选择合理的处方用药。

（2）传变之常变　疾病的发展往往遵循由浅入深、由表及里、由轻转重的变化规律，但有时在不同因素的影响下，疾病并非按照一般规律进行传变，而是出现一些特殊情况，需要灵活变通，随证处之。同时，疾病不同，其传变规律亦各不相同。

以外感病为例，伤寒六经传变的一般规律依次是太阳、阳明、少阳、太阴、少阴、厥阴，按照六经次序循经相传。但由于患者体质及病邪轻重等因素的影响，也有不循此规律者，如两经证候同时出现的"合病"，一经病证未愈而另一经病证已生的"并病"，还有邪气不经太阳及三阳阶段而直接侵犯三阴之脏的"直中"等特殊形式。又如，外感病初起，往往邪犯太阳，表现为身热恶寒，头痛身疼，若由于患者素体虚弱或年老体衰，初病之时又见精神萎靡而嗜卧、脉沉细等症，此属太阳、少阴之证俱见的"太少两感"，治疗当用麻黄附子细辛汤，既解太阳之表邪，又温少阴之真阳，故阳气得复而表邪亦得解。所以，既要掌握六经病的一般传变规律，又要知晓其特异性的传变，临证才能常中求变，取得满意的疗效。

温病之传变，以三焦辨证而言，始于上焦，终于下焦；以卫气营血辨证而言，自卫分至气分、营分、血分。这是正常规律，反映了温病由浅入深，由轻转重的传变过程。但温病的发展变化，亦有不循常规者，如叶天士在《温热论》中就提出"温邪上受，首先犯肺，逆传心包"。肺居胸中，外合皮毛，温热外邪侵犯人体，首先侵及皮毛，所以首先出现上焦肺卫的表现，这是温病发病之常。若见有影响心神的营分症状，这是邪由卫分不经气分而直接侵犯营分的表现，这种传变不属于温病发展的常法，而是特异性传变，故为"逆传"。所以临证既要了解温病的一般传变规律，又要注重其特异性传变，要根据病情的发展，认真分析病机，知常达变，而不能死守常法。

3. 辨治之常变

（1）辨证之常变　中医辨证的过程，实质是运用中医理论进行思维分析的过程，通过辨证得出的结论是确定治疗原则、选择治法方药的主要依据。审证求因是中医辨证的基本要求，根据患者的典型症状和体征，结合病史等临床资料，辨别证候及病机。典型症状和体征是前人对疾病本质及规律的总结，而在临床上遇到的患者，常常具有一些非典型症状或体征，证候表现往往错综复杂。所以，在审证求因中做到知常达变，是医生在临床中需培养具备的素质。

《伤寒论》作为我国第一部辨证论治专著，蕴含着大量的灵活辨证思维。张仲景于六经病各立提纲一条，以示各经之主症主脉，此属其常，而六经病证候复杂多变，非六经提纲所能完全概括。所以，六经提纲证相对于六经病整个系统而言就是常与变的关系，各经证候有本证及兼证、变证之别就是常与变的直接体现。以桂枝汤证为例，"发热，汗出，恶风，脉缓"是言其常，而兼项背强几几的桂枝加葛根汤证，兼喘的桂枝加厚朴杏子汤证，兼阳虚漏汗的桂枝加附子汤证等，即是言其变。可见，证之常，示人以规矩；证之变，示人以圆活。

又如柴胡证，《伤寒论》第101条言："伤寒中风有柴胡证，但见一证便是，不必悉具。"此"柴胡证"指原文第96条的"往来寒热，胸胁苦满，嘿嘿不欲饮食，心烦喜呕"四个主症及众多或见症，这些症状均可反映柴胡证的病机。所以，当太阳病进一步发展传至少阳时，不必待所有柴胡证出现，但见一个或几个能够反映少阳病机的症状，即可使用柴胡汤。此条是仲景临证知常达变、灵活变通的经典实例，也是临证时抓主症思维的反应，此"一证"虽不能局限于某一具体症状，但从《伤寒论》通篇来看，常以胸胁部位的症状来代表少阳病，如"胸满胁痛""胁下硬满""胸胁满不去"等，所以，往来寒热及上述胸胁部位的症状亦可看成是临床辨少阳病的规律性的"常症"。

对于具体症状的辨证而言，也有常变之分。人体的水液代谢依赖于阳气的蒸化，若阳虚气化失司，水液代谢失常，则会产生小便不利之症。所以，临床上从小便不利，可推测出阳虚水

NOTE

停的病机，这是一般的常规辨证思维，如真武汤证的小便不利就极有辨证意义。而当阳气大衰，固摄失约，又可见小便反利。所以，同样是阳虚水停的真武汤证，有"小便不利"与"小便利"之不同见症，提示从小便辨阳虚的常法与变法。又如口渴一症，津亏是其常见病机，然亦有体内津液不亏，反有大量水液停蓄，水气不化，津难上承，故亦致口渴。若以常赅变，遇口渴即辨为津亏，治以生津，即会导致适得其反的后果。所以，掌握了证之常，辨证则有法可依；忽视了证之变，论治则难以灵活圆通。

（2）论治之常变　病有常变，证有常变，其治亦当有常有变。医无定法，旨在知常达变。故既要坚持常规的治则治法，又要具体情况具体分析，这样才能在理论上由知到悟，在临床上得心应手。

以《伤寒论》六经病为例，每一经病都治有常法，如太阳治以汗、阳明治以下、少阳治以和、三阴治以温等。每一法亦都有主方，如汗法的麻黄汤、下法的承气汤、和法的柴胡汤、温补的四逆汤等。知晓其常法常方，临证针对具体病证就可以常应变，灵活应对。以太阳病为例，汗法为其治疗常法，但根据外邪性质及患者体质的不同，常法之中又有调和营卫的桂枝汤与发汗解表的麻黄汤之别。针对太阳日久邪微的表郁轻证，又有桂枝麻黄各半汤等小汗方、微汗方。这些发汗的变法及方剂，示人证变治亦变，治变方亦变。所以，临床治病既要有一定之规，又要灵活变化。

另外，常与变是相对而言的，本是常，标是变，正治是常，反治是变。治病求本，去除病因固然是治疗的常规，但当某些症状，即"标"，使患者难以耐受或有危及生命的危险时，治疗的重心就当转移到治"标"上来。又如寒证用热药，热证用寒药，逆病性而治，即"正治"，是治疗的常法。但当疾病的表现不能真实的反映其本质，也就是出现假象时，此时的治疗就应加以变通。如热厥证，热证而出现四肢厥冷，即"热深者厥亦深"；又如戴阳证，寒证而出现面红如妆，即阴寒内盛而格阳于上。此时就应从其假象而治，即"从治"，也称"反治"。所以，寒因寒用、热因热用，就是变法。

再如，外感病往往发病急而变化快，治疗不能偏执一方，而应顺势变通，或祛邪，或扶正，法随证变。内伤杂病，一般病程较长，病情相对稳定，只要辨证准确，处方用药合理，虽短期疗效不理想，也不必急于更方。这就是通常说的"治急性病要有胆有识，治慢性病要有方有守"。

总之，知常达变，就是要求中医的临床辨证思维，要全面而忌偏执，要动态而忌僵死，要联系而忌孤立，善于运用唯物辩证法的观点去分析问题、解决问题。

四、形神观

形神观，即"形神一体观"，是中医学生命观中的基本范畴，《黄帝内经》表述为"形与神俱"。中医学的形神观主要探讨人体"形"与"神"之间的生理、病理联系，进而应用这些理论指导疾病的诊断和治疗。形神一体观是中医学整体观念在生命活动中的体现，亦对疾病的病因分析、辨证治疗及养生康复等具有重要的指导意义。

1. 形与神俱是生命存在的基本形式　中医学认为，生命的存在必须建立在形神统一的基础之上，如《素问·上古天真论》曰："故能形与神俱，而尽终其天年。"首先，生命的功能活动有赖于"形"的存在，"形"既是人体结构的客观存在，亦是人体功能活动的载体。其次，"神"是机体表现于外的全部生命现象，有"神"就有了生命。中医学是以表露于外的"象"来研究人体生命活动规律的，"象"即是"神"的外在体现。《周易·系辞上》曰："圣人立象以尽意……鼓之舞之以尽神。"正因为"象"是"神"的体现，所以"神"是中医学观察研究人的生命状态的重要依据。"形与神俱"在生命活动中的具体表现，即是形为神之宅，神乃形之主，无神则形不可活，无形则神无以附，二者相互依存，相辅相成。因此，"形与神俱"是生命存在的主要保证，也是生命活动的基本特征。

另外，形神关系还表现为躯体与精神的关系。中医学认为，人的思维、感觉、知觉等精神心理活动归附于心，意志、情感归附于五脏，总由心来统帅。而精、气血、津液等物质，既是构成形体又是神气滋生、产生思维的重要物质基础。人的神气充沛、精神健旺、神志清晰、感知灵敏、记忆良好、思维敏捷等，都有赖于气血的充盈和调，"精"是形神统一的中间物，精为形之基，形为神之宅，精气充则形健而神足，精气亏则形弱而神衰，精气竭则形败而神灭。只有精气充盈，形神才能统一于生命活动之中，故后世常"精神"合称。

由此可见，在生理上，"形与神俱"主要表现为生命是形神合一的整体，脏腑气血的运行、四肢百骸的运动与相应的意识、思维、情感等精神活动是有机统一的。

2. 形神失调是疾病的基本病理环节　形与神在生理情况下相辅相成，在病理状态时亦相互影响，正如《慎斋遗书》所说："病于形者，不能无害于神；病于神者，不能无害于形。"一方面，神病可致形病。情志活动是神的内涵之一，七情的产生与变化，化生于五脏之气，所以情志太过则伤其本脏，影响脏腑气血，从而由神病而波及到形。《黄帝内经》记载了多种情志因素所导致的病证，如大厥、薄厥、噎膈、痿证等，多是由神病而致伤形的病证。临床上常见的高血压、冠心病、脑出血等心脑血管疾病的发生，都与精神因素有密切的关系。另一方面，形病可致神病。脏腑气血不和、功能失常，同样也可导致相应的情志病变。《灵枢·本神》曰："肝藏血，血舍魂，肝气虚则恐，实则怒……心藏脉，脉舍神，心气虚则悲，实则笑不休……必审五脏之病形，以知其气之虚实，谨而调之也。"《素问·脏气法时论》曰："肝病者，两胁下痛引少腹，令人善怒，虚则……善恐，如人将捕之。"《素问·调经论》曰："血有余则怒，不足则恐。"这些都阐述了由脏腑气血的盛衰而导致相应的病理性情志改变。

形神观提示我们，精、气血、津液等是形神统一的物质基础。所以，病理上，精、气血、津液等的不足，脏腑气机失调，可导致神失所养，引起神志错乱或情绪异常。反之，精神情志的失常也会影响形的改变，神的太过与不及均可引起不同程度的脏腑气血的病变。

3. 形神共调是治疗疾病的重要思路　神是人体生命活动的外在表现，神附于形，通过形而得以外现。所以，病理状态下对疾病的诊断治疗，也要重视形神统一关系，既注重考察形体的变化，更重要的是从形察神。形神观指导疾病的治疗，即是通过"治形"与"治神"，来恢复形神统一关系。临床上根据不同情况，有"治形以全神"和"治神以御形"两方面，两种方法各有侧重。

（1）治形以全神　形为神之舍，这一理论给中医学治疗神志病及怡神养性提供了理论指导。精、气血、津液等为滋养"神"的物质基础，故欲治形养神，以调精、调气、调血为治疗之首务，方能使五脏安和，血脉通利，神气乃居。《景岳全书·治形论》曰："治形之法非止一端，而形以阴言，实惟精血二字足以尽之。"所以，临床上对于"形虚"的病变，要以补益精血为宜，使气血旺盛，阴阳调和，则神情自然舒畅安宁。如血虚导致的不寐、多梦，当补血之形，则不寐、多梦之神病自得痊愈。后世治疗健忘、怔忡的名方归脾汤，即是通过益气补血、健脾养心之法取效，因脾为气血生化之源，脾弱则气虚血少，心失所养，故神明不安，所以治病求本，以脾为治，方名曰"归脾"即是此意。对于"形实"的病变，又当以祛邪为主，邪去则神自安。如阳明腑实证，由于热与肠中糟粕搏结，燥热扰及心神而见烦躁、谵语等症，治以泻热荡实的大承气汤，则燥屎去而神自清，此亦治形以全神。此外，通过针刺或艾灸之法，以疏通经络气血，调节脏腑阴阳，亦可达到治形以调神的目的。

（2）治神以御形　神为形之主，神有广义和狭义之分，所以"治神"的内涵有所不同。广义的"治神"是治疗疾病和养生保健的最终目的。狭义之神是指精神情志活动，所以，"治神"就是通过调节精神情志，来达到疗神以御形的目的，具体有药物和心理疗法的不同。因心主神明、肝司谋虑、肾藏志，所以药物治神大多以治心、肝、肾为主，如清心安神、养血安神，或交通心肾而调神，或滋水涵木、平肝潜阳以宁神等。《素问·阴阳应象大论》根据情志的五行属性及生克乘侮规律，提出了"五脏情志相胜"的治疗方法，即"怒伤肝，悲胜怒"；"喜伤心，恐胜喜"；"思伤脾，怒胜思"；"忧伤肺，喜胜忧"；"恐伤肾，思胜恐"。临床上可以采用情志相互制约的方法，调节、控制或消除致病的精神情志因素。

心理疗法在情志病的治疗中发挥着重要的作用。早在《素问·汤液醪醴论》就记载："精神不进，志意不治，故病不可愈。今精坏神去，荣卫不可复收，何者？嗜欲无穷，忧患不止，精气驰坏，荣泣卫除，故神去之，而病不愈也。"另外，患者对疾病的忧虑、恐惧、悲观等情绪，都对疾病的治疗不利，可使病程延长、病情恶化。《灵枢·师传》曰："告之以其败，语之以其善。"对患者进行必要的劝慰、说服、暗示，对其心理状态的改善会起到重要的作用。治疗过程中，医生还要尽量取得患者的信任和配合，患者对医生的信赖对于治愈疾病也大有裨益。所以，对于不相信医生的患者，医者要耐心地说理开导，这也是心理疗法的重要方面。

中医辨证治疗的目的在于调节人体的偏盛偏衰状态，也就是广义的"治神"。而对于疗效的分析评价，既要考虑反映"形"这一物质层面的客观指标的改善，又要关注功能的改善，包括患者的主观感觉和精神意识方面的改善，也就是重视治疗前后"神"的变化。

五、中和观

"中和"二字最早见于《礼记·中庸》。文中说："中也者，天下之大本也；和也者，天下之达道也。致中和，天地位焉，万物育焉。"意思是说，"中和"即是天地万物存在的理想状态，能达到"中和"的境界，天地就各得其所，万物便生长发育。在中国哲学中，中和，即中正和谐之意。中是不偏不倚、无太过无不及的平衡状态；和是和谐、和洽，是万物产生并维持正常生存的基本条件。

中和思想是指在观察分析和研究处理问题时，注重协调事物发展过程中的各种矛盾关系，做到不偏执、不过激的思维方法。中和思想是中医学认识论和方法论的重要组成部分，并逐渐形成了中医学的中和观念，对中医临床思维具有重要的指导作用。

1. 阴平阳秘的健康状态　根植于中国传统文化的中医学，充分汲取了传统文化的精华，形成了以阴阳学说为主要方法论的系统的理论体系，其所强调的"阴平阳秘"就是中和思想的最佳体现。中医学将人体健康无病的生理状态归结为"阴平阳秘"，如《素问·生气通天论》曰："阴平阳秘，精神乃治。"强调人体阴阳之间的和谐是维持正常生理机能的关键。无论气血津液，还是脏腑经络，都可以用阴阳两端来概括，都应当保持中和平衡。所以，中医学称"阴阳均平"的人为"平人"，也就是中正平和之人。要达到这个境界，机体不但要保持与外界环境相协调，还必须维持体内环境的阴阳平衡，保持脏腑经络、气血津液的相互协调以及形神的统一。

2. 阴阳失调的发病机制　中医学的疾病观就是围绕机体"中和状态"的破坏来展开的。阴阳是辨证的总纲，疾病的各种病理变化均可用阴阳的变化来说明，"阳胜则热，阴胜则寒，阳虚则寒，阴虚则热"，即是中医学病机的总纲。虽然疾病的表现形式多种多样，其总的机理就是阴阳的偏胜偏衰。因此，从广义上来讲，人体气机的升降失职、营卫气血的运行不利、脏腑经络的功能不和等，均属于阴阳失调的范畴。换言之，疾病的发生是由于人体阴阳气血、脏腑经络等，或有余，或不足，失于中和平衡而导致的。阴阳失和，是疾病发生发展的内在根据。中医治疗学强调的"治病求本"，此"本"在某种意义上来说指的就是阴阳，治疗的目的就在于使阴阳恢复中和协调的状态。

3. 调和致中的治疗原则　"中和"是健康人体阴阳平衡的稳态，也是中医临床遣方用药所追求的最高境界，是中医学防治疾病的主导思想。《素问·至真要大论》曰："谨察阴阳所在而调之，以平为期。"《素问·生气通天论》曰："因而和之，是谓圣度。"疾病的发生是机体在邪正斗争作用下出现的阴阳失衡状态，治疗就是要调整阴阳的偏盛偏衰，通过抑强扶弱、补虚泻实、温寒清热等手段来调理气血、疏通经络、和调脏腑，以期使阴阳达到新的平衡，即"中和"状态。因此，"以平为期"可以说是中医治疗所要追求的终极目标，这一基本观念在宏观上指导着医者的临床诊疗活动。

除了应用各种治疗措施，还要充分重视机体自身的抗病康复能力。也就是说，机体本身存在一种自趋稳态的机制，如果外界因素作用不强，机体能自行达到"阴平阳秘"的有序状态，则不必进行治疗。

六、治未病观

"治未病"是中医学的核心理念之一，即采取预防或治疗等手段，防止疾病的发生、发展。凡事预防在先，是中国医家谨遵的古训，早在《黄帝内经》就提出"圣人不治已病治未病"的观点，后世历代医家从临床实践出发对此不断发挥，极大地丰富了"治未病"理论的内涵，并逐渐形成了中医学的治未病观。

"治未病"观是中医治疗观的主要内容之一，涵盖了"养生防病""欲病防作""既病防变""愈后防复"等多方面内容，贯穿于无病状态、病隐而未显、病发而未传和病愈后的巩固调理的全过程。所以"治未病"观在中医临床思维活动中时刻发挥作用，是临床诊断、治疗及预防等决策思维的主要指导思想。

1. 未病先防

（1）指无病状态的养生防病。即健康无病之人平素通过顺应季节气候、调摄精神情志、规律饮食起居、加强体育锻炼等各种措施增强体质，提高机体的抗病能力，而达到"形与神俱，而尽终其天年"的养生保健目的。《素问·上古天真论》云："虚邪贼风，避之有时，恬淡虚无，真气从之，精神内守，病安从来。"这一经典论述揭示了中医对疾病的预防，既要避免外界致病因素的侵袭，又要调动机体自身的内在抗病能力。中医药学在几千年的发展过程中，形成了比较完善的"预防保健"理论体系，创立了食疗、气功导引、针灸、推拿、中药等多种养生调理方法，在疾病预防中具有一定的优势和特色。因此，在当前"防重于治"的医疗工作重心的要求下，医务工作者除了肩负治疗疾病的重任之外，还要积极引导民众加强保健意识，采取各种措施防止疾病的发生。

（2）未病先防包含了对"亚健康状态"进行积极调理。随着人类社会的进步，生活工作节奏不断加快，巨大的社会竞争力使众多的人处于亚健康状态。这类人群，虽没有明确的诊断出疾病，但往往有容易疲劳、精力不足、适应能力及反应能力下降等种种异常表现，这种状态如果得不到及时的纠正，非常容易引起各种心身疾病。所以，对这类人群也要采取干预措施，防微杜渐，防止疾病的发生，也即"上工救其萌芽"（《素问·八正神明论》）之意。在尚未能掌握诊断疾病的客观依据的初期，也就是"无病有证"阶段，应充分发挥中医辨证论治的优势，从四诊资料中寻找相关证据，并据此辨证，确立调理或治疗的方法。所以，在疾病发生前的更早阶段即施加干预措施，阻断疾病的发生，才是真正实现"未病先防"。

（3）体质学说认为，特定体质与相应的病邪之间具有特殊的亲和力，因此，针对特定体质的调理也是"未病先防"的重要方面。比如痰湿体质易感湿邪，易患痰饮、眩晕、胸痹等以痰湿为患的疾病，与西医学的高血压病、冠心病、高脂血症、肥胖等疾病的发生密切相关。而体质具有可调性，对于具有病理体质而尚未发病的人群，应采取相应的措施，积极改善和纠正偏颇体质，增强机体对特定病邪的抵抗能力，从而实现病因预防，阻止相关疾病的发生。由于环境和生活方式等因素对体质的发展和形成有着重要的影响，所以，要改善体质就要改变个体的生活环境、饮食起居方式，并通过适度的体育锻炼，或根据需要结合药物调理等方式，逐渐纠正体质的偏颇，预防可能发生的疾病。在临床活动中，医生可以根据不同体质类型建立辨体防治方案，对相关疾病的高危人群采取必要的中药干预，重点预防和早期诊治，有效防止相关疾病的发生。

2. 既病防变　既病防变是"已病"后临床治疗的重要指导思想。一般来说，疾病发生之后传变与否，与患者的抗病能力、受邪的轻重、脏腑之间的生克规律及治疗正确与否等都有密切关系。这些都需要临床医生仔细地观察病情，掌握疾病病势，准确的做出判断，并采取果断而有效的治疗，截断病势的去路，防止疾病传变。

（1）对疾病做出早期诊断　早期发现是有效治疗的重要前提，也是防止疾病加重的关键。因此，早期诊断是临床医生的基本职责。这就要求医生要有敏锐的思维，在患者的早期症状尚隐匿的情况下，充分运用经验与直觉，抓住具有重要意义的诊断线索，展开思维和检查，及时做出初步诊断，明确病变所在。早期诊断和及时治疗，尤其对一些难治性疾病意义更为重大。这些疾病在未得到确诊之前，往往已经有气色、饮食、体力、精神状态等异常表现，这时可根据中医四诊观察，辨出它的"证"来进行辨证论治，以减少难治性疾病的发生。如临床常见的脑血栓病，其发生前期的"高凝状态"，常见有不同程度的嗜睡、头晕、疲倦等，对此若早期辨证治疗，就会在一定程度上减少偏瘫、语言障碍等后遗症的发生。

（2）认真分析病势　了解病变的轻重缓急之势，有助于准确判断疾病的预后，从而决定治疗措施的先后缓急。在辨证论治过程中，要在病机分析的基础上洞察疾病发展的全过程，准确掌握疾病的发生演变趋势，采取果断的治疗措施，直达病所，及时阻止和扭转疾病向不良趋势的蔓延和发展，不能被动地等待出现病证后才用相应的方药，这属于预防性的治疗措施，符合中医治疗观的"既病防变"思想。

（3）注意脏腑之间的整体关系　中医临床思维对病位的判断常常会延伸到病位以外的关联脏腑，其原因就在于脏腑之间的相互联系，所以，把握这些内在的联系和规律，是实现"既病防变"的前提。"见肝之病，知肝传脾，当先实脾"，其指导意义即在于临证时必须照顾整体，治疗未病之脏，以防疾病传变。临床上很多疾病如慢性肝炎、黄疸、失眠、抑郁症等，均可属于中医"肝病"范畴，都可依据张仲景"肝病实脾"的治疗理念展开临证思维。如急性黄疸型肝炎，临床辨证属肝胆湿热者，若治疗中忽略脾胃，过用苦寒药清热利湿，则黄疸虽可消退，而胁痛、腹胀、便溏、食纳欠佳、倦怠乏力等肝脾不和之证亦随之出现。还有一些慢性肝炎患者，因长期治以疏肝、泻肝，日久则出现肝区隐痛、食少腹胀、脉细弦数等脾虚不运、肝失所养之证，此时唯有以健脾益气、养阴柔肝为主治疗，才能获得较好的疗效。张仲景所创制的经典名方小柴胡汤，即在柴胡、黄芩疏肝理气、清泻胆火的基础上，配以人参、甘草、大枣健脾和胃，以防木邪克土，可谓"肝病实脾"的典范。其他脏腑之病也应当综合考虑脏腑之间的生克规律，在治疗本脏的同时，兼顾他脏，防止传变的发生。

（4）体质不同，用药有别　"已病"之后，在确立治则治法的思维活动中，还要考虑患者的体质类型，既要在药味和剂量上加减变化，也要根据患者的体质类型预测疾病的发展趋势，并采取相应的措施阻止其发展。如素体阳气不足者，治疗时要注意顾护阳气，而不可过用寒凉；素体阴液不足者，则须顾其津液，而不可过用温燥。正是由于温热之邪易伤津耗液的特点，叶天士才提出对于肾水素亏者，治疗时宜"先安未受邪之地"，于甘寒益胃的同时酌加咸寒补益肾阴之药，以防病邪乘虚深入下焦。这种辨体质用药以防传变的方法，体现出中医临床治疗中"既病防变"的预防思想，对临床治疗决策思维具有指导意义。

（5）中医临床组方用药思维蕴含"既病防变"思想　早在《伤寒论》中就有寒热反佐的组方原则，如《少阴篇》的白通加猪胆汁汤，主治少阴阳亡阴竭之证，若纯用辛热之干姜、附子，恐为阴寒所格拒而不纳，故仲景创反佐之法，在白通汤中加入苦寒的猪胆汁与咸寒的人尿，引阳入阴以防格拒的发生，又有益阴和阳之意。又如小青龙汤为寒饮咳喘而设，方中麻黄、桂枝、干姜、细辛、半夏均为辛温燥散之品，用以外散风寒、温化寒饮，恐药物辛散太过而伤阴动阳，故仲景在方中又配伍酸敛之白芍、五味子以防伤肺耗津，也有护肝肾之阴的考虑。方中炙甘草甘温以守中扶正，亦可缓麻、桂、姜、辛的温燥之性，使本方具有温散寒饮而不伤正气的特点。后世的诸多经典方剂也都遵循"祛邪而不伤正、扶正而不助邪"的组方用药思想，既可治疗"已病"，又能防止他变，体现了"治未病"的预防理念。

3. 愈后防复　愈后防复是指病愈后的调摄，以防止疾病的复发。

（1）疾病初愈，阴阳气血未复，脏腑功能虚弱，此时若调摄不慎，极易导致疾病复发，或因新感外邪而引发他病。所以，在疾病初愈，正气尚未完全恢复的情况下，必须注意生活调摄，避免劳力、劳心及劳神过度，还要慎戒房事，规律饮食，做好善后治疗与调理。

（2）要防止旧病复发。原有疾病的恢复期或稳定期也可以看作是"愈后"阶段，也应当防止病情的再度变化。很多常见的慢性病临床治愈后，尚有较长时间的恢复期，若日常调摄不慎，或因季节气候变化等因素，往往会引起病情反复。如临床常见的慢性咳喘病，多是由于脾肾阳虚，水湿不运而致痰饮停聚，其发病往往有明显的季节性，多在冬季感寒而引发咳喘的发作，符合《灵枢·邪气脏腑病形》篇"形寒寒饮则伤肺，以其两寒相感，中外皆伤，故气逆而上行"的发病机制。所以，这类患者尤其要注意秋冬季节的调摄，避免因外感而引起宿疾发作。另外，根据"春夏养阳，秋冬养阴"（《素问·四气调神大论》）的精神，"冬病夏治"往往收效明显，可在夏季采取一定的预防性治疗，如各地医院都有开展的"三伏贴"外敷于体表的相应穴位，或者用温化痰饮的干姜、细辛、五味子、半夏等制成膏剂服用，均可取得一定的疗效。咳喘缓解后，亦可针对体内寒饮内盛的特点，以金匮肾气丸、苓桂术甘汤等温肾健脾化饮之剂善后，饮去则咳喘自愈。这种愈后防复发的治未病思想，也是中医学区别于现代医学的关键所在。

第二节　中医临床思维的基本类型

思维方式作为思维主体运用思维工具去接受、反映、理解、加工客体对象或客体信息的思维活动的样式或模式，不仅随着人类的社会实践、科学发展而演变，而且在不同的学科领域，由于人们研究的视角、对象、目的等差异，对思维方式的应用也有所偏重。逻辑思维作为人类共性的思维方式，在不同的学科领域都会涉及，除此之外，中医临床实践活动中，常用的思维方式还有象思维、经验思维、直觉与灵感思维等不同类型。辨证思维作为一种认识论，其整体联系、对立统一、运动变化的观点贯穿于中医临床理、法、方、药的全过程。

一、象思维

"象"是中国传统文化与中医学中一个重要的概念。由于汉字在符号化中扬弃地保留着象形性的根基，与中国哲学源头《周易》对"象"的重视，决定了中国传统思维具有明显的取象性特征。象思维方式不仅活跃在哲学、文字、科学、艺术等中华文化的各个领域，同样也充分体现于中医临床思维之中。

（一）象的概念

象是客体整体信息及其在人大脑中的反映与创造，贯穿于思维的全过程，涉及思维的客体、主体和认知目的各个方面，具有主客交融性、自然整体性、时间有序性、功能动态性、多义流动性、象数互换性等特征。象作为一个多元的、多层次的复杂信息系统，内涵十分丰富，通过对于象的分类研究，有助于我们全面把握和准确理解象的各种含义。

1. 根据人类认识事物的发展过程分类　人类对事物的认识总呈现出不断深化的过程，就抽象思维而言，表现为由事物现象的感知上升为表象，再由表象抽象为概念的深化过程。现代对认知表征演进的研究认为，种系发展的认知表征呈现出感觉运动认知→意象认知→语言认知的演化过程；人体发展的认知表征演化为动作表征→形象表征→符号表征。象思维的过程则表现为象的层次的不断演化，可概括为四个方面。

（1）物态之象　简称为"物象"，指一切可直接感知的、有形的实物形象，是"象"最原始、最基本的层次。如自然界的天象、气象、山川风物等景物之象；社会生活中的兴衰之象、风土人情、市井百态等。中医通过望、闻、问、切获得的各种症状体征，都是通过患者的体验或医生的感知而直接获得的最朴素的"物象"，都是人体在各种外来影响与自身调节综合作用下的自然整体呈现。

（2）功能之象　从各种物态之象中抽象出来的事物功能或属性的体现。在中国传统文化中，气之象具有无形而健动的特点，可感知而又非实体，常被用于表示功能动态或属性之象。如中医学中之藏象，药物之寒热或升降浮沉之性，八纲之阴阳、表里、寒热、虚实，无一不是功能动态之象的体现。

（3）共性之象　反映事物各种功能之象的内在联系，揭示事物的本质属性，也可称之为"意象"。人们在认识事物时，总是力图将各种功能之象，根据其联系的紧密程度之差异加以分类认识，寻找其中能反映事物内在联系的共性之象，如阴阳之象、五行之象、八卦之象、证候之象等。

（4）规律之象　也可称为"道象"，指反映事物的各种本质属性之间的种种必然联系，因而可以作为推断事物发展趋势的根据。如阴阳相互转化之象、五行相生相克之象、八八六十四卦推演之象，以及"生生之谓易"的"易象"等。

2. 根据人类思维要素的构成分类　思维作为人脑接受、加工、存储和输出信息以指导人的行为的整个活动和过程，离不开思维主体、思维客体、思维工具及手段等几个相互依存的要素，由这些要素的相互作用，形成思维的成果。那么，从人类思维要素的构成与结果的角度，象可以分为以下三类。

（1）客体之象　任何认知活动都离不开相应的认知对象，都是始于对认知客体的感知觉探测。从思维客体的角度而言，"象"即事物在自然本始状态下的呈现，是事物整体功能、信息和性态的表现，是事物系统全部的内在联系（稳定的与不稳定的）和外在联系（不稳定的与稳定的）自然的整体显示、整体反应。

（2）工具之象　工具之象是主体认知客体的方法的体现。人类对客观事物的认知，总是要借助于一定的工具或方法来实现的，由于认知的水平、认知对象的特性或认知者文化背景等诸多因素的影响，人们对认知工具的选择亦有差异。如果说中国传统思维的认知对象是事物整体功能、信息和性态表现之象，那么这种象则难以用分析还原的方法加以认知，对其说明和阐释，必须通过"以象说象"的途径，即通过适当的比喻、在不给出逻辑定义的情况下，揭示出"象"的抽象内涵或本质特征。因此，其思维的工具必须以相应之象为中介，这种工具之象可以是自然界之物象，如中医学借助于太阳之象以认识人体的阳气，以河水的流动等认识人体血液的运行等；也可以是人为创造的一种意象，如太极图、卦爻之象等。

（3）认知之象　对客体认知所形成的象，也称之为意象。上述从人类认识事物的发展过程分类所提到的功能之象、共性之象、规律之象都属于思维成果之象，是思维的结果。《周易》中的卦爻之象、道家"无物之象"的道象、禅宗回归"心性"的体悟之象、中医学所运

NOTE

用的阴阳五行之象都属于认知之象。

（二）象思维的概念

对于与象有关的思维方式的命名及界定，由于人们的着眼点不同而众说纷纭。从思维客体的角度而言，象思维是着眼于事物的自然整体，以事物的各种外在表现为依据，充分借用观察者已有的知识经验，通过广泛联系，旁征博引，体悟事物的内在本质或变化规律的思维方法。从思维工具的角度而言，象思维与以概念为思维要素的概念思维相对，是以自然物象或意象为思维工具及要素，意象又可分为符号意象与观念意象。由于思维工具之象与数可以等值互换，进而可运数推演，故象思维也可称为"象数思维"。从思维目标的角度而言，象思维所要把握的是道、气、太极等非实体，属于动态整体之象。

象思维是以客观事物自然整体显现于外的现象为依据，以物象或意象（带有感性形象的概念、符号）为工具，运用直觉、比喻、象征、联想、推类等方法，以表达对象世界的抽象意义，把握对象世界的普遍联系乃至本原之象的思维方式，是客观之象与心中之象的转化与互动过程，是将获取的客观信息转化为"意象"而产生的关联性思维。

（三）象思维的模式

象思维的基本模式可概括为取象类推、归纳演绎、据象辨证和以象体道四种，了解象思维的模式，有助于我们进一步加深对象思维的理解，明晰象思维与逻辑思维、形象思维等的关系，促进对于象思维在临床过程中的准确把握与实际运用。

1. 取象类推模式　取象类推可以说是象思维最基本的模式，它是在观物取象的基础上，发现不同现象或事物之间的相似性，进而采用比喻、象征的方法以说明问题的一种方法。虽然与形式逻辑的类比推理都以事物的相似性为前提，是由个别到个别的推理，且都具有从已知推导未知，求得新知的功能；但取象类推不同于类比推理着眼于现象后本质的相似，所关注的是现象、功能的相似，是通过联想来建立起类比事物与现象之间的联系，因而类比在富有想象力和创造力的同时，也具有比较强烈的主观色彩。这一思维模式具有发现新知与解释已知的双重功能。

《素问·示从容论》指出："夫圣人之治病，循法守度，援物比类，化之冥冥。"认为取象类推是认识人体生命活动的重要方法。如韦协梦《医论三十篇》用河水的运动以说明气的运动，进而类推出相关的病机与治法，韦氏指出："气不虚不阻……譬如江河之水，浩浩荡荡，岂能阻塞？惟沟浍溪谷水浅泥淤，遂至壅遏。不思导源江河，资灌输以冀流通，惟日事疏凿，水日涸而淤如故。古方金匮肾气汤乃胀满之圣药，方中桂、附补火，地、薯补水，水火交媾，得生气之源，而肉桂又化气舟楫，加苓、泻、车、膝为利水消胀之佐使，故发皆中节，应手取效。"其对气虚的病机、治法及金匮肾气汤的组方原理，应用象思维的方法做了形象而微妙的阐述。

（1）中医临床组方用药，也离不开象思维的指引。中医对药物性能的认识，除实践经验外，象思维也是古代建立药效的最重要的途径之一　如张志聪《侣山堂类辨·药性形名论》从象思维的角度总结了分析药效的原则，指出："五气分走五脏，五味逆治五行，皮以治皮，节以治骨，核以治丸（松节、杉节及草根之多坚节者，皆能治骨。荔核、橘核之类治睾丸），子能明目，藤蔓者治筋脉，血肉者补血肉，各从其类也。如水草、石草，其性主升；梢杪子实，其性主降；甘香之品，能横达于四旁；寒热之气，性浮沉于上下；在土之根茎（草木的根），本乎上者亲上，本乎下者亲下；在外之枝干，在根者治本，在枝者行于四肢。此物性之自然也。又如夏枯之草，夏收之术，半夏之生，葬麦（大麦）之成，皆得火土之气，而能化土；秋英之菊，秋鸣之蝉，感金气而能制风；凌冬不凋者，得寒水之气，而能清热；先春而发者，秉甲木之性，而能生升。此感天地四时之气，而各有制化也。甘温者补，苦寒者泻；色赤者走血，色白者走气；赤圆者象心，白瓣者象肺，紫尺者益脾，香圆者入胃，径直青赤者走肝，双仁圆小者补肾，以形色之相类也（以象形而治五脏，详见《金匮要略》）。阳者主上，阴者主下，阴中之阳升，阳中之阴降；轻清者主上，重浊者主下，浊中之清升，清中之浊降。凡物感阴阳之气而生，各有清浊升降之质性者也。"这里从气、味、形、色、性、时等不同的方面，归纳了认识药效的原则，确立了演绎推论具体药效的前提，概而言之，无非性味相通、颜色相类、形状相似、部位对应、升降相聚、时间相从、习性转借等。具体药物之性用，即可以此前提通过演绎而得知。这种把药物的基本性能、功效应用与其气味厚薄、阴阳寒热、采收时月、质地色泽、入药部位以及药材生熟等联系起来，认为物从其类，同形相趋，同气相求的用药方法，古人也称之为药类法象理论模式，张志聪称为"用药法象"，"象"就成了某药之所以有某种功能的根据、原理。

（2）象思维是中医组方配伍，乃至选用煎服方法的思路之一　《素问·至真要大论》论组方的原则谓："主病之谓君，佐君之谓臣，应臣之谓使。"其君、臣、佐、使的架构，即取象于人类的社会结构。张锡纯论小青龙汤之配伍，也以取象为法说："呼吸之机关在肺叶之翕辟（如风箱一样开关出入），其翕辟之机自如则喘自愈。是以陈修园谓小青龙汤当以五味干姜细辛为主药，盖五味子以司肺之翕（关闭），干姜以司肺之辟（开启），细辛以发动其翕辟活泼之机。"《灵枢·邪客》中治疗失眠的半夏汤，其用药与制作方法为："以流水千里以外者八升，扬之万遍，取其清者五升，煮之，炊以苇薪火，沸置秫米一升，治半夏五合，徐炊，令竭为一升半，去其滓，饮以一小杯。"这里针对阴阳之气不通所导致的失眠，用秫米与半夏，因其能熬出黏滑的汤汁；炊以苇薪火，取苇是管状空心之物，具有"通"的性质；用千里以外的流水，取其具有流动的性质。这些性质的集合，使半夏汤具有了纠正体内阴阳之气不通的效能，故作者断言："饮以半夏汤一剂，阴阳已通，其卧立至。"上述组方用药及其煎服方法，如果离开象思维的路径，恐怕难以找到正确的答案。

（3）象思维是古代医家认识与说明不同剂型效能的方法之一　如丹波元坚《药治通义》论汤、散、丸剂的效能说："汤之为物，煮取精液，药之性味，混然融出，气势完壮，其力最峻。""散之为物，其体也散，故直到膈胃，而犹有外达之势，不同药之紧慢，欲疏壅闭者，尤其所宜。""丸之为物，其体也结，势不外达，而以渐溶化，故其力最缓。"当然，上述象思维的运用，有发现新知者，有解释事实者，当区别对待。

2. 归纳演绎模式　象思维不同于形式逻辑类比推理的重要一点，是象思维中也包含着归纳、演绎推理的成分，即先通过归纳提取共象，然后又以共象为基础对个象进行演绎推理，其典型形式即阴阳、五行之象的推演。阴阳学说是古人在生产、生活实践中，通过对自然界大量两极对待现象与人类男女生殖现象的观察，认识到了以水火为征兆的阴阳属性划分以及阴阳对立制约、互根互用、消长转化的规律，总结出了"阴阳者，天地之道也"（《素问·阴阳应象大论》）的结论；然后则以阴阳规律指导认识新的事物，演绎推理其阴阳属性及关系。如《素问·阴阳别论》对临床脉象的认识，正是基于对阴阳属性的把握，然后推论临床所见脉象的阴阳归属，指出："所谓阴阳者，去者为阴，至者为阳；静者为阴，动者为阳；迟者为阴，数者为阳。"正由于此，《素问·阴阳离合论》指出："阴阳者，数之可十，推之可百，数之可千，推之可万。万之大，不可胜数，然其要一也。"张志聪《侣山堂类辨》论莲子的效用说："夫莲茎色青味涩，中通外直，具风木之象，花红，房白，须黄，子老而黑，有五行相生之义，故能补五脏不足。五脏主藏精者也，肾为水脏，受藏五脏之精。石莲子色黑味涩，故用之以固精气。"此则为五行演绎推理之例。

3. **据象辨证模式**　中医对病证的诊断，是由人的面相、声像、舌象、脉象等外在之象，充分运用物象或意象，推论疾病的病因、病机，进一步做出相关病证之象的判断。中医临床诊断病证的过程，是在象思维方法的引导下，根据望、闻、问、切所获得的资料（象），通过相关的物象或意象以达到认识病证的过程。中医的证，从根本上说，是病变在人身自然整体功能层面的反应，本身即属于象的范畴。辨证即辨象，也就是认识病"象"的规律，确定人身自然整体功能病变的境域。由阴阳→表里、寒热、虚实→脏腑、六经、卫气营血等辨证的三个层次，其境域由大到小，由宽到严，由广（普遍）到狭（个案），这一认识过程始终着眼于象的层面，是对某种共有的象的认识与规定。中医对病的认识，也是基于现象层面的共象概括，如张仲景对六经病的概括即是如此，他论太阳病说："太阳之为病，脉浮，头项强痛而恶寒。"三种病象的组合构成了太阳病概念的基本内涵。

据象辨证模式是在以往认识构成病证理论之象的基础上，将四诊之"象"与中医理论之"象"联结，导致它们各自所涉及的"象"关系网络联成一体，得到病患的证候之"象"。这也是辨证论治的实质所在。

4. **以象体道模式**　以象体道模式与直觉思维有关，它是在对某一物象或意象观察的基础上，直接体悟出相关的规律或大道。冯友兰在《三松堂全集（第6卷）》指出：哲学有两种方法：正的方法和负的方法。前者是可思的、清晰的、假设的概念；后者是不可思的、神秘主义的、直觉的概念。前者是西方的，后者是东方的。中国古代的思想家大都善于从整体上以直觉、顿悟的形式获得智慧。如老子借助于水之象以悟道，指出："上善若水。水善利万物而不争，处众人之所恶，故几于道。"（《老子·第八章》）

赵献可的《医贯·阴阳论》取乾坤、天地之象以论气血阴阳的病机与治法，指出："夫言阴阳者，或指天地，或指气血，或指乾坤，此对待之体。其实阳统乎阴，天包乎地，血随乎气。故圣人作《易》，于乾则曰：'大哉乾元，乃统天'；于坤则曰：'至哉坤元，乃顺承天'。古人善体《易》义，治血必先理气，血脱益气，故有补血不用四物汤之论。如血虚发热，立补血汤一方，以黄芪一两为君，当归四钱为臣，气药多而血药少，使阳生阴长。又如失血暴甚欲绝者，以独参汤一两顿煎服，纯用气药。斯时也，有形之血，难以速生，几微之气，所当急固，使无形生出有形，盖阴阳之妙，原根于'无'也。"这里无疑是借助于乾坤、天地之间的关系以体悟人体气血之间的关系，进而提出相应的治疗原则与方法。

二、逻辑思维

基于思维的基本单位——概念与意象，可以将思维分为抽象思维与形象思维两大类。所谓抽象思维，就是以概念为思维的基本单元，以抽象为基本的思维方法，以语言、符号为基本表达工具的思维形态。其基本特点为概念性、抽象性、逻辑性和语言符号性。抽象思维又称为概念思维，可分为形式逻辑思维和辩证逻辑思维两大类，由于习惯上多用逻辑思维指称形式逻辑思维，故我们也采用逻辑思维这一习用名称。

逻辑思维以概念、命题和推理为思维的基本形式，因此，逻辑思维的方法也就围绕着这些基本形式而展开，大致可以分为概念思维、命题思维、推理思维、归纳思维、类比思维等方法。

(一) 概念

概念是反映事物对象本质属性或者特有属性的思维形式，是逻辑思维的最基本单位，常被比喻为逻辑思维的细胞，是科学思维必不可少的工具，也是科学研究认识成果的最后结晶。任何一个学科体系都是建立在基本概念基础上的范畴体系，中医学理论的发生、发展从此角度而言，也就是中医学概念的发生与演变的过程，中医临床思维同样离不开对概念的准确把握，因此，概念亦是中医学逻辑思维的起点。

1. 概念的内涵和外延　内涵和外延是概念的两个基本逻辑特征。概念的内涵是指对事物对象本质属性或者特有属性的反映，外延是指具有某种本质属性或者特有属性的事物的对象范围。所谓本质属性，是指一类对象共同具有，且仅为该类对象所具有的属性，与认识论意义上反映现象和本质之间界限的本质属性不同，它反映的是不同对象之间的界限。明确概念常用的逻辑方法是定义和划分。

2. 定义　定义是揭示概念内涵的逻辑方法。定义由被定义项、定义项和联项构成，其基本方法可用以下公式表示：

被定义项＝临近属概念＋种差

如果一类事物包含了另一类事物，那么，其中的大类为属，小类为种。属概念亦称上位概念、类概念，是反映事物中作为属的那类事物的概念。种概念亦称下位概念，是反映事物中作为种的那类事物的概念。种差即被定义概念与其属概念之下其他种概念间在内涵上的差别。例如，我们说"中医学是在中国古代元气论有机自然观指导下，主要以系统综合型意象思维方式，研究整体层次上的机体反应状态所形成的传统的医学科学体系"，"中医学"是被定义项；"医学科学体系"是临近属概念，揭示"中医学"的固有属性；"在中国古代元气论有机自然观指导下，主要以系统综合型意象思维方式，研究整体层次上的机体反应状态所形成的传统的"是种差，是对"医学科学体系"的限定。

中医学由于主要着眼于事物功能状态的研究，故在定义时也常常使用描述性定义，即通过列举对象若干属性（尽可能是具有特征性的）以使该对象同其他对象区别开来，从而识别对象的方法，这种描述往往也是揭示外延意义来明确概念的外延定义。例如，《伤寒论》对病证的命名大多如此，如第 2 条说："太阳病，发热，汗出，恶风，脉缓者，名为中风。"第 3 条说："太阳病，或已发热，或未发热，必恶寒，体痛，呕逆，脉阴阳俱紧者，名曰伤寒。"其是从外延描述定义证候的典范，它依据的是所出现的症状体征序列。当然，这种定义也可以转换为内涵定义，如"太阳中风证是指风寒外袭，营卫失调的病证"；"太阳伤寒证是指风寒外袭，营阴郁滞的病证"。

正确的定义必须遵守以下规则：①被定义项与定义项的外延必须是全同关系。如果定义项的外延大于被定义项，所犯的逻辑错误称为"定义过宽"；反之，如果定义项的外延小于被定义项，称为"定义过窄"。②定义项不能直接或间接地包含被定义项。如果违反这一规则，定义项中直接包含被定义项，称为"同语反复"；如果定义项中间接包含被定义项，称为"循环定义"。③定义项应使用清楚确切的概念，不能使用比喻。④对正概念下定义一般不能使用否定句。

3. 划分　划分是揭示概念外延的逻辑方法，即把一个概念所指称的事物按不同属性分为若干小类，借以明确概念的外延。划分有三个构成要素：母项、子项和划分标准。母项是通过划分来揭示其外延的概念，子项是对母项进行划分后所得到的概念，划分标准是对母项进行划分的根据。例如，中医学中对气概念的划分，可根据气的分布部位，特别是气的功能活动，划分为元气、宗气、营气、卫气、脏腑之气、经络之气等。气概念还可进行二次划分，如脏腑之气又可划分为心气、肺气、脾气、胃气等。

正确的划分要遵循以下规则：①各子项外延之和必须等于母项。若子项外延之和小于母项，所犯错误为"划分不全"；反之，子项外延之和大于母项，所犯错误为"多出子项"。②一次划分必须依据同一标准。违反这一规则，称为"划分标准不同一"。③子项的外延必须为不相容关系，即两个概念的外延没有共同的分子。违反这一规则，所犯错误称为"子项相容"。④各子项必须是同一层次的概念。违反这一规则，所犯错误称为"子项不当并列"。

另外，划分不同于分解，后者是把整体分为部分，用以明确整体的构成，二者虽然有相同的结构：A 分为 A_1，A_2……An。但可用下述逻辑方法来检验、区分：如果"Ai 是 A"（i = 1，2……n）这一断定成立，则说明表达是划分，否则不是。

4. 限制和概括　具有属种关系的概念的内涵与外延之间存在反变关系，即内涵较少的概念外延较大，内涵较多的概念外延较少。限制是通过增加内涵，缩小外延，从属概念得到其种概念的逻辑方法，其作用是把一般概念具体化；概括则是通过减少内涵，扩大外延，从种概念得到其属概念的逻辑方法，其作用是把具体概念一般化。限制和概括，都必须在有种属关系的概念之间进行。

中医临床思维也常使用概念的限制和概括方法，如中医内科医师对疾病的诊断，首先区分为是外感，还是内伤；如果是内伤疾病，则又区别为是何脏系之疾病，进而再确立具体病名以及证候。例如，若是肺系疾病，还需确定是感冒，还是肺痨、肺痈、哮病、喘病……假若是喘病，就再断定出具体证候来，比方说是肺肾两虚。从疾病→内伤病→肺系疾病→喘病→肺肾两虚证的这一诊断过程，概念"疾病"受到了多次连续限制，内涵在一步步增加，外延在不断缩小，对患者所患疾病的认识就具体化了，直到"肺肾两虚证"，其外延上包含一个分子，称为单独概念。其实临床思维总是概念的限制与概括交替或同时进行的，比如患者临床表现为发热、汗出、恶风、脉浮缓等症，根据六经辨证理论，可概括为太阳中风证，进而诊断为六经辨证之太阳病，再进一步确定为外感疾病。这里从太阳中风证→太阳病→外感疾病的诊断过程，无疑为概念的概括过程。中医师即通过对概念的限制和概括的思维活动，达到对患者所患疾病的认识愈来愈深化，概念愈来愈明确。

（二）命题

命题的中心问题是命题的真假界线及命题之间关系的问题。所谓命题，即表达判断的语句。判断则是对对象有所断定的思维形式。在形式逻辑学中，人们习惯上不把命题与判断做严格的区分，一般情况下，命题、判断并用。如前所述，概念是思维的细胞，但作为知识结晶的概念，其自身是无法显示出来的，必须借助于命题来展开思维活动，推理也由命题所构成。因此，了解命题思维有助于掌握推理思维方法。命题的种类较多，大致可分为以下几种。

1. 性质命题　性质命题是断定对象具有或不具有某种性质的命题，也称为直言命题。其逻辑形式有四种，即全称肯定命题的形式：所有 S 是 P；全称否定命题形式：所有 S 不是 P；特称肯定命题的形式：有 S 是 P；特称否定命题的形式：有 S 不是 P。其中，S、P 都代表普通概念。例如：①所有情志病因是内伤病因。②所有情志病因不是外感病因。③有的消渴是糖尿病。④有些消渴不是糖尿病。

2. 复合命题　复合命题是指包含与自身不同命题的命题。其所包含的与自身不同的命题，称为它的支命题。若一个命题中不包含与自身不同的命题，则称为原子命题。复合命题总是由原子命题依据一定的逻辑关系构成的，因此，也可以说复合命题是由原子命题和联结词构成的。复合命题可以分为联言命题、选言命题和假言命题等。

（1）联言命题　即对几种事物情况同时都加以断定的复合命题。其一般命题形式是：P 并且 Q。其中，命题的变项 P、Q 称为联言支，逻辑常项"并且"是联结词。因此，联言命题就是断定联言支都是真的复合命题。例如：

胃者，水谷之海，六腑之大源也。（《素问·五脏别论》）。

在日常语言中，联言命题也可表述为"不但 p，而且 q"、"既 p 又 q"、"虽然 p，但是 q"、"不仅 p，也 q"，或者省略联结词。

（2）选言命题　即断定在几种事物情况中至少有一种存在的复合命题。如果是断定几种事物情况中至少有一种存在，但也可以都存在的选言命题，则称为相容选言命题，其一般形式是：p 或者 q。例如：

伤寒五六日中风，往来寒热，胸胁苦满，嘿嘿不欲饮食，心烦喜呕，或胸中烦而不呕，或渴，或腹中痛，或胁下痞硬……小柴胡汤主之。（《伤寒论》第 96 条）

如果是断定几种事物情况中至少有一种存在，并且至多只有一种存在的选言命题，称为不相容选言命题，其一般形式是：要么 p，要么 q。例如：

知标本者，万举万当；不知标本，是谓妄行。（《素问·标本病传论》）

（3）假言命题　即断定事物情况之间条件关系的复合命题。事物情况之间的条件关系可分为充分条件关系、必要条件关系、充分必要条件（简称"充要"）条件关系三种，如果用 p、q 分别表示两种事物情况，则 p 是 q 的充分条件，是指有 p 一定有 q，无 p 未必无 q（即如果无 p，那么有 q 或无 q 都不能确定）。p 是 q 的必要条件，是指无 p 一定无 q，有 p 未必有 q。p 是 q 的充要条件，是指有 p 一定有 q，无 p 一定无 q。根据所断定的条件关系的不同，假言命题相应地分为 3 种。

①充分条件假言命题：即断定事物情况之间充分条件关系的假言命题。充分条件假言命题的一般形式是：如果 p，那么 q。在日常生活语言中也可表达为："只要 p，就 q"，"一旦 p，

NOTE

就 q"，"若 p，则 q" 等。一个充分条件假言命题只有在前件真而后件假的情况下才是假的，在其余的情况下都是真的。例如：热邪一旦深入血分，就会出现身热，舌质红绛，斑疹及出血症状。

下之后，复发汗，昼日烦躁，不得眠，夜而安静，不呕不渴，无表证，脉沉微，身无大热者，干姜附子汤主之。（《伤寒论》第 61 条）

②必要条件假言命题：即断定事物情况之间必要条件关系的假言命题。必要条件假言命题的一般形式是：只有 p，才 q。在日常生活语言中也可表达为："除非 p，才 q"，"除非 p，否则不 q"，"不 p，就不 q" 等。一个必要条件假言命题只有在前件假、后件真的情况下才是假的，在其余的情况下都是真的。例如：

只有使用八纲辨证方法，才能分清病证的阴阳、寒热、表里、虚实。

若不大便六七日，恐有燥屎。欲知之法，少与小承气汤，汤入腹中，转矢气者，此有燥屎也，乃可攻之。若不转矢气者，此但初头硬，后必溏，不可攻之，攻之必胀满不能食也。（《伤寒论》第 209 条）

伤寒脉浮缓，身不疼，但重，乍有轻时，无少阴证者，大青龙汤发之。（《伤寒论》第 39 条）

③充要条件假言命题：即断定事物情况之间的充分必要条件关系的假言命题。充要条件假言命题的一般形式是：当且仅当 p，才 q。在日常生活语言中也可表达为："如果 p，那么 q；并且只有 p，才 q"，"只要并且仅仅 p，才 q" 等。一个充要条件假言命题只有在前、后件取相同的真值时才是真的，在其余情况下都是假的。例如：

如果患者有恶寒发热、苔薄、脉浮，说明其有表证；并且只有恶寒发热、苔薄、脉浮，才能确诊为表证。

太阳病，下之后，其气上冲者，可与桂枝汤，方用前法；若不上冲者，不得与之。（《伤寒论》第 15 条）

3. 模态命题　模态命题是反映事物情况存在的必然性和可能性等的命题。例如，"感受湿热之邪必然导致湿温病""他可能患的是中风病" 等都是模态命题。模态命题包含 "必然""可能" 等模态词，其中包含 "必然" 的模态命题叫必然命题，包含 "可能" 的模态命题叫可能命题，二者都有肯定和否定的情况。所以，基本模态命题有四种，即必然肯定命题，其逻辑形式为必然 p；必然否定命题，其逻辑形式为必然非 p；可能肯定命题，其逻辑形式为可能 p；可能否定命题，其逻辑形式为可能非 p。

模态命题常被用于中医临床思维中，人们对病证的认识判断过程，从有把握地认为到毫不犹豫地确定，常常是可能命题、实然命题、必然命题都有可能存在。这里的实然命题，是指断定事物情况实际存在或不存在的命题，通常主要指不包含模态词的性质命题。例如：

阳明燥热实邪内结必然导致大便硬结难解。

太阳病，发热而渴，不恶寒者，为温病。（《伤寒论》第 6 条）

他患的可能是中风。

这三个命题分别是必然命题、实然命题和可能命题，三类命题的关系不是等值的。由必然命题可推出实然命题，由实然命题可以推出可能命题，但由可能命题却不能推出实然命题，更推不出必然命题。

4. 规范命题 规范命题又称道义命题、规范模态命题，是指含有"必须""允许""禁止"这类规范词的命题，也就是在一定情况下给人的行为提出某种命令或规定的命题。例如：

太阳病，头痛发热，汗出恶风者，桂枝汤主之。（《伤寒论》第13条）

这一充分条件命题就是一种用来约束人们行为的规范命题，两者之间没有客观的必然联系，它不同于陈述客观事实、事态的命题，后者反映的是客观事物自身存在的必然性或可能性。研究规范命题的逻辑特性及其推理关系的逻辑学分支，称之为规范逻辑或道义逻辑，属于广义模态逻辑。

根据所包含的规范词的不同，可以把规范命题分为必须命题、允许命题和禁止命题，每一种规范命题都有肯定的和否定的情况，所以，基本的规范命题有6种，即必须肯定命题、必须否定命题、允许肯定命题、允许否定命题、禁止肯定命题和禁止否定命题。由于"禁止 p"与"必须非 p"、"不允许 p"之间等价，"禁止非 p"与"必须 p"、"不允许非 p"之间等价，也就是说，禁止做某种事情的意思，就是必须不做某种事情，也就是不允许做某种事情；禁止不做某种事情的意思，就是必须做某种事情，也就是不允许不做某种事情。因此，规范命题可以归结为四种命题，即必须肯定命题、必须否定命题、允许肯定命题、允许否定命题。例如：

太阳病，头痛发热，身疼腰痛，骨节疼痛，恶风，无汗而喘者，麻黄汤主之。（《伤寒论》第35条）

禁生冷、黏滑、肉面、五辛、酒酪、臭恶等物。（《伤寒论》第12条）

发汗后，不可更行桂枝汤，汗出而喘，无大热者，可与麻黄杏仁甘草石膏汤。（《伤寒论》第63条）

太阳病三日，已发汗，若吐，若下，若温针，仍不解者，此为坏病，桂枝不中与之也。观其脉证，知犯何逆，随证治之。（《伤寒论》第16条）

《伤寒论》有关"证-方"之间的命题就是规范命题，我们在临床治疗中应用的命题也是属广义模态逻辑中的规范逻辑。即我们是在已知的医学背景知识下规范了"如果某证，那么某方"，进而再见到某证时应用某方。在"证-方"之间虽然可能有"必然"与"可能"客观模态的存在，但我们在运用"如果某证，那么某方"的思维形式进行论治时，应用的是"应该""允许"等主观模态，在"应该、允许"与"必然、可能"模态之间存在着相应的逻辑转换。从"应该、允许"我们推不出"必然"，从"应该"中只能推出"可能"。因此，人们在《伤寒论》学习与研究中，常根据"方证相对"思想采用"以方测证法"，从逻辑学的角度而言是无效的。另外，从概念划分及其关系的角度而言，"以病机命名的证候"与"以方剂命名的证候"无论其内涵与外延均是不同的。"以方测证法"也有可能得到"以病机命名的证候"与"以方剂命名的证候"相互交叉的那一相同部分，但那是偶然的而不是必然的。

（三）推理

推理是由若干命题得出一个命题的思维过程。推理是个命题序列，其中由推理得出的命题称为结论，其他的命题称为前提。推理提供前提对于结论的证据支持关系。一般可将推理分为演绎推理、归纳推理和类比推理等几种形式。

1. 演绎推理 演绎推理是指由一般性知识的前提推出特殊性或个别性知识的结论的推理。

由于在这种推理中，其结论所涉及知识的范围至少不大于前提所涉及知识的范围，故其前提与结论间具有蕴涵关系，在推理规则合乎逻辑规则的条件下，由断定其前提的真必然可以推出其结论的真，故演绎推理亦即必然性推理。演绎推理的主要形式有三段论和复合推理等。

（1）三段论　三段论是关于性质命题的间接推理，是指以两个含有共同词项的性质命题做前提，推出一个新的性质命题做结论的思维形式。因为性质命题又称直言命题，所以三段论又被称为直言三段论。如《素问·通评虚实论》说："故曰滑则从，涩则逆也。夫虚实者，皆从其物类始，故五脏骨肉滑利，可以长久也。"在这段话中，"滑则从，涩则逆"是就脉象而言，但隐含着一切生物生时呈现滑利，死时呈现枯涩的大前提。从"夫虚实者，皆从其物类始"可推出人是一种生物的小前提。如此，这段话则包含着两个三段论式的推理。

所有生物，机体滑利者生命力强。

人是一种生物。

所以，机体滑利的人生命力强。

所有生物，机体枯涩者生命力弱。

人是一种生物。

所以，机体枯涩的人生命力弱。

这里结论中的主项为小项（用 S 表示），含有小项的前提称为小前提；结论中的谓项为大项（用 P 表示），含有大项的前提被称为大前提；两个前提共有而在结论中不出现的词项称为中项（用 M 表示）。如此，一个完整的三段论通常由三部分组成，即大前提、小前提和结论，通常含有三个词项，即大项、小项和中项。

三段论的公理是：一类事物的全部是什么或者不是什么，那么它的部分就是什么或者不是什么。或者说，当肯定或否定全部时，也就肯定或否定了部分。将三段论的公理具体化，即形成三段论的基本规则，它们是三段论有效的充分必要条件，是判定一个三段论是否有效的标准。

①在一个三段论中，有且只能有三个不同的词项。这条规则实际上是三段论定义中的应有之义。违反这条规则所犯的逻辑错误称为"四词项错误"，或称"四概念错误"。例如：

物质是永恒不灭的。

人参是物质。

所以，人参是永恒不灭的。

这个三段论中出现了两次"物质"概念，但实际上表达了两个不同的词项，即大前提中的"物质"表达的是哲学的物质概念，而小前提中的"物质"表达的是具体物体的物质形态概念，因此就没有一个共同的中项，而犯了"四概念错误"。

②中项在前提中至少周延 1 次。所谓周延性指在性质命题中对其主项和谓项外延范围的断定情况。如果断定了一个词项的全部外延，则为周延；否则，就为不周延。概括而言，全称命题的主项都周延，特称命题的主项都不周延；肯定命题的谓项都不周延，否定命题的谓项都周延。三段论是凭借中项在前提中的桥梁、媒介作用得出结论的，即大项、小项至少有一个与中项的全部发生关系，另一个与中项的部分或者全部发生关系，这样就能保证大、小项之间有某种关系。否则，大、小项都只与中项的一部分发生关系，结果是大项和小项之间没有确定的关

系，得不出必然的结论来。违反这条规则所犯的逻辑错误称为"中项两次不周延"。例如：

有些外感病是风温。

某病区的患者都是外感病。

所以，某病区的患者都是风温。

这个三段论的大前提是特称肯定命题，其主项不周延；小前提是全称肯定命题，其谓项不周延。故中项1次也不周延，因而得不出确定的结论，这个推理是错误的。

③在前提中不周延的词项，在结论中也不得周延。如果一个词项在前提中不周延，但在结论中周延了，那么结论所断定的超出了前提所断定的，从而推理就不是必然的和有效的。违反了这条规则所犯的逻辑错误称为"不当周延"，具体有"小项不当周延"和"大项不当周延"两种形式。例如：

表证都应有恶寒发热。

张三不是表证。

所以，张三不应有恶寒发热。

这个三段论的大前提是全称肯定命题，其谓项不周延；结论是否定命题，其谓项周延，因而犯了"大项不当周延"的错误。从中医临床实际来看，恶寒发热除见于表证外，尚可见于里证，如疮疡火毒内发的早期，或酿脓的中期，以及疮疡已溃而毒邪未去，正不胜邪的末期，均可出现寒热并见的症状。因此，不能因为张三不是表证就不应有恶寒发热。

④两个否定前提不能得出结论。如果两个前提是否定的，在前提中所断定的大、小项外延，与中项外延相排斥，大项与小项不能通过中项建立确定的联系，无法从前提中推出确定结论。例如：

所有的外感病不是中风病。

所有的郁证不是外感病。

所以？

⑤前提有一否定，则结论否定；结论否定，则前提有一否定。根据两个否定前提不能得出结论的规则，那么，如果前提中有一个是否定命题，另一个则必为肯定命题，这样，中项和大项、中项和小项的联系，就一个是相容关系，一个是排斥关系。而如果结论肯定，那么在前提中必须都是相容关系。所以，前提一个肯定，一个否定，结论必然是否定的。反之，结论否定，前提就不可能都是肯定，因为前提皆肯定的话，结论也必然是肯定的。例如：

任何疾病都不是固定不变的。

痹病是疾病。

所以，痹病不是固定不变的。

以上是三段论的基本规则，由此尚可推导出两条非基本规则，即两个特称前提不能得结论；两个前提中有一个特称，结论也是特称。

（2）复合推理　复合推理是以复合命题作为前提或结论，并且根据复合命题的逻辑特征所进行的推理。复合命题的形式有联言命题、选言命题和假言命题等，因而复合推理相应的包括联言推理、选言推理、假言推理等。

①联言推理：即前提或结论为联言命题的推理，或者指根据联言连结词的逻辑性质进行的

推理。联言推理有分解式和合成式两种形式。

其一，分解式联言推理，是指从一个联言命题为真推出它的任一支命题为真的推理，其逻辑形式为：

p并且q，所以p。或者p并且q，所以q。

此式的意义在于，在全面掌握事物对象的基础上，结合具体情况，有目的地突出某个方面，更富有针对性，故在中医临床上常使用这种方法以明确诊断。例如：

春温和伏暑都是伏邪所导致的疾病。

所以，春温是伏邪所导致的疾病。

其二，合成式联言推理，指从两个或者两个以上的性质命题为真推出用合取连结词把它们联合起来形成的命题也为真的推理，其逻辑形式为：

p，q，所以p并且q。

此式的意义在于，把分散的认识集合成一个整体，有利于对事物作总体性描述，从而使人们把握事物更全面，更具体。例如：

阴阳是实体范畴。

阴阳是属性范畴。

所以，阴阳既是实体范畴，又是属性范畴。

②选言推理：即前提中有一选言命题，依据选言命题的逻辑性质进行的推理。根据选言命题的分类，选言推理相应地分为相容选言推理和不相容选言推理两类。

其一，相容选言推理，指根据相容选言连结词的逻辑性质进行的推理。相容选言连结词要求它的支命题至少有一个是真的，也可以都真。因此，相容选言推理的规则是：否定一部分选言支，可以肯定另一部分选言支；肯定一部分选言支，不能否定另一部分选言支。根据这些规则，相容选言推理只有一个有效式，即否定肯定式，其逻辑形式为：

或者p，或者q；并且非p；所以q。

例如：

临床疾病误诊，或因辅助检查偏差，或因临床医生经验不足。

此疾病误诊不是由于辅助检查偏差。

所以，此疾病误诊是由于临床医生经验不足。

其二，不相容选言推理，指根据不相容选言连结词的逻辑性质进行的推理。不相容选言连结词要求它的支命题至少有一个并且至多有一个是真的。因此，不相容选言推理的规则是：否定一个选言支以外的选言支，可以肯定余下的那个选言支；肯定一个选言支，可以否定其他选言支。根据这些规则，不相容选言推理有两个有效式，即否定肯定式和肯定否定式，用逻辑形式表示，则分别为：

要么p，要么q；并且非p；所以q。

要么p，要么q；并且p；所以非q。

例如：

这个桡骨骨折患者要么实行手术治疗，要么实行保守治疗。

这个桡骨骨折患者实行手术治疗。

所以，这个桡骨骨折患者不实行保守治疗。

我们的辨证要么是正确的，要么是不正确的。

我们的辨证并非是不正确的。

所以，我们的辨证是正确的。

③假言推理：即前提中有一假言命题，并依据假言命题的逻辑性质进行的推理。根据假言命题的分类，相应地假言推理可分为充分条件假言推理、必要条件假言推理和充要条件假言推理。

其一，充分条件假言推理，是前提中有一个充分条件假言命题，并依据充分条件假言命题的逻辑性质进行的推理。它的推理规则是：肯定前件则肯定后件，否定后件则否定前件；但是，否定前件不能必然否定后件，肯定后件不能必然肯定前件。充分条件假言推理有效式用逻辑形式表示，则分别为：

（如果 p，那么 q）并且 p，所以 q。

（如果 p，那么 q）并且非 q，所以非 p。

例如：

如果温病热入营分，那么治疗就当透热转气。

某温病患者热已入于营分。

所以，某温病患者的治疗就当透热转气。

如果是心血虚证，则有心悸失眠和血虚的表现。

某患者没有心悸失眠和血虚的表现。

所以，某患者不是心血虚证。

从充分条件假言推理"肯定后件不能必然肯定前件"的逻辑规则而言，人们在《伤寒论》研究中所采用的"以方测证法"是不可行的。因为如"太阳与少阳合病，自下利者，与黄芩汤"（《伤寒论》第172条），这种"如果某某证，那么某某方"形式的命题，从逻辑学的角度讲，"证"与所用"方"之间在有效的情况下只构成了一种充分条件命题，而不是充分必要条件命题。那么，以方测证正是犯了肯定后件来肯定前件的错误。以"太阳病，头痛发热，汗出恶风者，桂枝汤主之"（《伤寒论》第13条）这条原文为例，我们将"太阳病，头痛发热，汗出恶风者"作为前件并将其名为"太阳中风证"，将"桂枝汤主之"作为后件。我们可以说"如果是太阳中风证，那么应当桂枝汤主之"，也可以说"如果并非以桂枝汤主之，那么可能不是太阳中风证"。但绝不能说"如果不是太阳中风证，那么不应该以桂枝汤主之"；"如果以桂枝汤主之，那么是太阳中风证"。

其二，必要条件假言推理，是前提中有一个必要条件假言命题，并依据必要条件假言命题的逻辑性质进行的推理。它的推理规则是：否定前件则否定后件，肯定后件则肯定前件；但是，肯定前件不能必然肯定后件，否定后件不能必然否定前件。必要条件假言推理有效式用逻辑形式表示，则分别为：

（只有 p，才 q）并且非 p，所以非 q。

（只有 p，才 q）并且 q，所以 p。

例如：

只有邪气存在，其病机才能呈现出实证。

没有邪气存在。

所以，其病机不会呈现出实证。

只有风邪偏盛的行痹，才有肢体的游走性疼痛。

某患者有肢体的游走性疼痛。

所以，某患者所患疾病是行痹。

其三，充要条件假言推理，是前提中有一个充要条件假言命题，并依据充要条件假言命题的逻辑性质进行的推理。它的推理规则是：肯定前件则肯定后件，肯定后件则肯定前件，否定前件则否定后件，否定后件则否定前件。即充分条件假言推理和必要条件假言推理的有效式都是它的有效式。充要条件假言推理有效式用逻辑形式表示，则分别为：

（p，当且仅当 q）并且 p，所以 q。

（p，当且仅当 q）并且 q，所以 p。

（p，当且仅当 q）并且非 p，所以非 q。

（p，当且仅当 q）并且非 q，所以非 p。

例如：

被疟蚊叮咬并且只有被疟蚊叮咬，才会患疟疾。

某甲被疟蚊叮咬。

所以，某甲会患疟疾。

2. 归纳推理　归纳推理是指从个别经验知识推出一般性原理的思维，是一种存在于前提和结论之间的统计关系。

归纳推理和演绎推理都是科学研究和发现的工具，二者在人类的思维中是相辅相成、互为补充、缺一不可的共存关系。演绎推理前提的一般性知识，需要通过归纳才能得到；而为了提高归纳推理的可靠程度，需要运用已有的理论知识，对归纳的个别性前提进行分析，把握其因果性、必然性，就要用到演绎推理。

归纳推理的方法包括完全归纳法、不完全归纳法和排除归纳法。

（1）完全归纳法　完全归纳法是指通过考察一类事物的每个个体具有某种属性，然后得出该类事物都具有某种属性的思维方法。其逻辑形式是：

S_1 具有（或者不具有）P 属性；

S_2 具有（或者不具有）P 属性；

S_3 具有（或者不具有）P 属性；

……

S_n 具有（或者不具有）P 属性；

并且，S_1，S_2，S_3……S_n 是 S 类的全部个体；

所以，所有的 S 都具有（或者不具有）P 属性。

完全归纳法由于前提中考察了一类事物的全部对象，结论断定的知识范围没有超出前提，因而是一种必然性推理，它在人们的认识中具有助发现作用和证明作用。其局限性在于前提数量的限制性，当其前提的数量非常大或者无限大的时候，就很难或者无法考察每个个体的属性，这时候就需要用不完全归纳法。

（2）不完全归纳法　不完全归纳法是指考察一类事物的部分对象具有或者不具有某种属性，然后得出该类事物都具有或者不具有某种属性的一般性结论的方法。由于其结论所断定的知识范围超出了前提，因此，前提与结论间的联系是或然的，结论也是或然的。

根据前提是否揭示对象与其属性间的因果关系，不完全归纳法又可分为科学归纳法和简单枚举归纳法。

①简单枚举归纳法：即以日常生活经验为根据，通过考察一类事物中的部分对象具有或者不具有某种属性，并且没有遇到反例，从而推出该类事物都具有或者不具有某种属性的结论。其逻辑形式是：

迄今为止观察到的所有 S 都具有（或者不具有）P 属性。

所以，所有 S，不论其是否已经被观察到，都具有（或者不具有）P 属性。

例如，《素问·风论》对风邪致病特点的认识，即来源于简单枚举归纳法。古代医家在长期的医疗活动中发现，大量疾病的产生都与风邪有关，"风之伤人也，或为寒热，或为热中，或为寒中，或为厉风，或为偏枯，或为风也，其病各异，其名不同，或内至五脏六腑"，"风中五脏六腑之俞，亦为脏腑之风。各入其门户所中，则为偏风。风气循风府而上，则为脑风。风入系头，则为目风眼寒。饮酒中风，则为漏风。入房汗出中风，则为内风。新沐中风，则为首风。久风入中，则为肠风飧泄。外在腠理，则为泄风"（《素问·风论》）。在上述分析的基础上，《素问·风论》便得出了一个结论："故风者，百病之长也。"即风是引起各种疾病的根本原因。

简单枚举归纳法结论的可靠性程度完全建立在枚举事例的数量及其分布的范围上。因此，要提高它的结论的可靠性，必须至少遵循以下要求：即在一类事物中，一是被考察对象的数量要足够多；二是被考察对象的范围要足够广；三是被考察对象之间的差异要足够大，特别要注意收集可能出现的反面事例。通常把样本过少、结论明显为假的简单枚举归纳推理称之为"以偏概全"或"轻率概括"。

②科学归纳法：即依据某类事物部分对象与其属性间因果联系的科学分析，推出该类事物都具有或者不具有某种属性的结论。其逻辑形式是：

迄今为止观察到的所有 S 都具有（或者不具有）P 属性，并且科学研究表明，S 和 P 之间有必然联系。

所以，所有 S，不论其是否已经被观察到，都具有（或者不具有）P 属性。

例如，1960 年，英国某农场的十万只火鸡和小鸭，由于吃了发霉的花生，在几个月内得癌症死去。后来用这样的花生喂羊、猫、鸽子等动物，又发生了同样的结果。1963 年，某科学家对发霉的花生进行化学分析，发现其中含有黄曲霉素，而黄曲霉素是强烈的致癌物质。因此，他得出结论：动物吃了含有黄曲霉素的发霉的花生，就会得癌症死去。

科学归纳法与简单枚举归纳法虽然都是考察了一类事物的部分对象，而对一类事物的全体的断定，结论断定的知识范围超出前提。但两者相比较，则有如下区别：一是推理根据不同。科学归纳法是根据部分对象与其属性间因果联系的科学分析；而简单枚举归纳法是依据某种属性在某类部分对象中的不断重复，并且没有遇到反例。二是结论的可靠程度不同。科学归纳法的结论，较简单枚举归纳法的结论可靠程度大。因为前者考察了一类事物部分对象与其属性间

NOTE

因果联系的必然性，在归纳过程中引入了演绎成分，就其引进的演绎成分而言，前提与结论的联系带有必然性。三是前提的数量多少对于结论的意义不同。简单枚举归纳法，其前提中所考察的对象数量越多，结论也就越可靠。对于科学归纳法而言，前提的数量不起重要作用，只要是真正揭示对象与其属性间因果联系的必然性，尽管前提的数量不多，甚至只考察一两个典型事例，也能得到可靠结论。例如，要知道麻雀的内部结构，不必要、也不可能解剖世间所有麻雀，只要解剖几只麻雀，就可得出"麻雀虽小，五脏俱全"的结论。因为个别麻雀，包含全部麻雀的一般性和本质。

（3）排除归纳法　排除归纳法是指在探究现象之间的关系时，依据部分事物的某现象与另一现象之间的密切联系，并排除其中不相干的现象，从而推出相关现象之间具有因果关系的归纳思维方法。也即通常所谓的"寻求因果关系的方法"，由于这些方法是英国人穆勒在总结培根等人归纳方法的基础上提出来的，史称"穆勒五法"。

1）求同法：也称契合法，是指在被研究现象出现的若干场合中，如果只有一个情况是在这些场合中共同具有的，那么这个唯一的共同情况就是被研究现象的原因（结果）。其逻辑形式是：

场合　先行（或后行）情况　被研究现象。

①A，B，C　a

②A，D，E　a

③A，F，G　a

……

所以，A 是 a 的原因（或结果）。

求同法的特征是异中求同，它根据部分场合所显示的关系来推论两现象之间的因果关系，而且是以相关场合中有一个共同情况为基础的，因此，其前提和结论之间的联系不具有必然性。为了提高求同法结论的可靠性程度，一要增加被考察的场合；二要注意分析先行情况中有无其他共同情况，以便真正确定共同情况的唯一性；三要注意分析先行情况与被研究现象之间的相关关系，以便确定两者之间是否存在因果关系。例如，某人一天晚上看了两小时书，并且喝了几杯浓茶，又用热水洗脚，结果失眠了；第二天晚上，他看了两小时电视，抽了许多烟，又用热水洗脚，结果又失眠了；第三天晚上，他听了两小时音乐，喝了大量咖啡，又用热水洗脚，结果再次失眠。按照求同法，连着三个晚上失眠的原因似乎应该是用热水洗脚。这个结论显然是荒谬的，事实上，茶、烟、咖啡中的兴奋性成分才是真正的原因。

2）求异法：也称差异法，是指在被研究现象出现和不出现的两个场合中，如果只有一个情况不同并且只出现在被研究现象出现的场合，那么这个唯一不同的情况就是被研究现象的原因（或结果）。其逻辑形式是：

场合　先行（或后行）情况　被研究现象。

①A，B，C，D　a

②—，B，C，D　—

所以，A 是 a 的原因（或结果）

求异法的特征是同中求异，其前提和结论之间也不具有必然性联系。求异法在天然条件下极为罕见，一般要在人工控制条件下才能进行，因而它是科学实验中广泛应用的方法。例如，医学研究中将观察对象随机分为两组，两组的条件基本相同，以某一因素处理其中一组（实验组），另一组不用此因素处理（对照组），如果用某因素处理的实验组出现了和对照组相比有统计学意义的效应，就可推测该因素是出现效应的原因或部分原因。为了提高求异法的可靠性程度，一要注意分析两个场合有无其他差异现象，以便真正确定"唯有一种情况不同，其他情况都相同"；二要注意分析两个场合唯一不同的情况，是被研究现象的整个原因还是其部分原因。

3）求同求异并用法：也称契合差异并用法，是指如果只有某一情况在被研究现象出现的若干场合（正事例组）中出现，而在被研究现象不出现的若干场合（负事例组）中不出现，那么这一情况就是被研究现象的原因（或结果）或必不可少的部分原因。其逻辑形式为：

场合先行（或后行）情况被研究现象。

①A，B，Ca
②A，C，Da
③A，D，Ea   } 正事例组
……

①—，E，F—
②—，F，G—
③—，G，H—   } 负事例组
……

所以，A 是 a 的原因（或结果）

求同求异并用法包括三个步骤：第一步，把被研究现象出现的正事例组场合加以比较，发现只有一个共同情况，由此根据求同法确定 A 是 a 的原因（或结果）。第二步，把被研究现象不出现的负事例组场合加以比较，发现 A 情况不出现是唯一共同的，由此又根据求同法确定 A 不存在是 a 不存在的原因（或结果）。第三步，比较正反两个事例组场合，根据有 A 就有 a，无 A 就无 a，运用求异法即可得知：A 是 a 的原因（或结果）。由此可见，求同求异并用法实际上是两次求同，一次求异，这与求同法与求异法的相继应用是不同的。例如对青蒿素的研究，从文献的角度发现将青蒿绞汁或用于散剂、丸剂时治疗疟疾有效，而用汤剂或热提取则无效，实验结果显示高温水煎破坏了青蒿的有效成分青蒿素。那么，前一用法中含有青蒿素则有效，后一用法中青蒿素被破坏则无效，说明青蒿素是治疗疟疾获效的原因。

运用求同求异并用法时应该注意两点：第一，比较的场合越多，结论的可靠性就越大。因为这可以最大限度地排除偶然性因素的影响，从而提高结论的可靠性。第二，负事例组各场合的相关情况与正事例组各场合的相关情况越相似，则结论的可靠性就越大。因为这会使最后的那次求异更接近严格的差异法特征，即从相同的相关情况中寻求存在者的不相同的相关情况。否则，那就是一次非严格意义上的求异，因为并非"同中求异"，而是事例组性的比较求异。

4）共变法：即在被研究现象发生变化的各个场合中，只有一个情况发生相应地变化，而其他情况保持不变，那么这个唯一变化的情况，就是被研究现象的原因（或结果）。其逻辑形式是：

NOTE

场合先行（或后行）情况被研究现象。

①A_1，B，Ca_1

②A_2，B，Ca_2

③A_3，B，Ca_3

……

所以，A 是 a 的原因（或结果）

共变法的逻辑特征是"同中求异"，即从相同的相关情况中寻求变化着的情况。例如，某患者因怒后啼哭，突然昏厥气闭，四肢强直厥冷，口噤、掌握、不省人事。经同事抢救约半小时始缓解，此后胸闷，咽中如有物梗，气不畅出，四个多月来每遇不如意时即刻晕厥昏倒如前状，前后已发作十余次。舌淡红，苔薄白，脉沉弦。辨证为肝气郁闭。此案例即是抓住了恚怒与昏厥的共变关系，而做出了正确诊断。

应用共变法时应注意：第一，与被研究现象发生共变的情况是否具有唯一性。如果不是唯一的，那就要注意分析到底哪一个与被研究现象之间是真正的因果关系，而不能随意判定。有时还有一种情况，就是表面上两个现象之间在共变，但实际上还有一个现象，是这两个共变现象的共同原因，这个现象和那两个表面共变的现象之间才分别是真正的因果关系。第二，两个现象间的共变有一定的限度，超过限度就会失掉原来的共变关系。第三，要注意因果关系是单向的，还是双向的，即是否互为因果的情况。

5）剩余法：即已知某一复合情况是一复合现象的原因（或结果），并且还知道复合情况的某一部分是复合现象中的某一部分的原因（或结果），那么复合情况的剩余部分，就是复合现象的剩余部分的原因（或结果）。其逻辑形式是：

复合情况（A，B，C，D）是复合现象（a，b，c，d）的原因（或结果）。

A 是 a 的原因（或结果）。

B 是 b 的原因（或结果）。

C 是 c 的原因（或结果）。

所以，D 是 d 的原因（或结果）。

临床对疾病的诊断，经常要使用剩余法。比如当用一种病机、一个疾病不能解释患者的所有表现时，医生立刻就会想到还会有其他病机、其他疾病的存在，于是详加分析并做出二元性或多元性诊断，这时所使用的就是剩余法。运用剩余法时需要注意两点：一是必须确认复合情况的一部分（A，B，C）是复合现象（a，b，c）的原因（或结果），而复合情况的剩余部分（D）不可能是复合现象这一部分（a，b，c）的原因（或结果），否则，就无法断定复合情况（D）与复合现象（d）一定有因果联系。第二，复合情况的剩余部分（D）不一定是单一的情况，还可能是复杂情况，在这种情况下，就必须进一步研究，探求剩余部分的全部原因（或结果）。

3. 类比推理　类比是以比较为基础，通过对两个对象或两类对象进行比较，找出它们的相同点和相似点，在此基础上把一个或一类对象的已知属性，推演到另一个或另一类对象中去，对后者得出一个新认识。类比推理可广泛运用于日常认识和科学研究，它对于探求新知识，进行发明创造以及论证和说明，都有着十分重要的作用。

（1）类比推理的含义和特征　类比推理是指根据两个或两类事物对象在一系列属性上相同或相似，推出它们在其他属性上也相同或相似的思维方法。其一般形式是：

A 对象具有属性 a，b，c，d。

B 对象也具有属性 a，b，c。

所以，B 对象也具有属性 d。

从类比推理的逻辑形式可以看出，类比推理是从个别到个别的推理，它包括本体和比体两个部分。"本体"是待解决的问题或事物现象，它常常是人们不熟悉的，有时甚至是较深奥或较抽象的问题或事物；"比体"是当作类比参照物的问题或事物，它可使人们从对类似、相通的事物的理解中找到待解决问题的途径。例如，宋代医家张杲《医说》卷四有"治鲠以类推"说，其中列举一"以类推治鱼鲠"的案例："苏州吴江县浦村王顺富家人，因食鳜鱼，被鲠骨横在胸中，不上不下，痛声动邻里，半月余，饮食不得，几死。忽遇渔人张九言：取橄榄与食，即软也。适此春夏之时，无此物。张九云：若无，寻橄榄核捣为末，以急流水调服之，果安。问张九，尔何缘知橄榄治鲠？张九曰：我等父老传橄榄木作取鱼掉篢，鱼若触着，即便浮，被人捉却，所以知鱼怕橄榄也。今人煮河豚，须用橄榄，乃知去鱼毒也。"此即以"橄榄木作取鱼篢，捉鱼有效"为前提，类推"橄榄能治鱼鲠"。

类比推理具有三个特征：第一，类比推理的基础是人们对思维对象相似性的认识。不同事物之间的同一性和相似性，是类比推理的客观基础，人们之所以能对客观事物进行类比，是因为他们头脑中先前已经储存了相关事物的相似性认识。第二，类比推理具有较大的灵活性。类比推理是一种跨对象、跨领域的思维，是一个由特殊到特殊、由此物到彼物、由此类到彼类的认识过程，它在解决理论问题或认识事物的本质中具有由已知推出未知，起到举一反三和触类旁通的作用。相对于演绎、归纳推理而言，类比推理受前提制约程度小，类比物的选择、类推属性的选择等都具有很大的灵活性。例如，惠更斯将光波与水波、声波等类比，从而提出光的波动说。正是类比推理的灵活性，为想象力的充分发挥提供了极大的可能性。第三，类比推理的推断不具有必然性。类比推理是把某事物对象具有的属性推广到与之相似的对象上去，因而结论断定的范围超出了前提断定的范围，前提并不蕴涵结论，从前提的真实，不能必然推出结论的真实。类比推理的或然性，还因为客观事物之间既有相似的一面，也有差异的一面，如果我们得出的结论正好是它们二者的差异性时，结论必然是错误的。

（2）**类比推理的基本方法**

类比推理根据类比物属性的有无，可分为肯定类比、否定类比和中性类比。

①肯定类比：是根据两个或两类对象存在着若干属性相同或相似，又知其中一个或一类对象还有某种属性，从而推出另一个或一类对象也具有该属性。肯定类比也就是类比推理的一般模式。例如，某药品公司的工作人员曾经比较过牛黄和珍珠的形成过程。河蚌与牛都是动物，河蚌体内因进入异物并以此为核心，经过长期分泌液体形成了珍珠。牛体内因胆结石并以此为核心，经过长期分泌液体形成了牛黄。河蚌经过人工插片能够育珠，于是推论在牛的胆内人工插片也应能生产牛黄，后经试验而取得了成功。

②否定类比：是根据两个或两类对象存在某些属性的相异，又知其中一个或一类对象还有某种属性，从而推出另一个或一类对象不具有该属性。其逻辑形式是：

A 对象具有属性 a，b，c，d。

B 对象不具有属性 a，b，c。

所以，B 对象也不具有属性 d。

这种否定类比在临床诊断与鉴别诊断中较为常用，例如，甲患者有：a 咳嗽；b 潮热盗汗；c 舌红少苔，脉细数；d 润肺养阴治疗有效。现乙患者不具备 a、b、c，所以推测乙患者可能不是肺阴虚证，润肺养阴治疗可能无效。

③中性类比：是肯定类比与否定类比的结合使用，即根据两个或两类对象在某些属性上相同或相似而在另外一些属性上相异，又知其中一个或一类对象还有某种属性，再平衡这些共同点和差异点，从而推出另一个或一类对象也具有（或不具有）该属性。其逻辑形式是：

A 对象具有属性 a，b，c，p，q，r，还有 s。

B 对象具有属性 a，b，c，不具有属性 p，q，r。

所以，对象 B 具有（或者不具有）属性 s。

例如，甲患者有：a 面色苍白或萎黄；b 口唇指甲淡白，舌淡；c 眩晕；p 视物模糊，雀目，甚则目视不明；q 四肢麻木，筋脉拘挛；r 月经后期，量少，甚则闭经。诊断为肝血虚证。现乙患者具有 a、b、c，不具备 p、q、r，那么，乙患者就可能不是肝血虚证。又如人们在探索火星有无生命时发现：火星和地球都是太阳系的行星，昼夜也几乎相同，而且都有大气层、水分、适中的表面温度，其他物质组成也很相似，这是其共有属性；但是，火星周围的大气很稀薄、严重缺氧，水蒸气则只有地球上的千分之一，大气压力仅为地球上的 1/200，没有磁场等，这些都是火星和地球的差异属性。人们平衡上述共同点和差异点，依据关键的相同或相异要素，推出了火星上没有生命现象的结论。

2）根据类比属性的特征，可分为性质类比和功能类比、关系类比。

①性质类比：是指作为类比物的系统与应予解释的系统在性质上是相似的类比。例如中医学对六淫病因性质的认识，即是与自然界六组气候变化的性质类比而推出的。如气候寒冷时，许多物体乃至动物呈现出收缩之象，大地冻结，水结冰等，以此类比寒邪致病具有收引、凝滞的特点。

②功能类比：一般是依据两类不同的事物在结构上的类似推出其功能上的类似的类比方法，有时又称为结构－功能类比或模型类比。由于事物或过程的结构与功能之间存在着息息相关的联系，不同事物或过程在结构上的相似性很可能带来功能上的相似性。因此，人们运用功能类比方法，可由结构上的相似性推知其功能上的相似性。例如，早期人们曾把心脏的结构与水泵的结构进行类比，把心脏瓣膜比作水泵的单向阀门，这种"心脏－水泵"类比对哈维发现血液循环理论起了重要的助推作用。

③关系类比：也叫形式类比，是指根据作为类比物的系统与应予解释的系统在因果关系上的相似而作的类比；或者根据两组对象有某种类似关系，并且其中的一组对象还有另外的关系，从而推出另一组对象也有类似的关系。前者如根据声音的性质（回声、响度、音高、在空气中的传播等）之间、光的性质（反射、高度、颜色等）之间是否存在把各项联系起来的纵向的因果关系加以类比，发现在声音的性质之间、在光的性质之间具有相同类型的因果关系，诸如反射定律、折射定律、强度随距离而变化等等。后者如卢瑟福受"大宇宙与小宇宙相似"

的启发，把太阳系和原子结构进行类比，解释了原子的运行模式。

由于类比推理在逻辑中缺乏必要的逻辑链接，其结论是或然性的，因此，在运用类比推理时，为了尽量提高它的可靠性程度，应注意把握以下原则：一是两对象的相同（或者相似）属性越多，则结论可靠性越大。因此，要尽量扩大类比的范围，尽可能多地考察两对象之间的各种相似性质或关系。二是相同（或者相似）属性与推出属性之间的联系程度越紧密，则结论的可靠性越大。类比物与被类比物的相似属性有多少，这只是量上的考察，关键的是相似属性与类推属性之间有无内在联系。本质属性因其为事物内部稳定的必然联系，它在客观上制约着非本质属性，因此，依据本质属性进行两事物间的类推，才能最大限度地保证结论的可靠性。三是要尽可能分析、比较两个类比对象之间的差异性，还要与其他方法相结合，尽量避免因忽视重要差异而犯"机械类比"的错误。

三、经验思维

罗蒙诺索夫说："经验的研究是科学家的手，理论的观点是科学家的眼睛。"无论是对人类而言，还是对个体而言，认识总是从经验开始的，经验思维是人类思维发展历史中最早的基本形式与一个必经的阶段，也是人类思维活动发展的历史基础和逻辑前提，它普遍存在于人类日常生活的诸多领域之中。

医学本身就是一种经验科学，经验对医学的发展、进步至关重要，中西医学概莫能外，只是相对而言，中医学经验思维的特点更为突出。这也与中国人自古以来就重视经验，尤其重视直接经验有关。两千多年来，中医积累了大量实践经验，如医案、医论，甚至诸多经典，这些经验不但对后人有所启发，而且促进了中医学术的发展。

（一）经验思维的概念与特点

1. 经验思维的概念　经验思维与理论思维相对而言，是指经验认识的延伸和拓展，是一种从实际经验出发思考和解决问题的、比较初级的思维类型，它是人类把握自身与世界关系的最普遍、最基本的方式。理论思维则是由经验上升的理论认识的传承和开拓，是一种以科学抽象和理论洞察来思考和解决问题的、较为高级的思维类型。

经验思维以经验作为思维知识背景的重要组成部分，这些经验可能是形象形态的，也可能是概念形态的，或者是形象和概念的交织，它们作为以往思维成果的积淀，往往是相关性信息的汇聚，成为一个个"信息块"形式的知识储备。这些既存在于人脑中，我们又不经常意识到其存在的知识，构成了我们思维活动赖以进行的一个十分重要的"记忆库"。当我们接受新的信息，遇到新的情况或解决新的问题时，这个记忆库就活跃起来。于是，我们会着意去寻找、选择那些与新信息、新情况、新问题相同或相类似的经验知识，把它们作为解决当前问题的借鉴，靠它们提供解决当前问题的思路，即回忆起有关的实际经验并由此出发思考问题、解决问题。

经验思维作为一种认识能力，是兼含感性认识能力和理性认识能力于一身的。正如金岳霖在《知识论》中所说："经验的重要不仅在供给内容而已，它也供给范畴。"因此，不能把经验思维仅仅理解为停留在只能认识事物的现象、具有表象性和片面性等内涵上。只要深入考察，经验思维不仅是一种直观性的思维，本质上它也是一种浅层次的理性思维，尽管它不如理论思维具有深层次的理性思维的特点。因为它不但能达到对事物的特性、现象之间联系的感性认识层次，也能达到对事物本质的某一个方面、浅层本质甚或浅层本质之间关系的理性认识的程度；就是说，它既能把握事物发展的个别性也能把握其特殊性（包括特殊规律）。

在经验思维方式支配下，日常经验、传统习惯、常识及经验知识等是主要思维内容，人们在经验常识和习惯的表象中认识世界，自发地领悟人与世界的关系。由于日常经验和习惯是人们在长期生活实践中自然积累和沉淀的结果，因而完全适用于人们的日常生活，是人们日常生活实践中普遍存在而又较稳定和有效的要素。

2. 经验思维的特点　经验有日常经验与科学经验之分，人们对经验思维特点的认识由于出发点的差异，也不尽一致，主要可概括为以下几个方面。

（1）适用性　由于经验是与实践最贴近的一种知识，是人的认识活动从感性认识上升到理性认识的中间环节，它能较详细地把握事实，初步揭示同类事物和过程的外部特征和表面联系，并具有一定程度的抽象概括性。经验思维的内容直接来自实践活动及其感悟，经验思维的成果又能直接为同类或类似的实践活动所采纳与借鉴。因此，当我们处理大量日常工作中带有重复性、类似性的问题时，经验思维就有较强的适用性。

（2）快速性　由于经验通过反复运用，多次奏效，便可能被积累和沉淀为相对固定的思维模式，并被吸收和转变为条件反射、下意识的过程，进而演变为自发的思维习惯。因此，我们的思维在涉及与这些经验同类或相似的情况，进而要求作出判断、选择行为方式时，就"老马识途"似地依赖于经验路径，并常常感到驾轻就熟，能够十分迅速、简洁地把问题处理完毕。

（3）非批判性　所谓非批判性是指经验思维本质上不具有自我批判、自我反思和自我超越的能力。在经验思维方式支配下，人们的一切认知和评价活动都被纳入人的经验常识和传统习惯的知识结构和情感模式中去理解，其结果往往只是经验的量的增加而非质的突破和飞跃。经验思维方式具有非批判性，根源在于其自身不具备可自我批判的条件。在经验思维方式的支配下，日常经验和习惯等往往在人的思维过程中本能地发挥作用，自发地在思维过程中处理着人与世界的关系。因此，经验思维作为一种"很难从物质里将它自身摆脱出来而同时还能独立存在"的思维方式，不可能具有批判性本质。

（4）个人性　感觉是以个体为基础发展起来的，它不像概念等逻辑形式那样，必须具有可被通约的可能。感觉的主体是个人，由于感受的角度与方式不同，也由于经历不同，对同一件事物，不同人的感受可能会有一定的差异。当感觉得到强调，当个体性的感受得到强调，当所有这一切成为一种习惯或传统之时，它也会对逻辑这种公约形式的运用产生消极的影响。具体地说，即会产生一种拒斥心态。但由于个体性思维不会或者较少受到制约，通常又与直觉、联想、想象相联系，这就赋予了创造以最大的活力和自由度，因此，个体性思维又与创造性保持着更紧密的联系，它往往是发现和发明的重要思维基础。

（5）公众性　经验的公众性是指经验不会永远满足或依赖于个体的感觉，经验会不断地累积，不断地归纳，而其结果即是形成一种带有普遍或一般意义的规范，这种规范为经验的运行设定了一条公众所公认的标准。从事相同活动的人都可以借鉴或遵守这一标准，这就为经验的操作与传授提供了极大的便利。具体来说，公众性即体现为范本形式的出现。如《黄帝内经》《伤寒杂病论》，从理论到实践，从针灸到方剂都提供了大量具体的指导方法。这些范本的出现使得经验公众化了。但是正是由于公众性又使得经验导向了稳定性、恒久性甚至保守性的格局。作为经过成果总结的规范化的经验被认为不仅在空间上具有普遍适用性，而且在时间上也具有普遍适用性，其结果便是极大地制约了创造力。

（二）经验思维与中医临床活动

医学本身就是一门经验性的科学，也主要是从临床诊治疾病的活动而言的。与西医学相比较，经验在中医临床实践上具有不可替代的作用，故有"熟读王叔和，不如临证多"、"多诊识脉，屡用达药"等说法。医案、验方等作为经验的表达方式，也就成了中医学独有的著作形式，并且为古今中医家所推崇。如章太炎所说："中医之成绩，医案最著，学者欲求前人之经验心得，读医案最有线索可寻，循此钻研，事半功倍。"何廉臣所编《全国名医验案类编》夏应堂序也指出："案者治病之实录，临症指南针也。"

从认识论的角度看，经验是人们认识客观事物的起点。人们对于疾病的认识，首先是从经验开始的。临床经验不仅是中医理论产生的基础、医学技术发明的源泉，而且它作为临床医生在临床实践中获得的诊治疾病的知识、方法和技能，对于掌握医学理论，引导临床思维，促进临床发现等都具有重要的作用。

1. 临床经验是临床思维的向导　医生的临床经验来源于对大量同类疾病的反复体验的积累，这种积累达到一定程度，就逐渐形成了一种较为稳固而潜在的反射连接模型或模式，这是临床医生思维经验的总结。一旦形成这种相对稳定的经验以后，当类似的信息再度刺激大脑时，他就会按熟知的模型或模式，借助以往的经验和眼前患者的症状进行类比或叠加，自觉或不自觉地对其所反映的事物，比较迅速地作出判断，这一判断的过程正是临床医生经验思维方式的具体运用过程。具体地说，中医专家诊断疾病时，并非像机器那样，事先脑子中已摆好了关于疾病的各种分类及满足每一类型的条件，然后严格按这些条件，看能归入哪些类型。事实上，中医专家在多年临床诊断的经验中，脑子中存储了很多有意义的病情实例，同时又具有一种模糊的直觉联想能力，当遇到一个新病例时，他是由相似性而联想到某一过去的病例，并与之比较，这种相似性是把事物与范例相对照按相似性来分类，是实例与实例对比，而非实例与规则对比进行分类，实际上也是一种形象性思维。例如《冉雪峰医案》记载一治验曰："武昌某氏，有女年十一二，姿质秀丽，但嘴唇偏左上端有指大一长块，硬化凸起，其色青紫，嘴为之尖，殊不雅观，病虽不重，已历五六年，以为奇恒痼疾，中西方药不效，乃来我处求治。问之不痛不痒，但微感麻痹，欠灵活，说话、吃饭均感不便，予想到徐洄溪医案，有恶风一条，与此类似，特彼在面间，此在唇上。徐法系用破气破血，软坚变质，以毒攻毒，诸暴悍药如蜈蚣、全蝎之类，内搽外敷，因仿其意，用当归三钱，炒甲珠三个，蜈蚣一条，全蝎一个，红花三钱，薄荷一钱五分，三七、甘松、雄黄、硝石各一钱，为细末，酒调敷患处，日换药二次，若痛或肿起，即停敷来诊；内服药用：当归、白芍各三钱，秦艽二钱五分，薄荷八分，没药三钱，琥珀、甘松各一钱，同煎，日服1剂。第1日平平，无任何反应；二日患处微感痒痛，不时掣动；三日唇部肿起，查阅患处情况，风毒瘀滞，似已推动，但恐胶结未全活动，必留残余，又未便再敷日前重剂，因改用散瘀软膏，再敷二日，诊察颜色转好，开始收效。再改用消肿药膏外敷，内服银翘散加活血通络之品，一星期肿消，硬处已消大半，停药，一月后肿硬消尽，惟留残余黑影，三月后恢复如常人。"

不仅如此，在收集和分析临床资料的过程中，临床经验还能够提示临床医生应该向哪类疾病、哪种疾病、证候以及哪种程度的疾病去思考，充当着诊断思路的向导。这种向导作用，根源于它对疾病表现的个体性和特殊性的识别及隐藏体征的发展。一般而言，临床经验越丰富的医生，在中医理论的指导下，诊断时考虑问题就越全面，判断就越正确，询问病史和体检也就越有针对性，能够在错综复杂的疾病表现中，抓住重点，洞察其实际内涵。临床经验对疾病早期诊断有很大帮助。在疾病早期，其特异性往往不完全暴露，这就给诊断造成了困难。然而有丰富临床经验平时又重视学习的医生，常常可以抓住不明显征象的深刻诊断意义。在临床实践中，有些疾病的本质特征现象已摆在面前，但由于缺乏临床经验，也可能熟视无睹；平时一些不明显的阳性体征，也会由于缺乏临床经验而认不出来。

2. 临床经验是连接理论与实践的桥梁　临床经验是把理论转化为认识能力和实践能力的要素，是连接一般与个别的纽带。人们的一般理论知识只有通过经验才能由个别丰富起来，才能转化为人们的认识工具。越是被个别丰富起来的一般，越能在认识过程中发挥作用。中医理论要对临床实践发挥指导作用，必须以临床经验为基础，因为不与实践经验相结合的理论是无法具体运用的理论。对于没有临床经验的医生来说，书本上的疾病理论模型在他的脑子里是抽象的，而不是具体的，是空洞的而不是生动的，因而不能成为自己的临床认识能力。

一个有素养的临床医生愈是经多见广，愈知疾病的变化无穷。丰富的临床经验，可以促进中医理论在临床实践中的运用和发挥，能够提示和启发诊断思路，产生广泛的联想和类比，使医生在难以确诊时转换思维方向，从新的角度进行思考。有丰富临床经验的医师，在对诊断假说进行"反思"的时候，临床经验可以起到"印证"作用，即用已有的临床实践来验证现行的诊断结论。尤其在一些危急病症的抢救上，时间往往不允许进行全面的问病查体，依靠临床经验和理论知识，常可及时抓住重点，避免思维的盲目性，恰当地提出关键性的诊断线索，迅速确诊，使患者得到及时抢救和治疗。例如，何绍奇《读书析疑与临证得失》报道治疗一痞满患者，患脘腹胀满已数月，当地医生屡用理气消胀之品，如木香、香附、大腹皮、白豆蔻、砂仁、厚朴、萝卜头、苏梗之类乏效。何氏先用香砂六君子汤，继用半夏泻心汤辛开苦降亦无效。治脾胃不应，改用疏肝，用四逆散（柴胡、白芍、枳实、甘草）加川楝子、砂仁、香附，有小效，但其胀终不除。或舒服半日一日后，又复如故。寻思良久，乃忆及王旭高《西溪书屋夜话录》有云："疏肝不应，必是血络中瘀滞"之语；《临证指南医案》亦谓"胀久不愈，当从肝经络脉治法"。其舌脉却无瘀滞之征，而前贤经验如是，何妨一试。方用桃仁、红花、丹参、旋覆花、当归须、川芎、生麦芽、柏子仁。数帖后其恙竟然如失。本案依照一般辨证论治的思路，胀与饮食有关，病在脾胃，和中消食，健脾助运或苦降辛开；胀与饮食无关，其病在肝，疏肝理气，复其条达之常，初从脾胃论治不应而改用疏肝，效果均不显，后借助前人经验，虽舌脉无瘀滞征象，仍用活血通络之法而治愈。从此案例可见，不管是做临床，还是读古籍，对于一个临床中医而言，是否具有丰富的经验知识，是决定其临床技能高低的重要因素。

3. 临床经验是掌握中医学理论的基础　理论的发展往往滞后于实践，尤其是临床医学，在许多领域尚未发展为精确的科学，中医临床医学更是如此。所以在临床实践中，很大程度要依赖于医生的临床经验。临床经验是在医学理论指导下进行临床实践的产物，同时又是理论进一步发展的基础，它实际上是一种知识形态的东西，是医学理论的具体化表现和补充，是感性认识和理性认识相交叉的产物。

应该看到，疾病的理论模型与具体的病例之间差别是明显的，理论模型是对疾病一般规律的抽象和概括，舍去了它丰富的生动的表现，而各种疾病虽然都有共同的规律，但由于每个人的遗传因素、生活环境、抵抗能力以及心理状态等不尽相同，因而同一种疾病在不同个体的表现是千差万别的。张孝骞教授指出："临床医生要把自己的基点放在认识每一个具体不同的患者身上，不能把诊断看成是书本上的公式、条条去套。医学不能公式化，用公式化的办法去对待临床医学，就会出问题。"要掌握临床医学理论，把某种疾病迅速准确地诊断出来，不经过若干这种疾病的诊疗实践，并从中进行体会和总结，积累经验，是无法做到的。要对某种疾病选用最有效的药物治疗，不亲身观察用药后的疗效，单凭书本推测，是不能证明的。医学理论要经过医生的亲身实践，反复体会和验证，并形成经验，才可能具体化，转化为解决问题的能力。例如《冉雪峰医案》记载治疗一亡阴案例，可谓灵活运用张仲景《伤寒论》理论之范例："胡姓妇女，年七旬晋四，体瘦神健，年高液衰，大便坚，夏月伤暑，兼感凉，医者满纸参、耆、术、苓，内外合邪，搏于少阳如疟状。更医，不知邪在腠理膈间属少阳，误为入腑属阳明。迎合病者意旨，下之，邪热内陷，胸胁痞满，气逆撞痛，液枯神怯，循衣摸床，势急矣，已集家族备后事。闻名延予诊，脉数劲急，又参伍不调，七八至或十余至一止，疑其亡阴，查其舌，果如去油猪腰，无津，症属不治，静思，得其可治数端：伤寒，若已吐下、发汗、温针、谵语、柴胡证罢，此为坏证，此病虽误下，无谵语，午后发热，柴胡证未罢，可治者一；又阳明病，心下硬满者，不可攻之，攻之利遂不止者死，此病虽误攻下，利数次即止，无一泻不止现象，可治者二；一部伤寒论，纯为救津液，审察津液存亡之法，尤注意小便，小便利者，其人可治，此病尚有小便，内液未尽夺，可治者三。盖亡阴固在不治，而阴未尽亡则尚在可治之列。救治奈何？凡柴胡证下之，若柴胡证不罢者，复与柴胡汤，此病大好在柴胡证未罢，但单热不寒，与柴胡正治有别。用后贤清解少阳，兼清热保津法，热去，转用大剂甘寒润沃之剂，二剂津回舌润，自大便 1 次，神志清楚，惟胸膈痞痛，气逆上冲残在，仿泻心汤意，去其大苦，1 剂气稍下，膈稍舒，然舌上津液复去，急改清润养液，津液既足，则大便自然通畅，正气既充，余邪自不容留，劝安服清养肺胃之剂收功。"此案例对病机的分析丝丝入扣，井然有序，对张仲景辨证论治方法的运用可谓出神入化，没有丰富的临床经验积累，恐难为之。

当然，单纯的临床经验主要是从有限的医疗实践中归纳出来的，它注重的只是同范围内相似体的叠加，如果把经验绝对化，难免造成误诊误治。在临床实践中，单用经验思维方法是不够的，这不仅因为疾病的现象极为复杂，很难用几种固定的经验"模式"概括无遗，而且还因为疾病的现象和医学本身都在发展变化。旧的病种发病率在降低，甚至被消灭；新的病种在产生或被发现；而且疾病情况因人而异，所以诊治疾病不能停留在已有的临床经验上，更不能把它绝对化。而要看到临床经验的不足，将其置于理论的指导之下，不断将经验升华为理论，使之普遍化和深刻化。新的疾病具有新的症状和新的体征，不同的患者有不同的临床表现，解决新问题可以借助老经验，但不能依赖老经验，这是临床医生必须遵循的基本原则。为了正确做出诊断，临床医生在积累经验的基础上，还要注意运用另一种思维方式——理论思维。一般而言，临床医生对某一疾病的诊断往往是既利用以往的临床实践的思维经验，又利用他掌握的各方面的理论知识进行辨证的综合思维的结果。如果是常见疾病，则往往是经验思维形式占优势，医生较快地做出诊断。相反，如果是罕见病或疑难病，则往往需要较多地运用理论的思维形式，以求得对这些疾病的正确诊断。认识的发展必须以经验思维与理论思维的不断相互作用为前提，这一认识论原则同样适用于临床思维活动。

四、直觉思维与灵感思维

直觉与灵感，是创造性活动中普遍存在的重要思维方式，是发明的开端、发现的向导和创造的契机。虽然人们对直觉与灵感的探索已经两千年之久，许多哲学家、科学家都曾经有所研究，但对二者的概念及其关系的认识仍有很多分歧，至今尚难统一。

（一）直觉思维

直觉思维作为人类认识活动中客观存在的一种思维方式，很早以来就受到人们的关注与重视，古希腊的亚里士多德在《工具论》中指出："不可能有关于原始前提的科学知识，又因除了直觉外没有任何东西比科学知识更为真实，了解原始前提的将是直觉——这个结论也是从下述事实推知的：证明不可能是证明的创始性根源，因而也不可能是科学知识的科学知识。因此，如果它是科学知识以外真实思想的唯一种类，直觉就是科学知识的创始性根源。"但对于直觉的确切含义，大家的认识并不一致。

1. 直觉思维的含义　如果说逻辑思维主要是运用命题信息进行抽象推导，形象思维主要是对具体形象信息的想象处理，则直觉思维主要体现为对信息材料的快速洞察领悟。

一般认为，直觉思维是指思维主体在先前知识与经验的基础上，未经过严密的逻辑程序而直接把握事物的本质与规律的思维活动，是一种浓缩或省略的思维方式。它是人们思维活动中那种超越感性经验和逻辑推理的一种直接洞察与整体判断，跨越了一系列感性积累和理性分析，往往说不出判断或选择的理由，似乎在当时也不需要说明理由。其具体的行为标志就是快速获得解答方案和不能为自己的解答步骤提供明确的解释。与逻辑思维那种有计划、有步骤的推理相比，直觉是一种直接跳跃至结论的加工，表现为在复杂情景中对熟悉的事物进行快速的再认。医疗诊断就是直觉的一个典型例子，在这种情境中，医生可报告出诊断的结果（给出疾病的名称），却不能对诊断的过程做出明确的报告。

2. 直觉思维的特征　通过对直觉思维含义的讨论，我们可以进一步揭示出直觉思维的特征有以下几个方面。

（1）**直接性**　直接性是直觉思维最基本的一个特征，是指思维主体依据直接经验或相关知识，直接把握认识对象的本质或规律。在这里，直接经验或相关知识是直觉思维的基础，从直接经验到直觉思维的产生是直接的，它既不需要固定的推演模式，也不需要严密的逻辑分析，像以自动化的方式直接进行，径直指向最后的结论。

（2）**快速性**　快速性是与直接性紧密联系的一个特征，是指人们在认识过程中，头脑中的某些信息在无意识的状态下经过加工而突然沟通时所产生的认识上的飞跃，是人脑对客观事物的本质和规律的直接洞察，它不是循序渐进的，而是呈现一种跳跃性，省去了许多中间环节，因而是短暂而极其快速的。可以说，直觉是一个人当其思维被大脑内所储存的信息激活时对某一事物所做出的快速反应。

（3）或然性　直觉思维的或然性体现为思维主体运用直觉思维所获得的结论具有猜测性。由于直觉思维是在一瞬间思维跳跃产生的，它不像逻辑演绎思维那样，只要思维的根据真实，思维形式正确，思维的结果就必然真实。运用直觉思维做出的判断并非都是正确的，而是具有猜测性、试探性。

（4）综合性　直觉的综合性首先是指直觉是从整体上把握事物或对象，往往不拘泥于对象的细节或局部。其次，直觉思维具有非分析性，即直觉思维的运用与其得到的结论往往是要综合使用经验、知识以及各种逻辑思维方法，有时甚至是无法一一分析的，或分析不清楚的。比如，有许多科学家都承认直觉思维的作用，并且很推崇直觉思维，但有时对自己的直觉思维也无法解释。

3. 直觉思维与中医临床　"医者，意也"，是中医学对直觉思维的早期定义。南朝范晔《后汉书·郭玉传》云："医之为言，意也。腠理至微，随气用巧，针石之间，毫芒即乖。神存于心手之际，可得解而不可得言也。"这里所言的"意"在于静心息虑，细细体察感受，专志于诊病。后世医家则不断诠释，广为引用。如清代许宣治《怡堂散记·又病制方》说："医者，意也。临症要会意，制方要有法，法从理生，意随时变，用古而不为古泥，是真能用古者。"裘沛然在《壶天散墨》中解释说："医者意也，就是用意以求理。理有未当，则意有未惬，医理难穷，则用意有加。"医生在临证时，当患者的病证无规范可循，或虽有规范其病情又不尽适合，在此情况下就要发挥医生的悟性，在体察精奥、覃思熟虑之后，突破思维定式，"由意达物"，打破常规，以理法的创新和方药的活用出奇制胜，获得疗效。同时很有见地地指出："以'医者意也'为主流的医学，是经验医学的特征之一。"总之，虽然古今医家对"医者，意也"这一名言的理解不尽相同，但其中蕴涵着直觉思维和创造性思维的因素，则为大多数学者所认可。

望、闻、问、切四诊是传统中医诊断疾病的基本方法，在四诊的运用过程中，即离不开直觉判断。《灵枢·邪气脏腑病形》曰："见其色，知其病，命曰明。按其脉，知其病，命曰神。问其病，知其处，命曰工。"即是说人的气色千变万化，脉象无奇不有，主诉千差万别，若要洞悉病源，掌握气机变化趋势，需要澄神内视，静心体察，以神遇之，以意会之，如此方可得其真。如清·石寿棠《医原·望神须察神气论》说："经曰：望而知之之谓神。既称之曰神，必能以我之神，会彼之神……人之神气，在有意无意间流露最真，医者清心凝神，一会即觉，不宜过泥，泥则私意一起，医者与病者神气相混，反觉疑似，难于捉摸。此又以神会神之妙理也。"这就是说，望神的最佳时机是医者刚刚接触患者时，患者尚未注意，毫无拘束，没有掩饰，真情流露。医生此时凝神静气，迅速体察患者神气，凭直觉快速做出初步诊断。又如古人论脉诊之难，屡见"心中易了，指下难明"之说，明代医家谢肇渊认为："脉之候幽而难明，吾意所解，口莫能宣也。"（《五杂俎》）指出了诊脉既在于医者心、手相应，与患者体、脉合一的直觉感受，又在于医者凝神静虑，体悟精微，以意为解的直觉辨识。《素问·脉要精微论》王冰注也说："然持脉之道，必虚其心，静其志，乃保定盈虚而不失。"脉诊的诊断结果能否反映患者机体的真实状况，很大程度上取决于医家对脉学理论的理解和掌握、实践经验的积累，以及临证的直觉判断。如清代周学霆在《三指禅》中把"精熟缓脉"作为诊脉第一功，

NOTE

指出："静气凝神，将'缓'字口诵之，心维之，手摩之，反复而详玩之。久之'缓'归指上，以此权度诸脉，了如指掌。"并认为："医理无穷，脉学难晓，会心人一旦豁然，全凭禅悟。"

中医辨证的过程，在理论推导、逻辑思维的同时，也常常借助于直觉思维以洞悉症结，把握病机。技术高明的医生，面对看似无证可辨、无迹可寻的疑难杂症往往能用心体察，凭借经验直觉，找到蛛丝马迹，从而做出明确诊断；或面对真假错综、虚实夹杂的重症、危症，则四诊合参，正反揣摩，凭借直觉准确判定疾病的性质，予以相应的治疗。如《古今医案按》载李士材所治案例：患者"精神困倦，腰膝异痛不可忍，皆曰肾主腰膝而用桂、附。绵延两月，愈觉四肢痿软，腰膝寒冷，遂恣服热药。士材诊之，脉伏于下，极重按之，振指有力。因思阳证似阴，乃火热过极，反兼胜己之化，小便当赤，必畏沸汤。询之果然，乃以黄柏三钱，龙胆草二钱，芩、连、栀子各一钱五分，加生姜七片为向导，乘热顿饮。移时便觉腰间畅快，三剂而痛若失"。此案即在丰富的临床经验的基础上，抓住脉伏于下，但极重按之，振指有力的关键体征，直觉判断为阳盛格阴的真热假寒证，治以寒凉清热而获愈。由此可见，直觉判断在中医四诊、辨证中有着极为重要的作用。

《灵枢·九针十二原》指出："刺之要，气至而有效。效之信，若风之吹云，明乎若见苍天，刺之道毕矣。"说明针刺治疗的关键在于"气至"与否，而气的运行又瞬息变化，奥妙莫测，所谓"空中之机，清静而微。其来不可逢，其往不可追。知机之道者，不可挂以发，不知机道，叩之不发"（《灵枢·九针十二原》）。而要把握气的运动变化，全在于医生的直觉感悟，即以意使气，从心调针，所谓"神在秋毫，属意病者"（《灵枢·九针十二原》）。金代窦汉卿《标幽赋》说："轻滑慢而未来，沉涩紧而已至……气之至也，如鱼吞钩饵之浮沉；气未至也，如闲处幽堂之深邃。"这里的鱼吞钩饵、闲处幽堂，就是对极其微妙的针刺气感的形象描述，精微细妙的针刺气感的取得，是医生在高度神定专一的状态下直觉体察、心手合一的结果。诚如《灵枢·九针十二原》所强调："粗守形，上守神"，"粗守关，上守机。"《素问·宝命全形论》则概括为："凡刺之真，必先治神。"要求医生在针刺治疗时必须全神贯注，无思无虑，细心体察患者神气的变化，体会针下的感应，应"如临深渊，手如握虎，神无营于众物"（《素问·宝命全形论》）。这充分体现了中医学对"虚心静观"的直觉思维方法的重视。

直觉思维既不是科学发现的出发点，也不是科学发现的终结，在直觉产生之前，必须有一系列的逻辑思维活动为前提；在直觉产生之后，要对直觉思维的结论进行逻辑加工、验证。故在实际的思维活动中，直觉思维和逻辑思维必须相互结合、相互补充。

（二）灵感思维

"灵感"一词来源于古希腊，意谓神灵之气。灵感的英语是 inspiration，含有"灵气的吸入"之意，即为宗教意义上的神灵的启示。中国古代虽没有"灵感"一词，但描述和揭示灵感的用语和专论都先于西方。如老子论"玄览"，庄子论"神遇"，陆机论"应感之气"，刘勰论"神思"，汤显祖论"自然灵气"等。

1. 灵感思维的含义　灵感思维是指主体在积累大量经验的基础上，在创造活动中因苦思冥想之后突然出现一种短暂的最佳思维状态或活动，是因智慧升华而产生顿悟或思想闪光，瞬间解决问题、完成创新的思维活动。

在日常生活与工作中，我们常有这样的体会，当对一个问题的思考进入死胡同，虽然绞尽脑汁，研究了很长时间，但仍然一无所获时，不得不暂时放弃这种研究。忽然又在某一时刻，一个想法、一个念头在毫无准备的情况下，在头脑中突然闪过，闭塞许久的思路顿时贯通，缠绕多日而未能解决的问题迎刃而解了。这种突然迸发的想法就是灵感。

灵感的本质是人脑对客观事物内在本质和规律的认识，是各种逻辑因素与心理因素、显意识与潜意识综合作用的思维过程中的突然飞跃和质变。首先，灵感不是神的启示，也不是主体的先天禀赋，而是主体在对某一对象或问题进行艰苦的研究和探索过程中，受到某客体的启发而突然豁然开朗、思路畅通，因而直接认识和把握到了对象的内在本质或问题的答案。其次，由于灵感的产生需要主体对某一对象或问题进行艰苦的研究和探索，那么在这一过程中，一方面，主体必须长期实践、刻苦钻研、勤奋思考。因此，各种逻辑思维、形象思维等理性因素起着十分重要的作用，以帮助主体千方百计寻求对象的内在本质或问题的答案；另一方面，主体必须有浓厚的兴趣、强烈的热爱、迫切的需要等感情，愉快、高昂的情绪，坚忍不拔的意志。因此说，灵感是各种思维类型和心理因素综合运用的结果。第三，从潜意识理论的角度而言，人的意识除了具有明显的、自觉的意识之外，还有一种潜在的、非自觉的意识。这种潜在的、非自觉的意识储存着人们感知过的多种信息。灵感往往是在显意识的思维活动受阻中断之后，在强烈的解决问题的欲望驱使下，调动了潜意识的功能，在潜意识中孕育成熟后，偶遇相关诱因，突然和显意识贯通，涌现在显意识中，使问题得以顺利解决。所以说灵感的产生是显意识和潜意识相互贯通、相互作用，将各种相关的信息重新组合、排列、匹配，实现有序化的结果。

2. 灵感思维的特点

（1）突发性和瞬时性　灵感思维的突发性与灵感孕育在潜意识中有关，潜意识推论是一种脑内已存信息与新输入脑中的信息同构，以及同脑神经系统功能结构的建构进行的整合式推论。这种推论又是从"潜思维"到"显思维"的一种信息跃迁过程，故表现出突发性的特点。灵感是突破惯性思维的闪光，是新思路的接通，通常都是以闪现的形式、飞跃的姿态出现的。一般认为，灵感迸发时所持续的时间往往是极其短暂，需要人们及时抓住，否则它就可能如过眼烟云转瞬即逝。诚如苏轼《腊日游孤山访惠勤、惠思二僧》所说："作诗火急追亡逋，清景一失后难摹。"正因为如此，许多科学家、发明家、艺术家等常常随身带着纸和笔，准备随时捕获各种机遇条件下的灵感。

（2）机遇性和必然性　灵感思维心理机制是大脑的高度激发状态，是新思路的接通，因而是无法控制的，它的出现常常使人们始料未及，难以预测。它在任何时间、任何地点都可能出现，但在何时、何地出现，却是随机的、偶然的。灵感出现的时间和场合，不可能预先准确地对它做出规定和安排。而且，由于主体状态的不同，灵感捕捉的时机也不同。不期而至的灵感，看似充满了偶然，其实也有其必然性。灵感绝不是无缘无故产生的，它必须以艰苦的学习、长期的实验和持久的思考为前提，它是由于思想高度集中，情绪高涨，思虑成熟后产生的。因此，没有冥思苦想，没有呕心沥血，是决不会产生灵感的。灵感是偶然性和必然性的统一。

（3）突破性和创造性　灵感使一个人处于最好的智力状态，使一个人处于超悟性的特异心理状态，使思维能力得到超常水平等发挥，富于最佳智慧，打破传统的常规思路，为创新思维活动突然开辟一条新思路。《素问·八正神明论》对灵感有形象的描述："请言神，神乎神，耳不闻，目明心开而志先，慧然独悟，口弗能言，俱视独见，适若昏，昭然独明，若风吹云，故曰神。"指出当注意力高度集中于思考的对象时，似乎与外界隔绝一样，而内在"目明""心开""志先"，意识都处于极度的明晰和敏锐状态，或许有些问题平时也冥思苦想，但仍若昏然，今天却"昭然独明""若风吹云""丽日当空"，意识达到独明、独见、独悟的水平。此时却又"口弗能言"，只可意会难以言传。灵感思维既不同于形式逻辑的常规推理，也不是辩证逻辑的一般运用，而是作为未知事物探索中提供最佳思路、最优方案，引导人们从事有效探索的思维过程和方式，为人们提供最有意义的思维成果。在灵感思维中，全然不受既定思维方式和习惯的束缚，围绕问题的解决，融各种思维活动为一体，汇显意识和潜意识之所能，呈多向性、立体性思维之状态，使人的智能得到充分的发挥。这同一般的思维过程比较，显然具有新颖、奇特的属性和开拓创新的特征。

（4）综合性和模糊性　综合性是人脑最重要的本质特征之一，灵感激发系统的心理机制正植根于人脑的综合功能之中。灵感这种独特的心理认识方式只有在高级的人类脑中才能发生，其原因就在于它们不仅与进化史上比皮质历史悠久的脑的古老部分有关系，而且与多才多艺、明白事理的皮质活动——理性认识有联系，表现出认识能力的高级性，在认识论上上升到与自觉的理性思维方式同等的地位。同时，灵感思维由于采取类比等或然性很大的信息加工处理方式，它的心理活动形式，如直觉、情感、潜意识活动等与具有综合性、整体性、定向鉴别能力的"沉默"的大脑右半球有更多的联系，因而具有一定的模糊性。这种模糊性能以最少量的模糊信息有效地判断和概括客观世界的复杂现象和运动，能唤起人们丰富的联想，促成灵活的创造性的新观念组合。因此，这种信息处理的模糊性与形式逻辑思维方式的精确性结合起来，就能为科学家、艺术家提供强有力的认识工具。

3. 灵感产生的条件与方法　灵感的产生既涉及主体的自身因素，又涉及外在的客观条件。从主体自身的角度而言，法国微生物学家巴斯德说过："机遇只偏爱那种有准备的头脑。"所谓"有准备的头脑"的标志，一是要有渊博的知识积累，二是要有很强的思维能力，三是要有良好的精神状态和锲而不舍的攀登科学高峰的精神。

（1）*要有渊博的知识积累*　知识是灵感产生的条件，没有知识，创新思维活动就没有必要的材料，就无法进行，灵感也就不可能产生；而且不同的知识只能产生不同的灵感，科学家不会产生艺术灵感，艺术家也不会产生科学灵感，主要就是因为他们的知识背景不同。因此，灵感的产生必须以掌握丰富的知识为基础，只有具备广阔的知识，才能产生丰富的联想、各种奇特的信息组合；只有具备高深的知识，才能提高自己的感受能力，更多地增加触发灵感的机会。清代名医林佩琴在《类证治裁·自序》中即指出："学者研经，旁及诸家，泛览沉酣，深造自得。久之，源流条贯，自然胸有主裁。第学不博，无以通其变；思不精，无以烛其微。惟博也故腕妙于应，而生面别开；惟精也故悟彻于元，而重关直辟。"如著名中医学家岳美中曾治一季姓 10 岁女孩，每到上午午时、夜半子时，即合眼哆口，四肢软瘫而不能自主，呼之不应，过 1 小时后即如常人。诸医无策，他也茫然，讶为奇证。在百思不得其解的情况下，顿悟出子时是一阳生之际，午时是一阴生之际，子午两时，正是阴阳交替之候，故出现特有症状，但苦无方药，又辗转考虑，想到小柴胡汤是调和阴阳之剂，遂投之而取效（《岳美中医话集》）。

（2）要具备很强的思维能力　思维能力是思维主体完成思维活动所必需的并直接影响思维活动效率的能力，它主要包括观察力、记忆力、思维技能、抽象力、想象力等。由于灵感的爆发必须经过主体对某一对象或问题进行艰苦的研究和探索，直至达到思想的饱和。这就需要主体运用逻辑思维、形象思维等方式进行长时间的勤奋思考，以帮助主体千方百计寻求对象的内在本质或问题的答案。主体只有具备很强的思维能力，才能在掌握丰富的信息，特别是与研究对象或所要解决的问题相关的信息的基础上，有效进行知识和信息的理解、分析和加工，为灵感爆发提供思维加工的良好条件。

（3）要有良好的精神状态，锲而不舍的攀登科学高峰的精神　由于灵感的诱发不仅需要各种逻辑因素，而且需要各种心理因素的综合作用，主体浓厚的兴趣、愉快的心情、积极的激情、坚定的信息和意志等良好的精神状态，锲而不舍的攀登科学高峰的精神也是诱发灵感的重要因素。只有主体对研究对象或所要解决的问题抱有浓厚的兴趣和强烈的愿望，并具有坚定的信心和意志，才能使他保持长久而稳定的注意，感觉敏锐，思维敏捷，想象丰富，并且勇于克服困难，排除一切不必要的干扰，提高创新效率，争取获得创新的成果。积极的激情，则会导致主体全身心的兴奋、活跃与敏感，激发潜能，促使灵感的产生。

第三节　中医临床思维模式

作为一种特殊的实践活动，医学面对的是一个复杂的对象，即兼具自然与社会双重属性的人。医生是实践的主体，其思维活动支配诊治过程。在中医临床过程中，医生通过感官的望闻问切获得疾病信息，再依据中医理论以及相关的文化知识，对这些信息进行一系列思维加工，最终把握疾病本质，制订出相应的对策。当然，这种思维模式的形成不是一蹴而就的，随着对疾病认识的深入，由辨病而辨证，由立法而定方，由对症而审机，中医学创立了一整套复杂有序的诊治体系。

一、病证结合

病与证是决定治疗的两大方面，病是反映疾病发生发展规律的总体特征，而证是对当前阶段疾病病机的分析概括。在中医临床过程中，强调辨证论治的同时，更应该做到病证结合，即在了解疾病发生发展整体规律的基础上，再对其进行辨证分析，互为经纬。医者对病证结合的运用是否得当，决定了疾病的治疗效果以及对预后的正确判断。

（一）病证结合的含义

病证结合，即辨病与辨证的有机结合，是指在疾病诊疗过程中，首先通过对疾病的诊断与辨析，掌握疾病的发生发展规律，了解疾病可能的预后，在此基础上，分析当前所处的状态，对现阶段的病情进行梳理，通过中医理论探讨疾病现阶段的主要矛盾，了解疾病的病因、病位、病性、病势，进而针对主要矛盾进行治疗的过程。

（二）中医框架下的病证结合思维

病证结合思维模式在中医学诊疗体系中占有重要地位。早在《黄帝内经》即开始对疾病进行分析论述，《五十二病方》亦是以病为基础进行研究。以辨证论治为主要内容的《伤寒杂病论》，其辨证也是在病的基础上进行的，如"太阳病，桂枝证……"之论述，即此证虽为桂枝证，但需在太阳病的基础上辨证治疗，《金匮要略》更是以"病脉证并治"标注篇名。经典构建了中医临床思维方法范式，思辨性思维是中医诊病的灵魂。所以，病证结合作为中医学的重要思维模式，肇端于中医之始，而"以病为纲，辨证论治"作为病证结合的高度概括，也受到历代医家的认可。

在临床过程中，病证结合具有重要意义，"同病异治，异病同治"也是在此基础上实现的。例如，临床面对气血不足之证，患者就诊时多见乏力头眩，动则心悸，或月经量少色淡，舌淡苔白等症状表现，辨证的过程既是通过其症状表现分析疾病的病因病机的过程，同时也是以八纲、气血津液、脏腑辨证等不同辨证方法对当前所处阶段的证候进行分析的过程，一般以补气补血之法进行治疗，可以取得一定的临床疗效。然而若仔细思考，若本为虚劳之疾，或为崩漏所致，或为血枯之患，或为噎膈之由，或为关格而成，甚或无病而仅为营养不足，诸多疾病均会出现此类表现，然而疾病的不同，虽辨证结果相同，但预后却迥异。若为营养不足，治疗之后嘱其增加营养，其症状均可痊愈；若为关格而成，针对气血不足之证进行治疗后，其关格之病仍在，则应进一步治疗，而临床疗效多难令人满意；若为崩漏所致，补益气血之后，应思崩漏出现之因，对其进行调治，同时其现代医学诊断的疾病不同，后续治疗方法也不尽相同，凡此种种，不一而足。虽然诸多疾病发展至此阶段，可以采取同一方法进行治疗，即"异病同治"，但治疗之后的疗效以及后续治疗则各不相同，而作为医生，对疾病的发展及其预后的把握是不可或缺的。所以，对病进行深入的分析，全面了解及认识疾病，对临床疗效的提高具有重要意义。相反，若辨证精准，而疗效欠佳者，思考其原发疾病往往可有所突破。

单纯辨证在疾病的治疗中，亦有诸多可取之处。不论什么疾病，无论病情如何复杂，都可以从证候入手，甚至有证无病或现阶段无法明确诊断的疾病，往往通过对证的分析，进而对证治疗而取效。而在中医临床过程中，辨证论治的过程，也是潜意识中对病进行分析的过程，如在辨治外感病过程中，辛温解表与辛凉解表的应用，正是在对疾病为风热外感或风寒外感辨别的基础上，明确是何种疾病，方能了解疾病的发生发展整体规律，进而进行治疗。临床辨证的过程其实大多已包括此阶段，然而由于对病证合参的重视不够，而不能更加系统的提炼与深化。

古代中医病名的确立，缺乏规范化且病名较少。中医的"病"往往从整体观出发，其特异性较差，或以病因性质命名，如伤风、伤暑之类，或以典型症状命名，如咳嗽、胃痛、腰痛等，这些从严格意义上讲不能作为病名。病名的确立要体现出对疾病的本质、病理机制、诊断及发展预后等整体上的认识和把握。而中医学对疾病规律分析认识的局限，就导致中医辨病的空间受到限制，常以症状判定疾病，缺乏客观有效的手段，这就出现了重证轻病的局面。随着西方医学的进入，病的概念越来越多地出现在我们的视野，西方医学作为医学的重要组成部分，对于疾病发生发展规律具有明晰的认识。所以，深入了解现代医学对于疾病的研究，建立与现代医学互参的病证结合思维，对于发展与完善中医诊治疾病具有重要意义。

（三）与西医学互参的病证结合思维

西医学的"病"是建立在西医学理论体系的基础上，以研究人体的器官、组织、细胞、分子的结构和功能的病理变化为特点，多根据物理诊断和实验诊断对疾病进行命名，如心肌梗死、糖尿病等，其病理生理改变是清晰的，具有明确的排他性。这种清晰直观的揭示疾病本质的命名方式，已被医学界所认可。对于疾病发生发展规律的研究，西医学具有完整体系及明确认识，若能够将现代医学标准化的认识，与中医学整体化分析和个体化治疗有效的结合，建立西医学疾病与中医学辨证合参的思维体系，方能做到真正的中西医结合。

西医学所认识的同一种疾病，在不同个体身上可能具有不同的症状表现；而现代医学不同的疾病，又可能具有相同的症状表现。或者对于西医学的疾病，临床尚无任何症状表现，在这些情况下，都需要将中医学与现代医学有机结合，将西医学的检查、化验结果为中医所用，在思维与实践中，建立中医辨证与现代疾病的病证结合互参模式，有效的指导临床，提高临床疗效。西医学研究者已经在一定程度上认识到，西医学具有深入微观研究的特点，但难以把握人体整体的联系。同时，西医学研究正在从关注疾病本身向重视社会－生物－心理模式的方面转变。中医学在个体化治疗、多因素干预方面有着极大的优势，对人体整体的认识也早于西医学。所以，西医学弥补了中医学对疾病认识的不足，中医整体观念、辨证论治的思路同样对西医学的孤立思维具有启示和重要补充作用。

西医学疾病与中医学辨证论治的结合，临床中应用之范例可谓比比皆是。例如便秘之症，中医辨证可为阳明腑实之大承气汤证，或为少阳阳明合病之大柴胡汤证，或为寒疝之大建中汤证，或为气虚无力推动之补中益气汤证，或血虚不能濡润之济川煎证，或阴虚而致燥结的增液汤证，或肾虚之济川煎证，如此种种不一而足，若辨证准确，临证常能获效。而便秘对应的现代医学疾病亦有多种可能，或为肠梗阻而单纯痉挛所致，也可能为癌症所致。这就要求在中医辨证的基础上，明确现代医学的疾病诊断，两者互参进行治疗。若为癌症所致之便秘或肠梗阻，应针对不同症状表现分析与治疗。与此同时，针对癌症这一疾病，或根据现代医学方法进行手术治疗，或处方用药时兼顾癌症，或仅根据辨证结果进行治疗，但此时应对治疗之后的疗效有所预判，甚或直接针对癌症这一本质进行辨证论治，而暂且不考虑便秘这一结果。这就涉及中医学对于痼疾猝疾、治标治本的认识。如果不能认识到癌症这一疾病，仅对其进行辨证治疗，无疑难以对疾病的预后及治疗做出全面的判断。

又如中风之病，其发病急骤，古人多从风邪论治，临床疗效有显著者，同样有无效者。现代医学研究其多为脑梗死或脑出血所致，如此则应以活血化瘀或止血之法进行治疗。所以，要通过研究西医学，了解疾病发生发展的原因所在，从而针对病因进行治疗。因此，将中医学辨证与西医学辨病相结合，则能够更好地对疾病进行分析与治疗。

再如冠心病心绞痛，其症状表现有时会出现胃脘痛，如不能认识到心绞痛的根本，仅对胃脘痛进行治疗，甚至可能发生危险。所以，应在了解疾病的基础上，认识到疾病可能的发生发展规律，执中参西，灵活地将现代医学的检查化验结果应用于中医辨证之中，扩大中医四诊的应用范围，建立中西共参的思维模式。同时保持中医特色，强调辨证论治，才能取得临床疗效。

NOTE

（四）病证结合的意义

诊治疾病是在对疾病整体认识的大前提下，对具体证情做出辨别，着眼于疾病本身，落实于辨证论治，两者结合得当与否对治法的确立与方药的选择起着重要的作用。病是主体，证是分支。诊治疾病当把握主体脉络，了解疾病整体的发生发展规律，系统全面地看待问题，这样才能对疾病有全面而细致的了解，治疗时才不会发生遗漏。因此，病证结合应成为常态化的诊病模式。

辨病与辨证模式从中医学框架内的病证结合发展为中西互参之病证结合，"以病为纲，辨证论治"的诊疗模式已得到广泛的认可。特别是西医对疾病的命名已成为主流的今天，认识了解西医疾病，在此基础上根据疾病所处阶段的不同，进行辨证论治，具有重要的意义。

辨病与辨证相结合，临床应用时可能面临众多情况，并且病与证并非是静止的，而是处在动态变化之中，医生要敏锐且积极地思考病与证的问题，在病证之间找到最佳的处理方法，正确合理地应用辨病与辨证方法，在临床诊治疾病思维过程中，了解病的发生发展规律，同时综合分析症状表现进行辨证论治，如此方能全面的了解疾病，诊断并治疗疾病。只有做到了"以病为纲，辨证论治"方能全面把握疾病，中西医互相参照，使病与证互相印证，对疾病的治疗以及未来的研究均能起到事半功倍的作用。

二、方证相应

方证相应思维模式是中医临床处方用药的基本要求，是辨证论治的精华所在，是方剂学理论体系的核心思想，具有中医理论特色和临床实用价值，在中医学术发展过程中占有十分重要的地位。方证相应源于张仲景，后世经众多医家发挥，已成为中医临床的重要思维模式。

（一）方证相应的含义

方证相应系指方剂内的药味及其配伍关系与其针对的证候病机或病理环节之间具有相关性。方证相应强调方与证的契合性，方为证立，方随证转，证以方名。有是证，用是方；无是证，去是药。

有关方证的概念与关系，古今有不同的提法和研究，赋予不同的内涵。近年来国内学者普遍认同方证关系是中医理论与临床的重要研究方向，相继提出"方证相对""方证相应""方证对应""方证相关"等不同命题。

方证相关是对辨证论治经验中存在的方证复杂现象的逻辑概括，强调了辨证论治中方药与病证之间关联性问题，属于中医学术研究层面的命题。而"方证相应"和"方证对应"是临床辨治的一种思维方式或技术方法，强调了临床辨证论治中对成方运用经验的遵守，属于临床辨证论治中的一种基本用方规则。方证对应概念的提出，是将"方证相应"和"方证相对"内容进行整合，内涵丰富，无论从理论还是临床层面都有很高的价值。

方证相应的具体内容有如下几个方面。

1. 有是证，用是方　方与证之病机完全契合，即当前病证与某方所主治的病因病机相同时，则可直接选用该方。此种情况可用"方证相对"表述，也即某方与某病证间存在直接对应的证治关系。如桂枝汤证是指桂枝汤方与其主治的病证，两者是在病机和治法紧密相扣基础上的"一体化组合"。张仲景常在原文某证后标以"某方主之"，即某证必用某方之意。如

《伤寒论》第 35 条云："太阳病，头痛发热，身疼，腰痛，骨节疼痛，恶风，无汗而喘者，麻黄汤主之。"若出现"脉浮，头项强痛而恶寒"之太阳病，又兼有"发热，身疼，腰痛，骨节疼痛，恶风，无汗而喘"，则可用麻黄汤原方进行治疗。又如《金匮要略·中风历节病脉证并治第五》指出："诸肢节疼痛，身体魁羸，脚肿如脱，头眩短气，温温欲吐，桂枝芍药知母汤主之。"若见四肢关节疼痛、肿大，身体瘦弱，两脚亦肿胀麻木，头晕气短，心中郁郁不舒，即可选用桂枝芍药知母汤治之。

2. 方随证变，随症加减　某方与当前病证的病机不完全契合、有一定差异时，则需对所选方剂进行适当加减，以使化裁后的方剂与病证相符。张仲景常在原文某证后标以"可与"或"宜"某方，示意此证可用该方加减治疗。如《伤寒论》第 230 条："阳明病，胁下硬满，不大便而呕，舌上白苔者，可与小柴胡汤。"若阳明病不大便，又兼有少阳证之呕吐、胁下硬满，属经气不利、胆胃不和者，可以选用小柴胡汤加减治疗。又如《金匮要略·痉湿暍病脉证治第二》曰："病者一身尽疼，发热，日晡所剧者，名风湿。此病伤于汗出当风，或久伤取冷所致也，可与麻黄杏仁薏苡甘草汤。"若感受风湿之邪，并有郁而化热的倾向，可以用麻杏苡甘汤治之。

方证相应是一种动态的非静止的对应关系，在临床正确辨证的基础上进行治疗，则会取得相应的疗效。若该证发生变化，则要在上方基础上加减化裁以对应新证，若已完全转为其他证型，则应完全更改处方，达到新的契合对应关系。如《金匮要略·痰饮咳嗽病脉证并治第十二》论支饮病曰："咳逆倚息不得卧，小青龙汤主之。"若支饮冲气上逆，可与桂苓五味甘草汤；若支饮复作，可与苓甘五味姜辛汤；若支饮冒呕，可与桂苓五味甘草去桂加姜辛夏汤；若支饮体虚形肿，可与苓甘五味加姜辛半夏杏仁汤；若支饮胃热上冲，可与苓甘五味加姜辛半杏大黄汤。

3. 同证异方，同方异证　方证相应不仅指一方与一证之间的对应关系，有时一证可与多方对应，一方亦可与多证对应。张仲景常在原文某证后标以"主之……亦主之"，或多条原文中均以同方"主之"。如《金匮要略·胸痹心痛短气病脉证并治第九》曰："胸痹心中痞，留气结在胸，胸满，胁下逆抢心，枳实薤白桂枝汤主之；人参汤亦主之。"主症为时常"胸满"、阵发性"心中痞""胁下逆抢心"时，即可采用上述两方治疗。但以方测证可知两方所治之疾病虽主治相同，但各有侧重，若偏于实者，即可用枳实薤白桂枝汤祛邪以治之；若偏于虚者，即可用人参汤补虚以治之，此则所谓"同证异方"之例。又如《伤寒论》第 107 条："伤寒八九日，下之，胸满烦惊，小便不利，谵语，一身尽重，不可转侧者，柴胡加龙骨牡蛎汤主之。"既可治肝气郁而化热，胃失和降，又可治心胆虚怯，痰湿内蓄，此即所谓"同方异证"之例。

（二）方证相应的意义

1. 方证相应是辨证论治的基本要求　中医临床常用的各种辨证方法均有各自的适用范围，也各有其局限性，如六经辨证主要适用于外感疾病，三焦辨证、卫气营血辨证主要适用于温病，八纲辨证是一种纲领性的概括，若不结合其他辨证方法，则临证应用也有其局限。而方证相应是选方用药的依据、标准和条件，由于每一首方剂都包含其组方理法，有其明确而又相对稳定的主治病证范围，只要抓住主症、次症及兼症、类证，并排除禁忌证，方可使用相应的方剂进行治疗。

NOTE

2. 方证相应是组成方剂的原则　临床过程中通过四诊辨出具体的证，确立处方原则，方随证立，方因证变，有是证用是方。方剂必须与病证相合，若病位、病性、病势改变，药物组成与配比也将随之变化，是方证相应的一般规律。

3. 方证相应是临床取效的前提　方证相应是辨证论治的基本要求，临床疗效的取得关键在于所选方剂是否对证，疗效的高低与方证的契合度密切相关，方证的契合度高，则疗效好，若方证契合度较低，则需将原方据证加减化裁，提高其方证契合度。

三、审机辨治

如何认识疾病，是治疗疾病的前提。中医临床在面对疾病的时候，先是全面地搜集症状，再从症状中确定证候，索求病机，然后才制定治疗方案。以上过程说明，辨证的目的是为了识别病机，而病机又是确立治疗原则的基准。因此，病机既是诊断结论的主体，又是治疗立法的基本依据，从而成为连接中医诊断和治疗的桥梁。

（一）审机辨治的含义

"病机"一词首见于《素问·至真要大论》，文中提出了"审察病机，无失气宜"和"谨守病机，各司其属"的观点，并列举了"病机十九条"阐述审察病机的具体内容。从此篇和《黄帝内经》其他有关篇章所述来看，"病机"是指疾病发生、发展变化的机制。《黄帝内经》中还用"本""因""主""属"等指代病机，对80多种病证的病机进行了简要的阐述，对20余种疾病的病因病机进行了较为系统而详尽的阐明。

审机辨治，并不是中医学的新概念，其作为治病求本的基本要求，早在《黄帝内经》即有相关论述，只不过未使用"审机辨治"这一表述形式而已。如《灵枢·本神》曰："五脏不安，必审五脏之病形，以知其气之虚实，谨而调之也。"这里的"审五脏之病形"是辨析证候，"知其气之虚实"是辨识病机，"谨而调之"便是审机辨治。在中医临床中，单凭病名无法确立治疗原则，还需要进一步辨别内在病机，方可给出相应的治疗。中医学认为，疾病是人体内部以及人体与外部环境之间的平衡遭到破坏而整体失衡，这种整体失衡的病理状态，可以用病邪、病性、病位、病势等要素综合而成的病机加以概括和描述。因此，审机辨治就是针对病机进行治疗，通过纠正病机所涵盖的病理变化，恢复患者的整体平衡，这就是审机辨治的原理所在。

（二）审机辨治的意义

1. 审机辨治是中医基础与临床的桥梁　中医临床的治疗方法是依据病机而确立的，病机是疾病的临床诊断、预防治疗的内在根据，病机一旦明确，治疗方法便可确立，进而就可以给出详细的处方用药。因此，审机辨治是连接中医基础理论与临床各科的桥梁。

2. 审机辨治体现了中医学的主要特色　中医学区别于现代医学的一大特色是治疗方案的个体化，经现代医学诊断为同一疾病，中医治疗可能会有不同的方法，这就是同病异治。如西医学诊断为胃炎，中医的治法可能是温中健脾，也可能是疏肝理气。反之亦然，不同的疾病也可以用同种方法来治疗，即异病同治。如再生障碍性贫血和胃溃疡，如果其病机都属于中焦气血亏虚，临床就都可以用小建中汤进行治疗。"同病"之所以可"异治"、"异病"之所以可"同治"，都是因为病机的相同或不同。可见，审机辨治能够紧紧抓住中医认识和治疗疾病的关键，体现了中医学的特色。

3. 审机辨治有利于解决疑难杂症 临床上经常遇到很多疑难杂症，患者的症状和体征纷繁复杂，让医生无从下手，而如果从病机着手分析往往可起到执简驭繁的作用。例如，眼睑跳动一症，经眼科相关检查往往没有特殊病理改变，患者亦无其他眼部不适，出现这种情况，必须从整体上加以考虑，有些看起来与此病关系不大的症状和体征也许就能反映真正的病机。该例如伴有畏寒肢冷、大便溏泄、小便清长等症状，其病机为肾阳亏虚，以温补肾阳为治，眼睑跳动即可随之好转。因此，综合病机来辨证治疗，是解决疑难杂症的有效方法。

（三）审机辨治要领

临床上病机类型的复杂性和多样性使得医生审察病机困难重重，不同诊疗水平的医生对病机深度和广度的识别也是千差万别，要想较快地提高辨证识机的能力，需从以下几方面入手。

1. 纵观全局识别病机 证候是病机的外在表现，辨证时须从总体上去把握，把患者身上呈现的所有信息作为一个主次分明、因果清晰的系统结构看待，这才是审机辨证的理想状态。要想达到这种水平，临床医生必须培养自己的整体观和全局观，不能孤立地分析各个症状和体征，而要把它们看作是不同形式对总体病机的反映，逐步弄清每一个症状和体征背后的机理。

有时患者身上呈现的诸多症状和体征看似互不相关，但其实它们都是整体病机的外在表现，是由整体的病机决定的。因此，在探求病机时，既要分析每一个症状和体征产生的原因，也要探求它们之间的病理联系，这样才能归纳出整体的病机。例如，一个患者身上同时出现了头痛、腰痛、身痛、骨节疼痛、恶风、无汗、喘、脉浮紧等症状表现，如果单独辨析各个症状，很难判断病机，但如果把这些症状联系起来，则很容易得出"风寒束表，卫闭营郁"的病机。

2. 分析病机四要素 病邪、病性、病位和病势是病机的四个基本成分，临床辨证时需对此四要素加以分析，方能得出全面的证候病机。

（1）**病邪** 病邪是导致疾病产生的因素。病邪既包括来源于体外，经肌表、口鼻、二阴或伤口而进入人体的风、寒、暑、湿、燥、火和疠气，也包括因饮食不节、情志失调、劳逸失度，导致脏腑功能失调而产生的水饮、痰浊、瘀血、宿食、燥屎、结石和虫积等。掌握这些病邪的性质、致病特点和临床表现是审机辨治的前提。需要注意的是，有的病邪不是通过人的感官可以直接观察到的，如燥邪、湿邪等，这是古人综合分析患者的临床表现，然后运用类比和推演的方法而归纳出来的，只要患者出现了某些症状表现，就可归纳为此种病邪所致。如见到口干咽燥、皮肤干涩、毛发干枯、尿少、大便干结，即诊断为燥邪致病；见到头重如裹、肢体沉重、大便溏泄不爽、妇女带下腥臭量多、舌苔垢腻腐浊，即诊断为湿邪致病。

（2）**病性** 病性就是疾病的性质，可以用寒、热、虚、实来概括。寒热是辨别疾病性质的总纲。此处的寒热指的是疾病的性质，而非邪气的性质。例如，阳虚可以生寒，所以寒证不一定是感受了寒邪。同理，感受了寒邪也未必发为寒证，例如，阳盛体质的患者感受了寒邪，很容易入里化热而成为热证。所以，对于疾病寒热病性的判断是基于患者的临床表现，而不是患者感受邪气的性质。判定疾病的虚实性质是确定治法的重要依据。以正气不足为主的病理状态为"虚"，多表现为脏腑功能低下、气血津液不足。以病邪亢盛为主的病理状态为"实"，多表现为脏腑功能亢进，体内有瘀血、痰饮、滞气、食积、燥屎、虫积等停留。正如《素问·通评虚实论》所说："邪气盛则实，精气夺则虚。"临床上，疾病的性质比较复杂，常出现寒热真假和虚实夹杂的情况，只有将虚实、寒热性质相结合，才能完整概括疾病的属性，如虚热、虚寒、实热、实寒。

（3）病位　病位即机体内发生病变的部位。表里是划分病位的基本范畴。表是指病变发生在皮毛、肌肉、经络、筋骨、关节等部位，既包括外感表证，如《伤寒论》记载的中风表虚证、伤寒表实证，温病学的卫分证和上焦病，也包括邪气未伤及内脏的内伤杂病。病位常涉及鼻、咽喉、气道和肺脏。病在表只是对病位的一个概括判断，同样是病在表，还有四肢和躯干、皮肉和筋骨的区别，所以还需要详细分辨才能确定是应用解肌祛风、调和营卫之法治疗，还是散寒胜湿、舒筋活络之法治疗。里是指病变发生在脏腑。病在里提示病位较深而且病情较重，同为病在里，又有五脏、六腑、奇恒之腑的区别。表里并非是完全对立的，临床上亦存在表里同病、表病入里、里病出表等情况。

需要注意的是，病位不等同于患者主诉时症状或体征发生的部位，而是医生通过望、闻、问、切等诊察分析而确定的发生病理变化的位置。例如，患者的主诉是耳鸣如蝉、失眠多梦，看似病位在头，而医生通过诊察发现，患者形体消瘦、舌红苔少、脉细数，由此判断患者是由于肾阴虚火旺、虚火上炎而致的耳鸣，实际病位是在肾。

（4）病势　病势是对疾病严重程度和发展趋势的判断。严重程度可用轻、中、重来描述，轻即正气损伤轻微，邪气不盛；重即正气衰弱，邪气较盛或二者兼有；中即病势介于轻重之间。发展趋势是指正邪在体内的升、降、出、入。描述正气变化趋势的术语有营阴外泄、卫气郁闭、胃气上逆、清阳不升等，描述邪气变化趋势的术语有湿热下注、热陷心包、痰饮上犯、虚火上炎等。把握疾病的发展趋势和轻重程度是正确治疗的必要依据。

临床上不同患病个体在证候表现上截然不同，一个患者在疾病发展过程中也有前后表现的差异，这都是由于病机的变化所导致的。病机的不同，实际上表现为三方面的差异：一是病邪、病性、病位、病势四者的具体内容不同。如有的病邪为湿热，有的为风痰；有的病性为寒，有的病性为热；有的病位在心肺，有的病位在足太阳膀胱经；有的病势急迫且深重，有的病势轻浅而缠绵。二是病邪、病性、病势在程度上的不同。如有的燥邪亢盛，有的燥邪轻微；有的为实热，有的为虚热；有的病势上冲急剧，有的则仅有上冲的倾向。三是病邪、病性、病位、病势的不同搭配及组合。例如，同为湿邪，既可同痰邪等实邪结合，又可伴随脾虚存在；既可湿阻于脾，又可湿滞经络；既可内困脾胃，又可上阻清阳。其中，一种病邪涉及一个或两个病位和两种病邪侵犯一个病位的病机称为单一病机，如肝阳上亢、风寒犯肺、脾肾阳虚等。由两个或多个单一病机组成的病机称为复合病机，如"风寒束表，寒饮犯肺""阳明热盛，津气两伤"等。

3. 辨发病形式

（1）即发　一般情况下，人体感受病邪之后，如果正不胜邪，会立即发病，这种发病形式称"即发"，多由外感、外伤、急性中毒或猝然情绪刺激而引发。

（2）伏发　如果人体感邪后，邪气未亢盛到立即发病，正气也未强大至可以完全祛邪外出，这样邪气就潜伏体内，待病邪增强或正气衰弱时发病，这种发病形式为伏发。如《素问·生气通天论》中论述的"冬伤于寒，春必病温"，或慢性中毒、破伤风及一些遗传性疾病。

（3）继发　由一种疾病而引发另一种疾病的出现叫继发，多是由于病位的深入或扩大，或者邪气种类的增加。例如，感冒引起的哮喘，就是外邪束表引发的肺气不利。

（4）复发　疾病痊愈后，由于饮食不当、劳累过度、用药不当、情志不遂或再次感邪而导致疾病又一次发生的发病形式叫复发。例如，中风痊愈后，因劳累或睡眠不足而再次发作。复发一次即对人体正气产生一定的伤害，所以在临床上应注意预防疾病的复发。

4. 辨正邪消长　正气是对人体抗病能力的总称，它既包括精、气、血、津液等物质，也包括脏腑和经络等的功能活动。病邪是同正气相抗争的有害物质和势力，它既可以是来自体外的有害物质，如风、寒、湿邪等，也可以是体内产生的病理产物，如结石、瘀血等。正气和病邪既对立又统一。一方面，正邪相互抗争，势不两立；另一方面，正邪又可相互转化，如在某些因素的影响下，人体正常的气如果运行受阻，便可转化为滞气。

在疾病发展过程中，正气和病邪的盛衰对病性和病势的发展起着决定性作用。正邪消长是一个动态过程，一般情况下，人体正气充盛，病邪很难侵犯人体，即便入侵也会立即被正气抗退，这样人体就不发病。如果病邪的势力胜过正气，患者就会出现相应的症状和体征，但是发病之初，患者多正气充盛，正邪两方势均力敌，此时疾病处于相对稳定状态，病情没有加重或减轻，这一阶段可持续几天至数月；如果在此期间，患者正气逐渐衰弱，邪气不断亢盛，患者的症状和体征就会加重，病位会由浅入深，病机也会更加复杂化；如果正气逐渐恢复，或者邪气逐渐衰弱，正气能够胜邪，病情就会趋向好转，证候会有所减轻，病位会由深变浅，病邪的种类减少，直到最终痊愈。疾病后期，正气和邪气都有所削弱，正气不足以完全祛邪外出，邪气也不足以使病情加重，则病情会处于缠绵的状态，患者的不适症状可能会持续很久，直至正邪力量发生变化，正气胜邪则病愈，正不胜邪则病进。

5. 分清主次，辨别因果　临床上，疾病的表现是多种多样、千差万别的。一个症状可以由不同病机引起，同一病机也可以表现为不同的症状，如果想迅速、准确地把握住病机，除了需要扎实的中医理论基础和一定的临床经验外，临床辨证时还需要分清主次、辨别因果。

一种疾病可以表现出多个症状和体征，它们在疾病中的地位和在病机形成中所起的作用不可能完全等同，一定有主次之分。一般情况下，患者的主诉就是最重要的症状或体征，但是有些患者的主诉并不清晰，常常同时反映很多症状和体征，主诉比较混乱或者表达不清，这就需要医生在诊察的过程中，比较鉴别、反复推敲、整体分析，才能分清主次，确定病机。症状表现和病机的联系是一种因果联系，病机是原因，症状表现是结果。症状表现相互之间的因果联系往往能揭示病机的重心所在及病机的演变。

6. 密切关注病机动态变化　病机的动态变化，主要指病势、病性及病位的变化。症状表现不是固定不变的，随着病程的发展和病机的变化，有些症状减轻或消失，有些症状加重或出现。在治疗过程中密切关注症状表现的动态变化，才能及时、准确地掌握病机。

疾病的传变是有基本规律的，如外感病有六经传变、卫气营血传变和三焦传变等形式。六经传变是张仲景在《伤寒论》中提出的，适用于风寒外感疾病；卫气营血传变是叶天士在《温热论》中提出的由表入里、由浅入深的传变形式，适用于外感温热疾病；三焦传变是吴鞠通在《温病条辨》中提出的由上及下的温热和湿热类病邪致病的传变形式，是对卫气营血传变的补充。内伤病的传变形式有脏腑传变、气血传变、脏窍（体）传变和相邻传变。脏腑传

NOTE

变是依据五行的生克制化关系来解释脏腑的病变联系，如肝气犯胃、肾水凌心属于相乘传，肝病传心属于母病及子等；气血传变是指气滞、气虚或气逆可导致血瘀、血虚或血溢等；脏窍（体）传变是指五脏的病变可传至其所主之窍或所合之体，反之亦然，如肾虚可致耳鸣，前阴的病邪可上逆至肾等；相邻传变是指相邻的脏腑、组织、器官之间的传变，如鼻炎引发咽炎、胞宫瘀血导致膀胱气化不利等。

影响病机变化的因素主要有四个方面。

（1）患者的体质　如同样是感受外邪，阳盛体质的患者病邪容易化热伤阴，阳虚体质的患者则容易转化为虚寒证。

（2）正气的强弱　正气强盛，则不容易发病，或病虽发症状也较轻，很快将痊愈；如果正气衰弱，则人体极易感受邪气，且容易发生传变，一般病程较长。

（3）邪气的性质　一般外感之邪多从肌表侵入人体，容易传入六腑而发为阳证；内伤之邪容易伤及五脏而发为阴证。

（4）治疗和护理是否得当　有些患者的症状和体征非常典型，病机比较单一，容易诊断和治疗，如果辨证准确、治疗和护理得当，很快就会药到病除，但如果被误诊误治，就可能会导致病机复杂化，而使疾病加重。

第三章　中医诊断思维

　　疾病虽然复杂多样，但其发展变化是具有一定规律性的，而这个规律性是可以被认识的。临床确定诊断的过程，就是具体、深入地认识疾病的过程，包括"作为一个思维的过程"和"达到一种对患者所患病证的分类学确定"。诊断是医生对患者疾病与健康的属性与状况所作出的一种临床判断，既需要医生运用诊断操作技能获取临床资料，更需要医生运用各种思维方式及方法分析、处理诊断过程中的临床问题与认识矛盾，在一定程度上讲，后者在临床诊断中占有更为重要的地位。

　　中医临床诊断思维所要讨论的问题，就是这个思维过程的基本原则与基本矛盾，诊断假说的建立与检验方法，以及诊断思维中的判断与决策、诊断的验证与确定等。

第一节　中医临床资料收集与分析

　　调查研究、收集资料是诊断疾病的第一步。要通过中医四诊、实验室检查和特殊检测等手段调查了解疾病的发生、发展过程，取得第一手的临床资料，为疾病的诊断提供可靠的依据。

一、临床资料收集程序与思维引导

（一）四诊资料的收集与思维方法

　　在收集资料时要特别重视资料的真实性、系统性和完整性。真实、系统和完整的资料是建立正确诊断的先决条件和基础。①真实性。只有从客观实际出发，才能看到事物的本来面貌。在临床诊断收集资料的过程中，必须始终注意资料的真实性。在采集病史和进行各种体检时，要始终坚持从患者的自觉症状和客观体征的实际出发，实事求是，切勿主观臆测，切忌对具体资料随意取舍。②系统性。事物的内部规律都具有一定的系统性，系统性的东西才能反映事物的本质，才能对事物得出一个正确的认识。疾病过程是一个十分复杂的过程，医生在收集资料时，必须注意资料的系统性和各种资料之间的内在联系，否则，将会影响诊断的正确性。③全面性。收集资料不仅要真实、系统而且要全面。只有通过全面的资料才能了解患者的整体情况，才能从患者的整体出发做出符合患者实际的正确诊断。

1. 全面收集与重点收集相结合

　　（1）按规范进行全面有序的四诊资料收集　望、闻、问、切是中医收集病情资料的传统方法。《医宗金鉴》云："望以目察，闻以耳占，问以言审，切以指参，明斯诊道，识病根源。"这是对四诊的高度概括。《难经·六十一难》说："望而知之谓之神，闻而知之谓之圣，问而知之谓之工，切而知之谓之巧。"这是对医者达到四诊不同境界的概括。四诊中任何一个诊法都是对某一方面生理、病理信息的诊察，四诊信息反映不同内容、不同方面的疾病变化，可以相互补充，任何单一诊法都不能够完全代替其他诊法的信息收集。四诊的思维活动以辨认为主，思维的一般过程是比较→鉴别→确认，每种检查方法的资料收集过程中又都有各自的思维特点。

1）望诊与闻诊资料的收集：望诊与闻诊是医生运用视觉、听觉、嗅觉等直观感受，诊查患者全身或局部外在表现的诊病方法，包括观察患者神、色、形、态及排出物等的异常变化，听声音、呼吸、语言、咳嗽、呕吐等各种声响，嗅异常气味等，从而收集病情资料，测知病情。通过客观事物的直接刺激，医生首先在大脑中初步形成表象，随后与既往经验或书本知识中相关形象比较，并在此基础上进行鉴别，发现异同，借此最终确定患者症状的性质、程度、部位等信息，为临床诊断提供切实可靠的原始资料。可见望诊和闻诊两种诊法主要是以比较法为主的思维方法，包括：①性质的比较：如颜色的红与白，气味的腥与臭等。其目的在于确定病证寒与热、阴与阳等性质。②程度的比较：如舌质的红与绛、声音的洪亮与微弱、气味的浓与淡等。程度比较既可反映病情程度的轻重，也可反映病证虚实的变化等。③部位的比较：如满面通红与两颧潮红、舌苔偏于舌尖部与舌苔偏于舌根部等，多用来辨别病证虚实和病变所在的脏腑。

望诊与闻诊思维应注意以下几点：首先，要排除其他因素的干扰，如光线的强弱与色调的影响、食物或药物导致的染苔，运动所造成的面部发红等。其次，注意个体差异性。由于种族、禀赋等原因，每个人正常的生理情况是有差异的，如面色微黄，在甲是病，在乙可能不是病。此外，还要考虑地域、气候、季节等因素的影响。

2）问诊资料的收集：问诊是医生通过对患者和陪诊者进行有目的的询问，以了解病情的方法。问诊的过程主要体现在对患者病史资料的采集上。病史记录是医生对患者本次患病的原因、症状、经过等及历次所患疾病及治疗情况等所做的文字记录，在临床诊断中具有重要作用。全面真实的病史资料是临床诊断的重要依据，临床医生通过亲自收集病史资料，能快速、准确地掌握病情，迅速开启临床思维，引导临床检验方向，为正确诊断奠定基础。为防止混乱和遗漏，采集病史资料必须按照规范的要求进行，即按照诊断学教科书及表格式病例要求的顺序和内容进行。

问诊的过程，虽然是一项临床基本技能，但也是一种语言和心理艺术。一般要注意以下几个方面：①尊重患者，态度和蔼。耐心听患者的陈述，让患者感到温暖亲切，愿意主动陈述病情。让患者叙述患病后的客观症状及主观感受，不要用已有诊断来代替病史的叙述，不要随意打断患者，因为医生的插话既有可能根据患者的叙述而形成诊断假说和围绕鉴别诊断抓住有用的主线资料，也有可能有意无意地给患者以不正确的暗示。因此，医生最重要的是保持客观、平和的态度，耐心听取患者的叙述。②医生在问诊时，如发现患者叙述病情不够清楚，可对患者进行必要的、有目的地询问或做某些提示，但绝不可凭个人主观意愿去暗示、套问患者，以免使所获得的病情资料失真，影响正确判断。③要善于从患者的反映中捕捉信息，循线索逐渐询问，以获取更多的信息。④反复询问，系统整理。询问病史的过程是临床医生对患者病情的认识过程，不能根据1次简单的询问就算完成了病史的采集工作，而要在以后的诊疗过程中不断补充、整理，这样才可能最后完善。⑤顺时追问，理清主次。即围绕主诉内容，以现病史为主线，按照主要问题发生的时间先后，厘清相互间的逻辑关系，把主要的临床问题放在首位，同时还要注意了解一般兼症，收集有关辨证资料，以免遗漏病情。⑥对危急患者应扼要地询问，不必面面俱到，以便迅速抢救，待病情缓解后，再进行详细询问。

患者在问诊的过程中具有双重属性，既是表现疾病的客体，又是反映病情信息的主体，并对感觉进行辨认后经过一定思考才反映出来。因此，医生通过患者语言反映的情况是间接的，患者因缺乏医学知识，受年龄、文化程度、表达能力、心理因素及神志状况等因素的影响，可能对症状现象的描述不完整、不确切，甚至可能隐讳或者夸大痛苦的程度，需要医生通过思维来辨认其准确程度，且患者反映的病情是语言信息，要将其作为辨证思维的资料，还需经过再造想象，在大脑中形成症状形象后才能进入辨证思维过程。再造想象、抽象性辨认、性质认定是问诊过程中医生主要的思维活动形式。根据语言的表述或非语言的描绘在头脑中形成有关事物的形象的想象，就是再造想象。医生根据患者的陈述，联想记忆中有关症状的形象，逐渐在大脑中形成关于症状的形象。对于那些无法在思维中形成形象的症状，如不舒服、疼痛等，医生需要通过对患者的表情、动态等结合其他病情资料进行分析和综合后予以确认，即抽象性辨认。最后，医生还需要对患者所表现的症状做可靠程度的分析与判断。

3）脉象的采集：脉诊又称切脉，是医生运用手指对患者身体某些特定部位的脉搏进行切按，体验脉动应指的形象，以了解健康或病情，辨别病证的诊察方法。脉诊思维的主要方法是要素分析、取象比类。

分析脉象要素是目前受到普遍认可的主要脉诊思维方法。脉象要素主要包括脉位、脉数、脉形、脉势四个方面。其中脉位即脉搏位置的深浅，脉数指脉搏跳动的至数和节律，脉形指脉搏跳动的宽度等形态，脉势指脉象上下搏动的强度、趋势、流利度和紧张度等。后世医家在此基础上，将脉象要素进行细化，提出八要素，即脉位、脉率、脉宽、脉长、脉力、脉律、流利度与紧张度。通过对脉象构成要素的分析，将脉象信息进行了划分，使得脉象更容易被理解和掌握，因此成为初学者学习脉诊的最基本方法。而在临床实践过程中，脉象的辨别，主要依据医生指下的感觉，体察指下脉搏的节律、形态、深浅等方面，提取其特征，迅速与经验中或已获得的脉象知识中相关脉象进行比较，比较后将获得的指下感觉形成假设，再提取经验或书本知识中相应脉搏的脉象特征，比较其差别后作出判断。如医生先根据脉搏的指下感觉假设为浮脉，再与经验中的浮脉感觉或脉学知识中关于浮脉的描述相比较，做出是否浮脉的判断。在进行具体脉象特征的分析与理解时，要注意每个脉象都同时包含脉象各要素的特征，只是对于每个具体的脉象而言，可能仅仅表现出一个或几个脉象要素的异常，而其他方面，一般处于或接近于正常状态。如沉脉仅表现为脉位要素方面的异常，数脉仅表现为脉率要素方面的异常，牢脉则表现为脉位、脉宽、脉长、脉力等多要素的异常。以此为基础，即可对各种脉象做出明确的判断。

现代中医采用脉象要素的方法来认识脉象，古时中医在科学水平不发达的条件下无法准确反映脉搏的特征，则借助一些想象和联想来表达对某种脉象的体悟和理解。如《素问·平人气象论》论四时五脏的平、病、死脉之象，即借助于日常生活中的大量物象，如论脾的平、病、死脉说："平脾脉来，和柔相离，如鸡践地，曰脾平，长夏以胃气为本。病脾脉来，实而盈数，如鸡举足，曰脾病。死脾脉来，锐坚如乌之喙，如鸟之距，如屋之漏，如水之流，曰脾死。"这里用鸡践地、鸡举足、乌之喙等来形容脾的平、病、死脉的脉象。此外，也往往借助于一定的象来表达与认识脉象的名称，如浮、沉、滑、涩、弦等，特别是怪脉如虾游脉、釜沸脉、屋漏脉、鱼翔脉、解锁脉、雀啄脉、弹石脉、偃刀脉、转豆脉、麻促脉。因此，对脉象的认识，中医学常采用取象比类的方法，通过指下的感觉联想到一种物象，再与脉学知识中所描述的形象进行比较，最后做出脉象的判断。如指下感知到一种浮大中空，像按压在葱管上一样，凭直觉是芤脉，再提取已有知识中有关芤脉的描述，再现其形象，进行比较后，做出最终判断。

《素问·玉机真脏论》总结"春脉如弦""夏脉如钩""秋脉如浮""冬脉如营"。四季脉象是什么样的，很难用具体的概念来表达，一种比喻的方法，就可以使人们自觉地从以往体验中分辨出四季脉象的本质属性，这种以"象"来认识和把握脉象的方法，是逻辑分析思维方法所无法做到的。从人们对客观事物认识发展的过程来看，通过"象"来认识与把握脉象，必须在长期临床实践经验的基础上才可能做到，比要素分析认识脉象的难度更高。

4）按诊资料的收集：按诊是医生用手直接触摸或按压患者某些部位以了解局部冷热、润燥、软硬、压痛、肿块或其他异常变化，从而推断疾病部位、性质和病情轻重等情况的一种诊病方法。按诊是切诊的重要组成部分。按诊的过程要配合望、闻、问诊，以辨疾病的寒热虚实。按诊资料是比较客观的临床资料。系统地按诊是收集病史资料的延续，是全面获取病史资料的过程，也是扩展思维视野的过程。

按诊在临床诊断疾病上具有不可忽视的价值，是发现体征和深化临床思维的过程。全面按诊所获得的体征资料是临床诊断的客观依据，可补充遗漏的病史，还可验证所采集病史的准确性。按诊所获得的体征资料比较客观，除弥补病史资料的不足外，还能发现患者无从察觉的临床资料，为临床诊断提供重要证据。通过按诊所获得的体征，不仅能够证实和否定假设诊断，而且能够使得许多没有明显症状的疾病通过按诊所得的体征资料而早期诊断。按诊也有其局限性，表现在按诊所获得的资料只反映患者局部的、静态的征象，不能反映疾病的过程及其来源。因此，按诊所获得的资料必须和病史联系起来，局部必须和整体联系起来，并且用发展变化的眼光来看待相对静止的按诊资料，必要时有选择性地进行实验室检查或其他特异性检查，只有这样才能为正确诊断提供确切的依据。

按诊的操作过程离不开临床思维的引导。例如，为什么要进行按诊、要检查哪里、怎样进行按诊、按诊检查得出结果意义如何等问题，实质上都是思维判断的结果。按诊的操作过程始终是和临床思维结合在一起的，医生从病史调查中形成初步临床印象后，便在这种印象的引导下有目的地进行按诊检查，以验证自己的临床印象或补充、修改最初的临床印象即临床假说。

在临床思维引导下正确按诊要掌握以下原则：①应把按诊检查看作是病史的继续，要与病史紧密结合，在病史的引导下进行。②要在正确的临床思维的指导下展开按诊，对于检查结果要进行全面的、整体的、系统的分析，不要单纯根据某一检查结果而做出结论。③按诊必须全面、系统，不能遗漏任何细小变异，但也要突出重点，要重点检查与主诉及病史有关的脏器部位。

在坚持上述原则的同时，还要注意几个关系：①既要注意发现主要体征，又要注意伴随的相关体征。主要体征能提示诊断思维的方向，而结合相关体征进行分析，则能起到排除或肯定某种疾病的作用，将二者结合起来对诊断和鉴别诊断十分重要。②既要注意发现显性体征，又要注意发现隐性体征。明显的体征容易被发现，隐性体征则易被忽略，而有时隐性体征却起着关键性的作用。所以按诊时必须认真、细致，不要忽视任何可疑之处，要一边依靠已经掌握的体征去推导和验证诊断假说，一边依靠诊断假说来进一步发现"应见"而未见的隐性体征。

（2）初诊引导下的重点深入的问诊与检查　理论上讲，诊断初级阶段的主要任务是通过医生的感官进行四诊，从而了解患者的病史、病情，搜集患者的症状和体征，为辨证、辨病作基础；第二阶段是将诊察所收集到的病情资料，通过抽象的临床思维过程进行分析归纳，辨证辨病。但在临床实践中，两者既有区别又有联系，四诊与辨证、辨病是互相渗透，互相交叉进行的。在四诊阶段，虽然是以搜集资料为主，但实际上是必须一边进行四诊，一边进行辨证、辨病，这时的辨证、辨病，尽管有时是局部的、肤浅的，但它能指出四诊的方向，使四诊得以深化。在辨证、辨病阶段，虽然以分析判断为主，但往往必须同时不断补充进行四诊，这时的四诊尽管有时是补充的、核对的，但它可以防止漏诊、误诊，以使辨证、辨病能够逐步深入，得到准确的结果。事实上也可以说，在进行四诊与辨证、辨病时，两者本身就没有严格的界线，只有同时或交叉进行才能完成中医诊断的整个过程。这种一边进行四诊、一边进行辨证、辨病的思维过程就是初步诊断假说的形成过程，在收集病史资料和对患者进行检查时，用初步诊断进行引导，即假说引导。临床上有经验的医生都是在提出初步诊断的基础上，进一步研究解决临床问题的。这种设想几乎是在一见到患者、一听到主诉、获得最初的资料后很快就形成的。

重点问诊是在已进行全面系统问诊的基础上，对就诊的一个或者几个重点问题作详尽的问诊。重点问诊是常用的假定诊断模式。医生通常根据就诊的主要症状做出几个基础假定诊断，接下来就是寻找这些假定诊断的证据，然后评估或修订假定诊断。一般根据下列资料可早期形成一些假定诊断：年龄、性别、主诉、成对或联合的症状、涉及一种病因或一种疾病的并发症。假定诊断形成后，再集中思维，还需要问什么，查什么，从而有的放矢，这种有指导、有选择的问诊和检查，往往能使医生在短时间内获得有用的信息，从而迅速做出正确的判断和处理。如患者45岁，女性，主诉胸闷、气短一个月。考虑病位可能在心或者肺，就需要进一步的问诊，是否有咳嗽、咳痰、心悸，从而排除和确定诊断。

2. 四诊资料的整理、分析与完善　采集病史是一个分析、综合、归纳、演绎的思维过程，不能机械式的问诊，而是要有分析判断的内容，写病史过程就是一个很重要的临床思维过程，如何从众多资料中准确地搜索出自己所需要的且符合实际的证据，以便能对患者做出及时诊治，就需要医生在进行全面有序的资料搜集的同时，还要应用分析综合临床资料的思维方法指导资料的收集。

（1）收集符合事实的临床资料　症状是通过患者的感觉来叙述，体征是通过医生的感觉来确认，而这些都受人的主观影响，患者的叙述存在主观性和虚假成分，医生进行诊查时也会出现采集不全面或者遗漏，或者受检查时间的影响，导致收集到的临床资料不标准的情况。临床必须力求避免主观影响，分清临床资料是正常还是异常，是真实还是虚假，收集到符合事实的临床资料，是一个首要的基本问题。在判断和记录症状和体征时，要对患者的叙述或者观察到的资料做实际描述。如在记录患者的症状时，首先描述患者的主观感受，以头痛为例，然后进一步说明头痛的性质是胀痛，最后对具体感受提供一个名称，若本例患者的头痛性质为胀痛，可定名为头胀痛。再如观察到患者肌肤发黄，进一步说明特点如黄色鲜明如橘皮色，要对所观察到的征象进行描述性记录，在这个过程中很多医生会错误的采用捷径，如用"肝阳上亢""黄疸"等表达方式，这些措辞是证候名称或诊断，而不是对临床资料的真实记录，容易形成错误的导向。

NOTE

（2）收集主要临床表现及其演变史　临床中，必须始终寻找那些在所怀疑的疾病中表现出阳性的线索，阳性的线索越多，患这种疾病的可能性就越大。如果绝大多数已知的阳性线索都不存在，则患有这种特定疾病的可能性也就极小了。对一个患者所能收集到的资料几乎是无穷的，对初步收集到的临床资料分清是主要临床表现还是次要临床表现，抓住主要临床表现，不要被枝节（次要的、非特异性的症状）所误导。疾病又是一个处在不断发展变化之中的病理过程，在这个过程中，一些症状上升为主要方面，另一些症状下降为次要方面，或者是诱发出另一种疾病，所以临床不能把一定阶段获得的认识固化，要随着病情的演变，综合疾病发展的全过程去认识疾病的临床表现。如患者原有周期性胃痛，现变为无周期性的短暂剧痛，提示有穿孔或梗阻；若突然出现了昏厥、眩晕、口渴则提示可能出现急性出血。再如某患者以"无明显原因出现右侧腰部疼痛"就诊，有腰疼病史，初诊为"腰痛"，两天后复诊见右侧胁腰部潮红，并有成簇水疱，触之痛甚，故确诊为"缠腰火丹"。

（3）寻找症状组合资料　人体是一个有机的整体，主要症状和伴随症状之间的关系，或者几个非特异性症状之间的关系，可能是具有内在联系的病机的反应，当然也可以是互不相干的伴发病的临床表现。根据资料的相关性，应用假说引导作重点检查，通过已知的临床表现去进一步收集相关的资料，来验证假说的可靠性。如果收集的资料中没有提供症状组合必需的资料，分析时则不能指向某一疾病。如患者来诊时，主诉便溏一月余，单见主症，不可判断疾病，经过进一步资料收集发现，患者伴见食少、腹胀、浮肿，以上的症状组合，可假定病位在脾，再经进一步收集资料发现，患者以五更泻为主要特点，辨证为脾肾阳虚。对症状分析处理进行合理组合时，也是同样的原理。如患者症见发热烦躁，面赤口渴，气粗，便秘尿黄，吐痰色黄，喉间痰鸣，胸闷，心烦不寐，舌红苔黄腻，脉滑数。其中发热烦躁、面赤口渴、气粗、便秘尿黄、舌红苔黄、脉数反映病性属热；吐痰色黄、喉间痰鸣、胸闷、苔腻、脉滑反映与痰有关。

（4）不可忽视重要的阴性表现　阴性资料对于否定某些疾病，缩小诊断的范围和确定中医证候类型有重要意义。在收集临床资料的过程中，偏爱阳性资料，无视阴性资料是错误的，阴性线索可用于消除或排除诊断可能性，还可能提示疾病的预后。如患者有发热的临床表现，若同时伴有恶寒，则可判断为表证，若无恶寒则不能判断为表证；又如患者先恶寒而后不恶寒者，可否定表证仍在。

（二）医技检测方法的选择

随着现代科学技术的发展，医技检测技术日趋成熟，逐渐向自动化、微量化、数字化的方向发展，并在临床诊查、确诊疾病中发挥重要作用，对推动临床医学的发展起了重要作用。传统中医有赖望、闻、问、切四诊合参以获取病症信息，若能结合实验室、影像和其他医疗器械检查等现代医技检测方法，有助于医生明确疾病的性质、程度与转归，能为直接确定或排除某种诊断提供较为特异的诊断资料，可弥补四诊资料的局限性，深化医生的认识水平，扩大对疾病认识的深度和广度。前卫生部部长陈竺曾指出："用现代生物学手段，用中医原始和质朴的、讲究整体、注重变化为特色的治未病和辨证施治理念来研究亚健康以及慢性复杂性疾病，是东西方两种认知力量的汇聚，是现代医学向更高境界提升和发展的一种必然性趋势。"中医临床过程中，在传统中医思维方法的指导下，恰当选择现代医技检测技术以完善四诊所得信息资料，对于促进中医学的发展和诊疗水平的提高具有重要意义。

1. 医技检测方法的选择　医技检测是当今临床中医师必须掌握的诊断方法之一。由于其检测手段多样，且各有特点及针对性，因此，如何在中医临床过程中选择恰当的医技检测项目是中医师需要面对的关键问题。总体而言，医技检测方法的选择应当建立在对患者疾病状态、症状特点的基本了解以及由此认知产生的基本假说的基础之上。具体包括以下几个原则。

（1）目的明确，针对性强　通过四诊，对患者的基本症状及体征有所认知，在头脑中已初步形成相关疾病的假说。在此基础上，要根据患者的具体情况及诊疗的需求情况，选择适合的、有针对性的检查方法，不宜广泛的、撒网式的检查。与此同时，也要对相关检查方法有确切的了解和把握，明确该检查的适应指征、特异性及临床意义如何，并对可能出现的结果有基本的估测和分析。

（2）项目优选，程序合理　优先选择特异性高、敏感性强、更具临床意义的项目，特别是针对某些具有检查方法"金标准"的疾病，应尽量选择对诊断疾病有确诊作用的检查指标。必须做多项检查时，应当按照一定的顺序，以先简便、常规，后复杂、特殊；先无创或微创，后有创、有风险的顺序为宜。此外，在不影响诊断意义的基础上，应当选择患者痛苦较小的检查项目。

2. 医技检测结果的分析　应当以结合病史、体征及病情发展综合分析为正确评价检测结果的总体指导思想。同时应当遵循辨证分析和动态分析的原则。

（1）辨证分析　由于疾病的复杂性和医技检测方法的局限性，检测结果正常与否是有条件的、相对的，不能完全作为反映患者体内某些形态、生理等改变的绝对证据。一方面，无论定性或定量形式的检查项目，其检测结果的界限或范围，均仅供参考，其对疾病是否具有辅助诊断的价值，尚需根据患者的症状、体征以及其他检查手段等进行综合判断，不排除疾病状态下存在检测指标呈现阴性结果的可能，如肝癌患者大部分甲胎蛋白是阳性，也有少数是阴性。另一方面，疾病的复杂性可以导致检查结果呈现复杂性的特点，可能存在某检测结果是多种疾病共有的，或者患同一类疾病的不同患者，同一种医技检测结果却不同；或者某些检测结果与病情发展不相符合等情况，如谷丙转氨酶的增高程度一般与病情严重程度呈正比，但当肝细胞严重损害时，其反而可转为正常或轻度升高。

（2）动态分析　疾病是一个动态变化的过程，相应地引起机体形态和功能的变化也随着疾病的发展有所变化。而检测指标往往反映检查机体形态或功能的当下情况，是静态的，不能反映疾病的动态变化，因此对于检测结果当以动态的观点分析。首次检查未见异常，不意味着机体绝对没有病变，可能由于病变尚未发展到实验室检查或其他仪器检查可被探查到的阶段，若以静态观点视之，极易造成误诊漏诊的可能。如粟粒性肺结核在发病初期，胸片上并无明显改变，一般在发病三周后，胸片上才能见到分布均匀、弥漫细小的颗粒状阴影。另外，有些疾病会产生假象，需要医生动态观察，前后加以比较才能识别。如变异性心绞痛发作时，心电图的S－T可升至等位线，或倒置的T波变为直立，表现出改善的假象，而在疼痛缓解期心电图S－T反而不正常。因此，临床医生必须从疾病的整个过程出发，用动态的观点去看待检查结果，结合病史、体征和病情发展变化过程，因时、因人、因病进行综合分析，必要时应根据病情发展变化进行必要的复查，比较其结果，绝不能根据一次检查结果去进行临床诊断。

二、病象资料的认知分析

通过调查研究，医生获得了临床病情资料，但此时对疾病的认识还停留在感性认识阶段，有必要对纷繁复杂的疾病征象进行辨证分析、综合判断，来揭示疾病内在的本质联系。所谓分析就是把整体分解为部分，把复杂的事物分解为各个要素，并分别对要素进行研究和认识的一种思维方法。综合就是把对事物的各个部分要素的分析结果联系起来，进行研究和认识的思维方法。

（一）病史资料的分析

1. 病因分析　探本求源，任何疾病都有其发生的原因，因此，诊断疾病首先要找出导致疾病发生的各种原因，探明病因与疾病的因果关系，从而做出明确诊断。通常情况下，可以通过发现患者患病的可能高危因素、寻找病因的可能证据来分析病因。分析多元病因存在的可能性，如分析机体防御功能情况和外部致病因素、直接致病因素和间接诱发因素、自然生物因素和社会心理因素等，也是病因分析的基本方法。此外，由于疾病的原因和结果常常互相转化，某一原因引起某一种疾病，该病又成为引起另一疾病的原因，如此形成一串互为因果、不断转化的链条。因此分析因果转化的链条，也有助于对病因的挖掘。

（1）**直接病因的分析**　直接病因包括气候异常、饮食不调、劳逸失度、社会关系失调、外伤等。直接病因多可通过问诊而获得，如贪凉饮冷引起腹痛，劳累过度导致气虚，情志过激导致肝阳上亢等，通过细致的询问病史便可获悉。对于直接病因中的六淫病因的分析，多采用取象比类的方法。如患者出现头痛、汗出、恶风、游走性关节疼痛、瘾疹等症状，其特征与自然界风的善行数变、轻扬上行等相似，则判断病因为风；若患者出现头重如裹、身体困重等现象，则与自然界湿性重浊黏腻等特征相似，故认为病因为湿。直接病因既可导致人体直接发病，又可形成间接病因，如恣食肥甘厚味导致痰湿内停。

（2）**实邪病因的分析**　各种病理产物和宿食、燥屎、寄生虫等均为实邪病因。对于实邪病因的分析，一般通过问诊、辨证求因及参照现代医学检测手段等途径来确定。以瘀血为例，首先询问患者是否有外伤出血，或者其他原因所致出血，是否有感受寒邪或情志郁结等病史，然后结合患者的症状和体征来探求病因，如患者有无舌质紫黯、瘀点、瘀斑，口唇、爪甲青紫，有无固定性刺痛拒按，有无肿块，有无肌肤甲错和涩脉等，最后结合实验室检查，如是否存在血小板凝集性增高、微循环障碍等。中医在临床中较为重视审症求因的方法。

2. 病征分析　病征是疾病的外部表现形式，透过这些征兆，医生可以初步判断患者所患疾病。病征是症状的演变史，是疾病史的表现形式。疾病是一个发展、变化的过程，其症状也随着病程阶段的不同而有所变化，而非即刻全部显现，因此，诊断时要将处于疾病不同时期、不同阶段的症状连贯起来加以分析，以便形成相关疾病的完整动态过程，进而探寻疾病的本质，为确诊提供较为充分的依据。概言之，病征分析包括分析症状的真假、主次、发展变化、显现过程，以及不同阶段症状的联系等。

3. 病程分析　由于疾病在其发展变化过程中有其阶段性，而不同病程阶段并无明确截点，而是互相连接，呈现连续性的特点。所以采集病史时要在整体把握疾病发生、发展、演变、转化与转归的自然病程规律的基础上，分析病程的阶段性和连续性。同时也要注意对医疗干预后发生的证候变异做出有效的辨析。此外，不但要了解其现病史，还要了解其既往史，要注意现病史与既往史之间存在的某种内在联系，这些内在联系常常可为诊断提供主要线索和依据。

4. 病情分析　病情指疾病变化情况，病情分析包括分析发病的缓急、病情的轻重、典型症状的有无、资料的阳性与阴性等，对于建立诊断、确定治疗方案及判断预后有重要影响，必须予以重视。

（二）疾病征象的辨证分析

1. 一般病证与特殊病证　特殊病证是指能反映某疾病的本质所在，在该病中发生率高，而不见于其他的病或证的一类病证，特点是异病异症，一般只要出现这种病证，即可诊断为某种病证，症状稳定性强，如饥不欲食仅见于胃阴虚证。此外还包括一些非特殊性病证的有机组合，从而对某病或某证的诊断具有特异性。如阳明经证的大热、大汗出、大烦渴、脉洪大等"四大症"，就每一症状而言，对阳明经证并无特异性，但其组合在一起，则对阳明经证的诊断具有特异性。

一般病证是指对某一疾病既非必备性又非特异性，且变异快、个体差异大的疾病现象。其特点既可表现为异病同症，又可表现为同病异症。

在临床诊断过程中，要把握好一般病证与特殊病证的关系，既要重视抓特殊病证，又不可忽视对一般病证的掌握，抓住特殊病证，能使诊断过程简化，易于把握疾病的本质，掌握一般病证，可为特殊病证提供支撑，增强特殊病证的可靠性，二者相辅相成，不可或缺。若把握不好二者的关系，临床一味寻找特殊病证，或停留于一般病证不去深入探索特殊病证，只会造成诊断思维混乱，甚至延误诊断。

2. 主要表现与次要表现　疾病的临床表现纷繁复杂，可收集到的资料非常多，往往包括许多的症状、体征和各种检查结果，当这些资料不能形成明确的组合，看起来不相关或无特异性时，就要区别主要临床表现和次要临床表现，由主要临床表现来指导思考和检查的方向。一般来说，主要表现反映了患者最痛苦而急需解决的疾病主要矛盾，对认识疾病本质具有关键性意义，对于疾病的诊断和鉴别诊断具有决定性作用。次要表现在疾病的发展过程中属于次要矛盾，不能决定疾病的本质。因而，在诊断过程中，要抓住疾病的主要表现，只有这样，才能掌握疾病本质，得出正确的诊断。如患者恶寒发热、咳嗽、痰稀色白、头身疼痛、无汗、舌淡苔薄白、脉浮紧等，若确定主要表现是咳嗽、痰稀色白时，应辨为风寒束肺证；若主要表现是恶寒发热、无汗时，则应辨为风寒表实证。辨证时，在重视主要临床表现时，次要临床表现的价值亦不容忽视。主要临床表现虽是当前辨证的最重要线索和依据，但对于证候的正确诊断，需要对主要临床表现与次要临床表现进行综合分析才能完成。因为所有的症状、体征都从不同的侧面反映出证的本质属性，若仅辨析少数病候，哪怕是主要临床表现，也难以完全反映其病机；而且主次的划分是相对的，是相互比较存在的，尤其辨证之初，在未全面辨析所有病候之时，何为主要临床表现尚无定论，所以，只有将收集到的所有症状、体征结合在一起分析、综合，才能完整地揭示疾病的本质。

3. 局部表现与整体表现　人体是一个有机的整体。各个脏腑、组织、形体官窍密切配合、协调、制约，共同完成整体的功能。生理上协调统一、密切配合，病理情况下便会互相影响，整体可以影响局部，局部亦可影响整体。因此，临床上局部表现和整体表现常同时存在，尤其是病程较长，病情复杂的疾病，往往表现为多个器官同时或先后发病，既有局部症状，又有全身表现。因此，若要形成正确的诊断，在分析病情资料时，必须将整体与局部联系起来，这样才能全面把握，避免误诊。

临床上，不管局部疾病还是全身性疾病，均可既有局部表现，又有整体表现。换而言之，局部疾病虽是局部的，却可有全身表现，如乳蛾，虽然是局部病变，却可以出现发热等全身症状；而全身性疾病虽是全身的，却可先以某个局部的症状表现出来，如狐惑病，可以口腔溃疡表现出来。因此，单纯从局部表现不能确定就是局部疾病，而从整体表现也不能确诊就是全身性疾病。

局部表现与整体表现还可以在时间的连续性上呈现出先后的特点，如先出现整体表现，再出现局部表现；反之，先出现局部表现，再出现整体表现。如先发现视物昏渺，进而发现消渴。通过某些局部表现进一步诊查，往往能发现某些潜在的全身性疾病，如恶性肿瘤通过远处转移灶先表现出来。临床尚有一些疾病整体反应明显，局部表现隐匿，如瘰疬。

局部表现与整体表现的关系还表现在同一局部病变，处于不同的整体联系中，可以有不同的发展。如胃溃疡在不同的条件下，可以导致胃出血、胃穿孔、幽门梗阻或癌变等不同的结果。所以，同一局部病变可以有多种转化形式，只有从整体表现的联系中，才能看清他们转化的条件，预见到局部表现的发展。

4. 临床表现与疾病本质　现象和本质是疾病的不同方面。要真正认识疾病，首先就应该把现象和本质区分开来。现象是事物矛盾运动中所显露出的各种外在形态，可以被人们的感觉器官所感知，它是片面的、个别的、表面的东西，如疾病过程中的某些症状、体征和各种检查结果。本质则是疾病的根本性质，是疾病的内在联系，是由它自身所包含的特殊矛盾构成的，是比较深刻、比较稳定的方面，它不能被我们的感官所感知，只有凭借思维通过对临床资料进行分析综合，才能认清。任何客观事物都包含现象和本质，现象不等于本质，但本质通过现象反映出来，不存在不反映本质的纯粹现象和没有现象的本质。

从疾病的角度来说，任何疾病都有不同程度的或早现或迟发的临床表现，各种临床表现又反映着不同的疾病本质，但是临床表现和疾病本质并不是等同的，它们之间是有差异的。一般来说，现象和本质大体是一致的，在疾病过程中，疾病的现象和本质也大体相统一，疾病现象总是反映疾病的本质，其本质也必然通过现象表现出来，人们可以运用临床思维透过病变的各种现象去认识其本质。但临床还会出现疾病表现与疾病本质不一致的情况。因此，疾病现象是多样的、变化的、复杂的，正如《黄帝内经》所指出的："百病之生，各有其因，因有所感，各显其症。"故必须运用临床思维，透过复杂多变的表面现象，深入疾病的本质，抽丝剥茧，去伪存真，把握其内在联系，才能正确认识疾病。

5. 原发病证与继发病证　原发病是疾病在人体上最先引起的基础性病理变化，由原发病引起的其他病变称为继发病（或称并发病）；与原发病或继发病同时存在的病症称为伴发病（或称并发症）。疾病的发生、发展和转归是一个过程，不能孤立、静止地观察和分析，当患者同时存在多种疾病时，应分清疾病间的相互关系，既要考虑到继发病，又要考虑到原发病。原发病常影响着继发病的发病趋势，同时对疾病的转归预后起到至关重要的作用。临床由于颠倒原发与继发、混淆原发与伴发的关系而造成的误诊比比皆是，甚至有时候患者就诊时，继发病引起了严重明显的临床症状，成为患者本次就诊的主要原因，而原发症状不突出，甚至没有被发现，如患者以四肢和躯干的骨痛为主要症状来诊，却查出患者为肺癌的骨转移，原发病并没有明显的临床表现。如果临床医生缺乏这方面的认识，就容易仅仅注意到继发病症，而忽略了原发病的治疗。所以对比较复杂的病例要深入思考，不能简单地凭印象诊断。要想处理好原发、继发、伴发之间的关系，就必须结合病史，用原发、继发与伴发的关系来解释各种复杂的临床表现，挖掘出继发症状掩盖下的隐匿型的原发病。

6. 宏观表现与微观表现　传统中医往往采用四诊的方法来诊察病情，获取病情资料，包括自觉症状、体征、舌象、脉象等，通过对这些病情资料的逻辑思维进行分析，来认识疾病。这些依赖人的感觉器官所获得的临床资料被称为宏观临床资料。通过对宏观病情资料的掌握，可以从整体上把握病情变化，尤其是对于一些亚健康状态的调理和功能性疾病的防治有着显著优势。从宏观资料来辨证，体现着中医整体观念的学术思想，是中医学理论体系的主要特点之一。但随着实验室和现代检测仪器设备的引进和对疾病认识的深入，仅仅局限于通过宏观资料来诊治疾病，已经远远不够，其局限性日渐显著。单纯通过宏观资料诊治疾病，对医生经验水平的要求甚高，纵然是一个经验丰富的医生，如果不借助任何诊疗器械，仅凭医生自身的思维活动来进行辨证论治，会存在很大的主观性，很容易导致漏诊，甚至误诊。临床还常常出现一些无症可辨的情况，如隐匿性肾炎、肿瘤等疾病的初起，已有病理改变，但却表现为隐匿的功能异常状态，还有些疾病经治疗后患者无明显不适症状，但实验室检查指标仍为异常，如慢性肝炎等。因此，临床诊治疾病必须既重视宏观资料，又重视微观资料，即借助于现代科技检测手段所获得的临床资料。

（三）诊断思维的辨证思维范畴

1. 疾病概率　在进行诊断时，若从多种可能诊断中，判定哪一种是正确诊断时，要考虑到疾病概率的问题。疾病诊断概率包括常见、少见与罕见。临床上经常遇到的是常见的、多发疾病，因此，辨证时应首先考虑常见病与多发病，这种直接的思维方法可删繁就简，减少辨证过程中的非必要环节。但疾病的发生概率里还有少见与罕见疾病的存在，如果经反复思考不能很好地解释患者当前的临床表现时，或是疑难杂证、危急重证等，或按常见证久治不愈的患者，则应考虑少发病与罕见病。此外，还应该注意考虑地方病和传染病。人类疾病种类繁多，其中少见病占多数，部分少见病出现的概率很小，但大多数少见病出现的概率就大了，所以必须既重视常见病，又不能忽视少见病，克服概率上的疏漏，养成全面分析思考的习惯，才能提高临床诊断的能力。在临床诊断过程中，必须处理好诊断概率的问题，按照可能性大小依次推进，这样才不会漏诊或误诊。但考虑少见病和罕见病时必须要有充分的科学依据。

发病率是呈动态变化的，受发病年龄、性别、类型及社会环境的变化、诊疗水平的提高等因素的影响。疾病发生变异，疾病谱发生变化，疾病的常见、少见与罕见可以发生转化。既往常见病可以逐渐减少而成现在的少见病，既往少见病可以变成现在的常见病，甚至已经罕见的病种可以在局部流行。这就要求医生要随时掌握疾病的动态变化情况，才能全面提高临床思维能力和诊断水平。

2. 解释原则　多数情况下，尽量用一个疾病去解释多种临床表现，因一个患者在某一特定时期同时患两种或两种以上病证的可能性较小，患一种病证或一个疾病系列的可能性大，这种解释原则被称为一元病论；当用一个病不能合理解释各种临床表现时，必须采取客观现实的态度，用多种疾病来进行解释，即多元病论。近年来的医疗实践证明需要用多元病论来解释的情况越来越多，若就诊科室仅仅抓住患者就诊期和本科室内的疾病进行解释，而未对患者的全身疾病进行系统的诊断，单纯用一元病论解释，就会造成漏诊和误诊。再者，当患者临床表现十分复杂，经系统分析，不能按照原发、继发与伴发的关系联系成为一个疾病系列，还固守一元病论的观点，势必导致漏诊的情况发生。

对于临床所见，尽可能地用一元病论来解释，用整体的、联系的观点把握疾病的病程演

NOTE

化，以及一种疾病对机体功能多方面的影响，不能孤立地根据多种症状提出多个诊断。尽可能多地运用一元病论，不意味着不进行多元病论的解释，要从实际情况出发，有几种疾病就诊断几种疾病。对病因较为复杂，可由多种原因所致的征象，不能用单一病因进行解释，必须考虑用多元病论进行解释，如眩晕有可能因气虚清阳不升导致，也可能由于痰浊上蒙所致，或由于瘀血阻滞而作等等，切不可只作一元病论的解释，需全面分析病情资料；对临床表现比较庞杂，且无典型临床表现的疾病诊断，要注意用多元病论进行解释；对患病时间较长、病情演变复杂的病例诊断，要注意用多元病论进行解释，特别是患者既有慢性疾病，又出现了新的病象，这种新病象是新发还是旧病复发，应仔细鉴别，以防漏诊；对老年人的疾病要注意用多元病论解释，年过半百，脏腑精气衰竭，一个脏器同时出现多种病变或两个以上脏器同时发病的概率会上升。

3. 疾病关系 标本关系常用来概括说明事物的现象和本质，在中医学中常用来概括病变过程中矛盾的主次先后关系。本是事物的主要矛盾，标是事物的次要矛盾。标本随着疾病发展变化的具体情况所指有所不同。在中医临床思维中，标本分析侧重于对疾病的病因、病位、病性及病与证、病与病、证与证等矛盾关系的分析，通过分析这些矛盾关系，可区分出矛盾的主次要方面，寻找本质，区分层级高低。辨证过程中的标本，主要用来区分证型之间的因果关系，这里的本，是指原发病证，为主要矛盾或矛盾的主要方面；标，是指继发病证，为次要矛盾或矛盾的次要方面。一切复杂的病证，总不离标与本，区分两个证型之间的因果先后关系，就可以辨出标本，从而抓住病变的主要矛盾或矛盾的主要方面，进而以标本缓急的原则确定治疗。如眩晕病的肝阳上亢证，其本属肝肾阴虚，标是肝阳上亢，常态下"本"是主要矛盾，"标"是次要矛盾，当以滋补肝肾，平肝潜阳为治。倘若肝阳亢逆无制出现肢麻、震颤或突然昏倒、半身不遂等征象，则肝阳亢逆无制上升为主要矛盾，肝肾阴虚则转化为次要矛盾。复合病或证之间的主要矛盾把握，病与证之间主要、次要关系的权衡等，均属于标本分析的范畴。总而言之，标本分析与判断在中医临床中起着十分重要的作用，能为治方决策区分缓急主次，解决疾病主要矛盾提供重要指导。

第二节　中医辨病思维

辨证论治是中医学重要的诊疗特点，但在中医学历经几千年的临床实践中亦从未忽视过辨病论治。从中医学术发展的历史来看，特别是在中医学体系形成之初，对辨病的认识实际早于辨证，辨证是在整个疾病诊察实践过程中逐渐形成的疾病诊疗模式，辨病与辨证相结合奠定了中医临床诊疗的基本模式。在传统中医学的诊疗模式中，单纯强调辨证论治不够全面，基于辨病的辨证论治才是对中医学诊疗模式的完整认识。

中医学认为，疾病是在致病因素作用下，机体脏腑功能失衡，人与环境不相适应，人体由健康状态变为病理状态，由发生、发展到康复或死亡是一个渐变的过程。辨病即对疾病的病种作出判断，着眼于疾病整个过程的系统病理演变，有助于从整体、宏观水平认识疾病；辨证，则是在中医学理论指导下，用中医望、闻、问、切四诊的方法，对患者疾病当前阶段的各种临床资料进行综合分析，有助于对疾病的病位（脏腑、气血阴阳等）、病性（虚实、寒热等）等作出判断，并概括为完整证名的诊断思维过程。辨病可以系统、动态地把握病因及疾病发生、发展的变化规律；辨证则只侧重于疾病某阶段的病位、病性，不便于系统把握疾病发生、发展规律。因此，临床上将辨证与辨病结合，可以更全面地认识和诊治疾病。

一、中医辨病的意义

1. 历代医家重视辨病 医学对疾病的认识是逐步发展深入的，当临床医学发展到一定阶段时，医家往往会寻找切合病证的主要病因病机，以便于在临证治疗中形成治疗专病的"通治方"，删繁就简地进行诊疗。如《素问·腹中论》中用鸡矢醴方治疗鼓胀，就属于辨病论治，后世医家又将鼓胀分为数种证型予以分别论治，此重在辨证论治。《内经》除鼓胀病外，以生铁落饮治疗狂病，四乌贼骨一藘茹丸治血枯经闭等，亦均具有辨病论治的特点。

《黄帝内经》以后的《武威汉代医简》中载有"治诸淋（淋即癃）……皆同药（治之）"，汉代以前，癃、淋不分，此处诸淋系指诸种淋证，包括石淋、血淋、膏淋等，说明当时对这些病是以辨病为主的。张仲景《伤寒杂病论》中有不少辨病论治的论述，其中《金匮要略》更有鲜明的特色，如用乌头汤治疗历节，黄芪桂枝五物汤治血痹，肾气丸治消渴，桂枝茯苓丸治妇人癥瘕积聚病，胶艾汤治胞阻，甘麦大枣汤治脏躁等，这些治疗方剂，至今仍经常为医者所选用。

晋代葛洪《肘后备急方》中介绍有关辨病论治的内容亦较多，如对卒心痛、伤寒、痢疾、黄疸、乳痈等病，基本上不以分型论治的形式论述，而是侧重于使读者在仓促之间，按病索方以应用于临床。宋元以后，明代孙志宏所著《简明医彀》在辨病论治方面具有鲜明特色，孙氏针对两百余种临床各科病证，每病均列"主方"一项，在"主方"后，多附有较为详细的药物加减用法，便于选用，体现了作者对辨病论治的认可，是一部有关"辨病论治"的医籍。

由此可见，辨病论治在中医学中占有重要地位，正如徐灵胎所说，"欲治病者，必先识病之名，能识病名，而后求其病之所由生，知其所由生，又当辨其生之因名不同，而病状所由异，然后考其治之法，一病必有一方，一方必有主药"。喻嘉言也曾提出"先认病后用药"的观点。

2. 中医辨病的重要作用

（1）**以辨病为纲，可减少辨证论治的盲目性** 任何一种疾病都有符合其特点和规律的临床表现、病因病理、发展过程、转归预后及针对性的治法方药，基于辨病掌握疾病的发病机理、证候特征、病机演变规律和治疗原则，也就掌握了病的规律，有利于临床诊疗时把握全局和整体的意义。例如，在治疗一个麻疹患者时，如果不先辨病，对麻疹病的整个发病过程没有全面的认识，对于麻疹初起的证候，就容易误诊为其他外感性疾病，而不能根据麻疹的治疗原则去治疗，最终容易导致其他并发症的发生。如果通过辨病掌握麻疹病的证候特征，熟悉麻疹发病各个阶段的证候、病机演变规律及预后情况再指导论治，会使治疗更具有针对性，减少因误诊误治而导致的不良结果发生。辨病为辨证确定了范围，在诊治疾病过程中具有统驭性的作用，是辨证论治的基础和前提。

（2）**有利于排除类似疾病，提高辨证论治准确性** 如果说辨证是既包括四诊检查所得，又包括内外病因及病位，全面而又具体地判断疾病在某个阶段的特殊性质和主要矛盾的话，辨病的不同之点是，与多种相类似的疾病进行鉴别比较，把各种相类似的疾病的特征都加以考虑，需要对患者的证候进行逐一查对，在查对的过程中，看看有没有这种或那种疾病的特征，最后把那些类似的疾病一一排除掉，进一步准确了辨证，从而得出最后结论。

因此，辨病的过程就是根据病证特征进行类病鉴别诊断的过程，而在得出结论之后，对该病的病性、病因、病位及今后的病机演变已有一个梗概，在这个基础上进一步辨证，便能预料其顺逆吉凶。更重要的是经过辨病之后，使辨证与辨病结合后的治疗原则与方药应用更加符合患者病情，以达到提高辨证论治的准确性和提高疗效的目的。

（3）便于总览疾病发展规律，制定规范疾病辨治方案　疾病的预后取决于疾病性质、病因、病位、发展规律等因素，任何一种疾病都有其自身的发生发展和邪正消长盛衰的规律，因而预后也不同。临床上不同疾病过程中出现相同的证候是屡见不鲜的，但这种相同的证候必然因不同疾病而在临床特征上有所不同，甚至转归预后有所不同。比如泄泻，由消化道肿瘤引起的泄泻，病情较重，预后往往很差，而由饮食失节引起的泄泻病程较短、预后较好。又如同一咳嗽，肺癌引起者预后较差，而结核病引起者病程较长，一般支气管炎引起者预后较佳。所以通过辨病可以从整体出发，掌握疾病发生发展规律及邪正消长情况，以判断预后顺逆，同时通过辨病也可以帮助医生正确区分疾病的标本缓急，从而做出能符合疾病发展规律、正确区分标本缓急的治疗方案。

（4）可不受无证可辨局限，能完善中医防治思路　传统中医的辨证是建立在望闻问切四诊基础上的，如果患者尚未出现病理性脉象和/或主观症状不明显，就会出现无证可辨的情况。例如，有些较轻的慢性胃炎患者常无明显临床症状和舌脉变化，也就无证可辨。只讲辨证论治，对于这种情况往往会有局限，这是由于辨证方法长于表观而拙于微观的局限所致。借助现代检测手段明确诊断患者所患的疾病，则虽无证可辨，依然可根据该病的基本矛盾、常见病因病机做出判断。

（5）便于把握患者预后，进行合理疗效评价　疗效是中医学得以继承和发展的原动力，目前中医疗效多以临床症状改善为评价指标，并且评价指标不统一。改善患者个体自身感受，减少或消除临床症状，是否能完全阻断疾病的发展，纠正疾病的整个病理变化，是需要思考的问题。辨证论治是针对疾病某阶段病理反应进行的治疗，可以改善某阶段的临床症状，但并不意味着疾病的痊愈，如西医的高血压发作可诊断为中医的眩晕病，辨证治疗后患者头晕、头痛症状消失，但并不意味着高血压的痊愈。有时单纯辨证论治还可能掩盖疾病的病情，如结肠癌早期出现血便、脓血便、里急后重症状，辨证治疗症状可能消失，但病情却进一步发展，可能延误早期手术治疗的时机。因此，临床评价必须强调辨病为先，根据疾病的整个病理过程，重视疾病结局指标前提下的综合评价，制定终点指标、生存期、生存质量、临床状况等疗效评价指标，使中医疗效评价具有全面性、客观性、可行性。

中医学历来重视辨病，辨病在临床实践中具有重要的意义，应重视辨病，以更好地指导临床实践。

二、中医辨病的困惑与对策

（一）中医辨病的困惑

由于中医学历史发展的原因，对于疾病的命名有多种表述，有时把一个症状和病位结合起来称为一种病，如头痛；有时以疾病体征称为一种病，如水肿；有时候将病因、病机等综合起来称为一种病，如"伤寒"等。中医辨病论治所涉及的疾病，不仅有着明确的病名，还有对疾病发展全过程的特点与规律（包括病因、病机、传变、预后）及对其治法、方药的论述。证即证候，是对疾病发展所处某一阶段的病位、病因、病性及病势等所做的病理概括，是对致病因素与机体反应两方面情况的综合，是对疾病当前阴阳虚实等证候特征所做的概括性结论。症，在现代各版《中医诊断学》教材都只包括症状和体征的中医四诊信息，如发热、汗多、头痛、咳嗽、苔黄、脉浮等。

症是人体在疾病状态下发出的每一个信息，而证则是疾病状态下人体发出的信息总和。可以认为，"症"是组成"证"的基本元素，"证"是"病"的阶段性状态，"证"与"病"是阶段与全程的关系，"症"和"证"是要素与系统的关系。

由于历史条件的限制及中医学自身理论的特殊性，中医病名存在一定的缺陷，病名体系不够完善和规范，出现过多的以证统病、一证统多病的现象，而且许多疾病没有相当的中医病名，这不只是给现代中医的医疗、科研、教学带来了诸多的困扰，也增加了中医辨病论治的难度。中医"病""证""症"概念混淆，临床运用各随意取的现象，是辨病与辨证论治中存在的一大问题，应当在中医学的现代应用和研究中进一步明确和规范。

对辨病与辨证的关系有三种不同的认识。一是辨病与辨证分立观；二是辨病与辨证统一观；三是正确认识西医辨病与中医辨病的关系。

（二）中医辨病的对策

辨证与辨病相结合是疾病诊断的基本思路，认识疾病的过程中，既有辨病，又有辨证。两者都是以患者的临床表现为依据，区别在于一为确诊疾病，一为确立证候。一种病可能有多种证，一种证也可能存在于多种疾病中。往往疾病诊断相对固定，证候诊断在疾病发展过程中不断变化或因人、因时、因疾病的不同阶段而异。两者有机结合，才能全面而深刻的认识疾病和把握病机变化，很好的指导临床。辨病有助于提高辨证的预见性、准确性，重点在全过程；辨证有助于辨病的个体化、针对性，重点在现阶段。辨证与辨病相结合，在辨病的基础上进一步辨证，既有全局观念和整体认识，又有阶段性、灵活性认识，从而进行有针对性的治疗。因此在临证时，应当在审因、辨证的基础上，采用辨证论治与辨病相结合的思路和方法。

1. 主症辨病、兼症辨证的病证结合辨治 冠心病患者主诉多为胸痛、胸闷、心悸、气短、喘息、平卧困难，以上症状基本涵盖了冠心病各种临床分型的主要表现，也是各种临床分型的共性特点；同时冠心病患者兼有很多其他症状（兼症），这些症状可出现于各种临床分型之中，虽表面对于冠心病诊断并无特异性价值，但却是证候诊断的特征性条目。在病证结合理论指导下，结合冠心病主症与客观理化检查结果，可对"病"进行明确诊断及危险度分层；在辨病基础上，对具有证候诊断意义的特征性条目进行定量分析，构建"主症辨病，兼症辨证"的病证结合辨治方法，可以更好地指导临床实践。

辨病探讨的是共性，辨证探讨的是个性化；辨病常常采用还原分析的方法，辨证则使用整体综合的方法。随着对共性的、局部的把握越来越深入，就可以对整体有一个更深刻的认识。

明确辨病与辨证互补共用的同时，要走出中医辨病的困惑，接纳西医学病名，开展中医病名的规范化研究，使之与临床有机结合，以反映出疾病本质。如心力衰竭中医学往往归属于喘证、水肿等病，现已有多位学者指出以心衰病作为心力衰竭的中医病名，用心衰病作为中医病名，既不失中医特色，又能在病因病机、诊断治疗、病证结合及中西医结合研究等方面找到与

NOTE

西医学的切入点，有助于中医对心衰诊治水平的提高，故现今在临床中被广泛应用。同时，务须肯定西医学对疾病认识的进步，应当把西医学的诊断手段作为现代中医辨病视野的延伸，避免为了保持特色而生搬硬套中医病名。

2. 无"证"从病，无"病"从证　一般情况下，临床上病与证是相随的，但现阶段某些严重威胁人类生命的疾病，在某个阶段往往"无证可辨"，如恶性肿瘤、糖尿病、冠心病等，对这些病关键在于早期诊断。若只是固守中医辨证，将在无证可辨的阶段失去早期诊治的机会。因此，临床医生要用中西医结合的方法来辨病辨证，在保持中医理法方药基础上与西医学相结合，这样每个病都可按中医理论辨证，无证可辨者也可基于既往研究进行辨病论治。

无病从证是指目前一时未能诊断出来的西医疾病，如一些不明原因的泄泻，大便镜检与培养阴性，中医辨证明显是脾胃虚弱或脾肾阳虚；又如一些原因不明的低热，体温常在38℃左右，中医辨证可根据季节、地区、个人体质表现，分为暑湿、气虚、阴虚等，尤其是有证可辨、无病可察的大量亚健康人群。

第三节　中医辨证思维

"证"是中医学的一个特有概念，是疾病发生演变过程中某阶段病理本质的概括。"辨证"是在中医理论指导下，对四诊收集的病情资料进行辨别、分析、综合，做出证名诊断的思维过程。它是将患者周围环境、体质强弱与疾病规律综合考虑的一种诊断思维过程，具有整体、动态和个体的特色。

中医辨证思维，强调整体观念、诊法合参，是中医医疗实践的主要思维模式。辨证是临床诊疗过程中的核心，体现出"司外揣内"的思维特征。"司外揣内"是中医诊疗过程中通过全面收集疾病的表象，通过内外相应的整体性规律把握疾病本质的一种诊断思维。中医在诊察疾病的过程中，注重收集机体生命活动外在征象，以推断机体内在的生理病理变化，为论治提供依据。

四诊活动属于宏观认识的感性认识阶段。辨证为理性思维，是中医临床把握疾病本质的主要阶段。辨证要全面精炼、灵活规范，以揭示当前阶段疾病的病理本质，从而指导诊断和治疗。

证是中医辨证的结果，又是论治的依据。由于"证"受着患者个体体质和不同疾病的自身变化规律的影响，因而呈现变化多端的不同表现形式。

一、认知证的表现形式

中医学的证，是疾病发生演变过程中某阶段本质的病理概括，反映特定病因病机的各种病理要素及其发展演变规律。这种病变必定有其相应的病因病机及其特定的临床表现。

证随着组合形式、表现特征、系统层次、运用目的的变化而表现不同形式。冷方南《中医证候辨治轨范》载有308个证，邓铁涛《中医证候规范》载有178个证。程绍恩、夏洪生《中医证候诊断治疗学》载300个证。朱文锋《证素辨证学》汇聚古今重要论著中所提出的证素概念，总计有120项左右。通过筛选，初步提取出规范的证素53项。病位证素20项：心神

［脑］、心、肺、脾、肝、肾、胃、胆、小肠、大肠、膀胱、胞宫、精室、胸膈、少腹、表、半表半里、经络、肌肤、筋骨［关节］。病性证素 33 项：（外）风、寒、暑、湿、燥、火［热］、痰、饮、水停、虫积、食积、脓、气滞、（气）闭、血瘀、血热、血寒、气虚、气陷、气不固、（气）脱、血虚、阴虚、亡阴、阳虚、亡阳、精［髓］亏、津（液）亏、阳浮、阳亢、动风、动血、毒。任何复杂的证，都是由病位、病性证素组合而成，因此准确判断证素，便抓住疾病当前的病理本质，就能把握复杂、动态的证。

由于机体反应性的差异及外界因素的不同，同一种证的临床表现有典型与非典型之别；证的表现形式还有单一、复合或夹杂的情况；在某些疾病的危重阶段，证候有时会出现假象。所有这些都导致临床千变万化的复杂现象，医者只有熟悉这些情况，熟悉证的表现形式，临床辨证时才能应对自如。

1. 辨识证的临床类型　证由病位、病因、病性等基本要素组成。中医学在长期的临床实践中，已形成八纲辨证、病因辨证、气血津液辨证、脏腑辨证、经络辨证、六经辨证、卫气营血辨证和三焦辨证等辨证方法，其所辨之证可分"纲领证""基础证""具体证"三类辨证层次。其中八纲辨证是中医辨证的基本纲领，以表里定病位，以寒热、虚实辨病因和病性，以阴阳辨证候的归类。因此八纲辨证可从总体上反映证的部位、性质和类别，具有执简驭繁，提纲挈领的作用，故为"纲领证"。病因辨证和气血津液辨证是对八纲辨证中寒热、虚实辨证的深入运用，是对证候各种病因及气血津液虚损与运行情况的辨析；为辨别具体证候奠定基础，故为"基础证"。脏腑辨证和经络辨证是对"空间病位"为主的病证进行辨证的方法，主要适用于内伤杂病的辨证；而六经辨证、卫气营血辨证、三焦辨证是对"层次病位"为主的病证进行辨证的方法，主要适用于外感时病的辨证。此五类辨证方法亦可使所辨之证的"病位、病因、病性"等要素齐备，故属于"具体证"，此五类辨证方法亦是适应于临床各科辨证论治的主要方法。

八纲辨证是中医多种辨证方法的基础和核心。表里是辨别疾病病位的基本纲领，寒热是辨别疾病病性的基本纲领，虚实是辨别邪正盛衰的基本纲领，而阴阳则是辨证归类的基本纲领。临床上尽管病情复杂多变，但运用八纲可找出疾病的关键，确定证候的类型，并为治疗提供方向。但八纲辨证毕竟是"纲"，八纲辨证的结果相对比较笼统、抽象，对疾病本质的认识尚不够具体、全面。例如八纲辨证的结论虽为里证，但没有明确病变所在的具体脏腑，临床辨证时还应结合其他的辨证方法，对疾病的具体临床表现进行深入的分析，把辨证结论落实到具体部位和具体性质上，才能对证做出更加合理的判断，为诊治提供全面可靠的依据。在诊断疾病的过程中，八纲辨证是其他各种辨证方法的总纲，而其他辨证方法均是在八纲辨证基础上进一步深化。

2. 辨识典型证与非典型证　所谓典型，是指在同类中具有代表性的事物，典型表现是从复杂的临床表现信息中概括出来的能充分显现出其个体性特征的标准表现，具有一定的确定性和特异性，是由疾病的病理机制决定的，体现了共性和一般，其表现符合人们现行理论和经验的常模形式。

（1）**典型证**　典型证是较全面的对某一疾病的主要本质特征及主要发生、发展转化规律的反应。是前人对疾病某一阶段本质及规律性的总结。当证候的症状体征齐备时，该证候则为典型证。中医内科学中各种疾病的诊断标准，就是以疾病的典型证候为基础而概括出来的标准理想模式，但临床典型证候是相对少见的。"典型的某个证"是指该证具有典型的临床表现，将患者临床表现和已知某一证型进行比较后，若二者的主要特征相吻合，此证的诊断即可成立。这是中医辨证的基础和具体应用。

汉代张仲景在《伤寒论》的麻黄汤证中提到："太阳病，头痛发热，身疼腰痛，骨节疼痛，恶风，无汗而喘者，麻黄汤主之。"其含义是患太阳表证，见到上述症状者，即用麻黄汤治疗。又如表现为发热恶风、汗出、脉浮缓等，这与《伤寒论》所载"太阳病，发热汗出，恶风，脉缓者，名为中风"之说相符，便可以诊断为太阳中风证。再如小柴胡汤证中："伤寒五六日，中风，往来寒热，胸胁苦满，嘿嘿不欲饮食，心烦喜呕，或胸中烦而不呕，或渴，或腹中痛，或胁下痞硬，或心下悸，小便不利，或不渴，身有微热，或咳者，小柴胡汤主之。"又曰："但见一证便是，不必悉具。"其含义是患伤寒五六日后，上述所有症状不必均见，只要见到所列症状之一，即可用小柴胡汤治疗。临床医生可在短时间内通过典型临床表现明晰疾病的本质，得出辨证的结论。

（2）非典型证　非典型表现是一些离散的、变异的、缺乏特异性的疾病现象，即不完全符合恒常的表现。由于患者机体内部反应性的差异以及外界因素的种种不同，证的临床表现变化多端，因而形成了各种各样非典型的证。非典型证主要是依据同典型证相比较来辨识的。它们与典型证表现的差异，具体表现在症状体征不齐备，主症不明显或只见主症，或单纯见兼症，或症状体征数量较少，或只有症状体征，而缺乏舌脉的支撑，或舌脉典型，症状体征缺如，如某些轻型证候、早期证候、过渡性证候、兼夹性证候以及特殊型证候等。这类证候与标准证不易比对，必须通过辨证思维才能做出正确的判断。

当然，非典型证候临床表现的这些差异仅限于一定程度、一定范围之内，而该证的基本特征仍然保留，因此辨证仍有一定的规律可循。例如，一个感冒患者，并未表现恶寒、发热、苔薄、脉浮等主症，只见鼻塞、清涕、喷嚏等兼症，凭借有感受风寒、病程较短等病史，仍可诊断为外感风寒表证。

由于非典型证的普遍存在，决定了临床现象的复杂、多变。因此，辨识非典型的证，是临床辨证的重要任务，医者只有在掌握证候典型临床表现的基础上，进一步熟悉、了解证的各种非典型表现，四诊合参，积极开展辨证思维活动，才能真正认识与掌握证，提高辨证论治的水平。要识别非典型证，必须善于把典型证与非典型证联系起来考虑，没有典型证作比较，则无法确定非典型证。临床医生水平的高低，往往取决于对非典型证认识和掌握的程度，临床思维方法，在很大程度上也要依赖对各种非典型证资料的积累与认识。

3. 辨识证的复合与夹杂　八纲辨证中，表里寒热虚实阴阳各证概括一方面的病理本质。用八纲来分析、判断、归类病证，并不是彼此孤立、绝对对立、静止不变的，而是可相兼、错杂，随病变发展不断变化的。临床辨证时，不仅要注意对八纲基本证的识别，更应把握八纲证之间的相互关系，只有将八纲联系起来对病情作综合性的分析考察，才能对证候有比较全面、正确地认识。

因此，临床上的证有很多种，有简单证、复合证、夹杂（兼夹）证，为医者应该知晓这些错综复杂的临床现象。

（1）单一证　是指组成证候的症状体征简单，病性一致，病机单一，易于辨识的证候。如患者有恶寒发热、无汗头身痛、脉浮紧等表现，辨证时，即可诊断为风寒表实证。

（2）复合证　是指两个或两个以上病变密切相关，融合为一个不可分割的证，形成的原因与病因、病位、病性的不同组合成复杂的证候有关。对于多种证型并存的诊断，要求能分清并体现各证之间的主次、因果、并列等具体关系。通过分析归纳思维而达到明确诊断的目的。例如，患者下肢水肿、尿少、舌体胖大苔滑，为水液内停；若病程长，伴有疲乏无力、畏寒、肢冷、苔白、脉弱，为阳虚之证；若兼有纳呆、腹胀、便溏，则为病位在脾；若伴有腰膝酸软、性欲减退、夜尿清长，为肾阳虚。对以上病情资料进行归类分析，该病涉及水、脾、肾、阳虚等辨证要素，将这些要素综合起来，便可诊断为脾肾阳虚证。又如胃脘疼痛，可知病位在胃，嗳气，易怒，善太息，兼胸胁脘腹胀闷，情志郁结时加重，此系肝气郁结，故诊断为肝胃不和之证。

（3）夹杂证　是指在八纲中相互对立的两纲病证同时并见，所表现的综合性证候。在夹杂的证候中，矛盾的双方都可反映疾病的本质，因而不可忽略。临床辨证当辨析疾病的标本缓急，因果主次，以便采取正确的治疗。八纲中表里、寒热、虚实的错杂关系，可表现在表里同病、寒热错杂、虚实夹杂的证候中，临床辨证应对其进行综合考察。

夹杂的两个证在一个患者身上并存时，两者并不是简单的叠加，而是在一定程度上相互影响，其中一个证的某些临床表现可能会掩盖另一个证的某些临床表现，因此夹杂的两个证的临床表现一般都不一定十分典型，这也是导致临床复杂性的又一个原因。

4. 辨识证的真假　证的假象，是指在某些疾病的危重阶段，证候有时会出现与其病性本质相反或者矛盾的"假象"，给人以错觉，而与本质即"真象"相混淆。所谓"真"是指证候的病性本质；所谓"假"是指某一现象，即与疾病表现的常规认识不相符的一些症状或体征，它们并不构成一个证，只是以相反的表现来混淆其内在的证候本质。临床上"真与假"较多地表现在"虚实真假"与"寒热真假"两方面。即所谓真热假寒证之"热深者厥亦深"，或真寒假热证之"虚阳浮越"，以及"至虚有盛候""大实有羸状"等。此时，医者应核实所收集的病情资料，全面分析病机，辨明主次，排除假象，才能抓住疾病的本质。

二、主要辨证思维

所谓辨证，即是从矛盾的运动、变化与发展的角度，把客观事物及其在人脑中反应的概念，都看成是相互联系、相互制约的，是运动、变化、发展的。所谓思维，指的是一种高级心理活动形式，即在表象、概念的基础上进行分析、综合、判断、推理等认识活动的过程，是人类主观意识层面所产生的客观认知和特有的逻辑分析能力，反映的是一类事物共同的本质特征及事物之间的内在联系和规律。

辨证是中医学的精华所在。辨证的"辨"，其最基本的程序，是对各种临床资料的定性、定量分析，并对有关辨证项目进行综合定量判断，然后将确定辨证的基本内容有机地概括为完整的证名，同时做出病机分析。这是医者运用正确的中医思维方法对复杂的疾病初始信息进行加工、整理、规范等一系列步骤，去粗取精、去伪存真，取得最有效的诊疗因素的过程。同时也是医者的一种自主思维过程。辨证思维方式不仅是中医学理论的有机组成部分，而且对中医基础理论与临床诊疗措施有着重要的控制、支配、导向的作用。常用的辨证思维有反向思维、层析思维和求同与辨异思维。

NOTE

(一) 反向思维

反向思维，又叫逆向思维，是一种沿着正向思维或习惯思维相反的方向思考和分析问题的思维方式。它克服了思维的单一性，促使人们多角度地认识事物、开启思维的能力。它是对司空见惯的，似乎已成定论的事物或观点反过来思考的一种思维方式，敢于"反其道而思之"。正如《景岳全书》言："人之气质有常变，医之病治有常变，欲知常变，非明四诊之全者不可也。"指出临证诊病，医生应运用多种思维方式反复推敲，整体思辨，只有知常达变，才能辨证正确。反向思维就其实质而言，是辩证法的对立统一规律在思维领域的反映和实践。反向与正向相比较，正向是指常规的、常识的、公认的或习惯的想法与做法，即循规蹈矩的思维和按传统方式解决问题的思维，虽然简单，但容易使思路僵化、刻板，摆脱不掉习惯的束缚，得到的往往是一些司空见惯的答案。反向思维则恰恰相反，是对传统、惯例、常识的反叛，是对常规的挑战。它能够克服思维定式，破除由经验和习惯造成的僵化的认识模式，是一种遇到难题、解决难题的实用性较强的好办法。反向思维能克服这种障碍，往往是出人意料，由"出奇"而达到"制胜"，符合兵法"以正合，以奇胜"的宗旨。

反向思维在中医学中的运用是十分广泛的。如金元四大家学说的创立即与运用反向思维有关。吴澄《不居集》言："夫有东垣之升，自有丹溪之降。气下陷而不能升者，当用东垣之法为先，火上升而不能降者，则用丹溪之法莫缓。"朱丹溪在李东垣观点上进行反思，立滋阴降火法，是对李东垣学说的补充，同时也促进了中医学术的发展。八纲辨证是中医学的基本辨证方法，是将疾病错综复杂的临床表现归纳为表与里、寒与热、虚与实、阴与阳四对纲领性证候用于指导临床，在此基础上确定治法，具有执简驭繁、提纲挈领的作用。但八纲证候往往相互联系、不断变化，甚至可能出现证候的假象。"假象"是指与疾病本质不相统一的某些症状和体征。但万变不离其宗，表里、寒热、虚实始终是辨证的基本纲领。因此，当"假象"出现时，运用反向思维，辨别证候真假，抓住疾病的本质，对病情做出正确的诊断是关键。反向思维是临床上常用的辨证思维，主要用于以下几方面。

1. 属性反向思维

（1）阴阳属性反向思维　阴阳作为自然界相互关联的事物或现象对立双方属性的概括，反映了事物之间相反相成的对立统一关系。根据阴阳相互对立的关系，中医学不仅提出了"阳病治阴，阴病治阳"的治疗原则，同时又从反向思维的角度，提出了治疗方法。"热因热用""寒因寒用"就是其具体运用。寒因寒用，是以寒治寒，即以寒凉药治疗具有假寒症状的病证。这种假寒，可由阳盛于内，格阴于外，或里热内盛，腠理空虚引起；热因热用，是以热治热，即以温热药治疗具有假热症状的病证。这种假热多是阴盛格阳所致。热盛患者见"盛寒"证候，寒极患者见"实热"证候，故用反治法以调整人身阴阳的偏差。《素问·至真要大论》曰："诸寒之而热者，取之阴；热之而寒者，取之阳，所谓求其属也"，临床要探寻病因，且针对病因，反向思维。张仲景在《伤寒杂病论》中最早、最具体地将反向思维用于临床，垂范千古。如《金匮要略·痉湿暍病脉证篇》："太阳中热者，暍是也，汗出恶寒，身热而渴，白虎加人参汤主之。"阳明里热炽盛，迫汗外泄，腠理疏松而出现恶寒，清代医家尤在泾认为此属"表里热烘"，当清泄热邪，则腠理开合功能即可恢复正常，恶寒自去。《金匮要略·呕吐哕下利病篇》有寒厥下利，阴盛格阳证治的记载："下利清谷，里寒外热，汗出而厥者，通脉四逆汤主之。"此中所谓"里寒外热"，就是由于阴寒内盛，格阳于外出现的反不恶寒、面赤、咽痛等假热症状。因为病本在于阴寒内盛，孤阳外越，故急以通脉四逆汤温经逐寒，回阳救逆。张仲景还用白虎汤治热厥诠释"寒因寒用"，通脉四逆汤治戴阳诠释"热因热用"。近代江南名医丁甘仁也善用反治法，使诸多险证重病转危为安。如以吴茱萸汤合附子理中汤治阴阳格拒之阴躁；以真武汤合五苓散治膀胱腑湿不化，湿困太阴，水湿泛溢，格阳于外的湿温重症；用银翘散辛凉清透，治风温发热而见抽搐不止、便溏肢冷等。

（2）**虚实属性反向思维** 虚实是辨别邪正盛衰的两个纲领。虚证是对人体正气虚弱各种临床表现的病理概括，实证是对人体感受外邪，或体内病理产物堆积而产生的各种临床表现的病理概括。根据虚实的病理特点，中医学提出"补不足，损有余"的治疗原则，同时又从反向思维的角度，提出了"通因通用，塞因塞用"的方法。

①通因通用：是指用通利的药物来治疗通利的病证，是以通治通，即应用消导、泻下、通瘀等通利药来治疗因食积、水饮内停、瘀血阻滞等所致的下利、下血等病证。如食滞肠道的泄泻患者，临床表现为腹泻腹痛，泻下粪便臭如败卵，泻而不爽，泻后痛减，脘腹胀满，不思饮食，舌苔厚腻，脉滑。此病机则为饮食不节，宿食内停，阻滞肠胃，运化失常，用消积导滞的方法，因势利导，通因通用。《金匮要略·呕吐哕下利病篇》云："下利，脉迟而滑者，实也，利未欲止，急下之，宜大承气汤。"内有食积实邪，导致下利，用大承气汤荡涤泻下，祛邪止利，以通治"通"。《金匮要略·妇人妊娠病篇》云："妇人宿有癥病，经断未及三月，而得漏下不止，胎动在脐上者，为癥痼害……所以血不止者，其癥不去故也，当下其癥，桂枝茯苓丸主之。"癥积不去，瘀血内阻，血不归经，出血不止，用桂枝茯苓丸活血化瘀消癥，通因通用，瘀去血止。用大承气汤治"热结旁流"也是对通因通用的诠释。

②塞因塞用：是以补开塞，即应用补益药治疗具有闭塞不通症状的病证，如脘腹胀满、小便不通等都是因虚而致，即"真虚假实"。如气血亏虚的闭经，患者月经由后期量少而渐至停，面色苍白或萎黄，头晕目眩，心悸怔忡，气短懒言，神疲肢软，舌淡，脉细弱。此病机为气血虚弱，冲任血少，血海空虚，用补益气血的方法，使患者气血充沛，冲任通盛，则月经自通。《金匮要略·胸痹心痛短气病篇》云："胸痹，心中痞，留气结在胸，胸满，胁下逆抢心……人参汤亦主之。"中阳不足，胸中大气不运，气滞胸痹，用人参汤温阳补气，散寒开塞以通痹。名医丁甘仁治痢也善用通法，每以导滞通腑，去积为先，除邪务尽，邪去正安，常用白头翁汤、黄芩汤煎汤冲服枳实导滞丸、木香槟榔丸。蒲辅周也有用小承气汤治疗下利的记载。

总之，应用"通因通用"的原则，外在虽见"通"象，而内在必定有水饮、湿浊、食积、瘀血等实邪，治疗中因势利导，以通治通，助气驱邪。应用"塞因塞用"的原则，外在虽见"塞"象，但是因虚致塞，正气不足，气虚不运而产生胀满闭塞，治疗当用补益扶正，正气充足，大气乃转，闭塞症状即可消除。

2. 生克反向思维 中医五行系统在生理或病理情况下的相互联系或影响是以五行之间的生克乘侮关系进行说明的。一般认为，五行之间的生、克是按照木、火、土、金、水的顺序，相邻为生，间一为克。而中医脏腑之间的生理、病理关系，远远超越了这种单向性作用。清·程芝田在《医法心传》中采用反向思维的方法，提出五行颠倒的观点，认为五行之间根据条件的不同，可具有直接的双向作用，包括相生与相克之间的互生、互克，以及相生者之间的相克、相克者之间的相生等关系。如金能生水，水亦能生金，金燥肺痿，须滋肾以救肺；水能生木，木亦能生水，肾水枯槁，须清肝以滋肾；木能生火，火亦能生木，肝寒木腐，宜益火以暖肝；火能生土，土亦能生火，心虚火衰，宜补脾养心等。这是相生关系之间的互生。金可克木，木亦可克金，肝木过旺，则刑肺金；木可克土，土亦可克木，脾土健旺，则肝木自平；水可克火，火亦可克水，相火煎熬，则肾水销铄等。这是相克关系之间的互克。水能生木，又能克木，水多则木腐；木能生火，又能克火，木郁则火遏；火能生土，又能克土，火烁则土燥等。此为相生者之间的相克。金可克木，亦可生水以养木；木可克土，亦可生火以实土；土可克水，亦可生金以资水等。此为相克者之间的相生。他认为，五行之间的相生、相克是多变的、双向的，在一定的条件下相生可以互生，同样相克也可以互克。这一五行颠倒观点的提出为临床诊断和治疗疾病拓展了思路。明代医家赵献可在《医贯》中亦说："近世人皆曰水克火，而余独曰水养火；世人皆曰金生水，而余独曰水生金；世人皆曰土克水，而余独于水中补土；世人皆曰木克土，而余独升木以培土。若此之论，颠倒拂常。"这也是五行生克关系中的反向思维。

3. 部位反向思维　中医学认为，由于系统的相互联系及信息的传输作用，人体的组织器官之间构成了一个有机的整体，并呈现出结构部位的内外、上下、左右等的对称性。因此，在中医临床治疗实践中，可以采用反向思维的方法，从其相反的部位进行治疗。《素问·五常政大论》云："气反者，病在上，取之下；病在下，取之上；病在中，傍取之。"《灵枢·终始》曰："病在上者，下取之；病在下者，高取之。"由此奠定了"上病下取""下病上取"的理论基础。

（1）上病取下　上病取下即病证的表现偏于上，可以从临床主症以下的脏腑用药治疗。临床上常运用承气汤通腑降气以治喘，就是上病下治的很好应用。中医学认为，肺与大肠相表里，一阴一阳，肺主宣发肃降，大肠主传导排泄，肺气肃降，则大肠传导正常，反之，肺失宣发肃降，大肠传导不利。临床上常见痰热壅肺所致喘证患者多伴有腑气不通、大便燥结。病位在上而病机在下，采用上病下治之法，脏病治腑，加入通腑泄热之药，使腑气通而肺气降，邪有出路，可达通腑降气之功，肺气肃降，则喘证可平。长期肺系疾病患者在病情的缓解阶段，可从"下"着手，辨证用药。明·张景岳在《景岳全书》中云："肺为气之主，肾为气之根。""肺主皮毛而居上焦，故邪气犯上则上焦气壅而为喘者，宜清宜破也。肾主精髓而在下焦，若真阴亏损，精不化气，则下不上交而为促，宜填其精也。"久咳伤肺，肺病日久，"穷必及肾"，肾失纳气，则升降失常，发为喘促，故有云"发时治肺，平时治肾"，治以健脾补肾纳气为主。现代研究表明，脾与消化吸收功能、能量代谢、体液代谢、免疫、造血功能有关，肾与遗传、免疫、内分泌等密切相关，在咳喘病证的缓解期，通过补益脾肾达到增强机体抵抗力、提高疗效的功能，这也部分证实了中医学上病下治的正确性。

（2）下病取上　下病取上即病证的表现偏于下，可以从临床主症以上的脏腑用药治疗。如肺热壅盛而致小便不利或不通。肺热壅盛，肺气不能肃降，津液输布失常，水道通调不利，则需用清肺热、利水道之法。如便秘一症，虽与肠胃相关，但肺与大肠相表里，因此治疗便秘往往要宣肺。下病上治，提壶揭盖，二便即通。

"上病下取""下病上取"是在中医整体观念的指导下确立的法则，这是中医认识疾病的思维方式在治疗上的应用，是中医整体观念应用于临床的体现。

4. 季节反向思维　《黄帝内经》认为，人体不仅与自然界的共性运动规律相通，而且与自然界的具体运动规律相通。中医根据自然的运动变化和人的生理、病理机能的作用观点，提出"因时制宜"的治疗原则，同时又从反向思维的角度，提出"春夏养阳""秋冬养阴""冬病夏治""夏病冬治"的方法。

春夏阳气升发、万物始生，以养阳；秋冬万物收敛闭藏、阴气渐生，以养阴。清·张志聪言："春夏阳盛于外而虚于内，故当养其内虚之阳，宜用辛热温阳饮食以补阳气；秋冬阴盛于外而虚于内，故当养其内虚之阴，宜用寒凉养阴饮食以补阴气。"

"冬病夏治"疗法即是对冬季气候寒冷时好发及感寒后易发的一些宿疾，在夏季气温高和机体阳气旺盛时，给予温阳补益的治疗方法，从而祛除体内沉积之寒气，调整人体阴阳，达到阴平阳秘的状态，使宿疾得以恢复。"冬病"是指某些好发于冬季或在冬季易加重的疾病，如咳嗽、哮喘、慢性泄泻、关节冷痛僵硬、体虚易感等。"夏治"是指在夏季三伏时令、机体阳气最旺之时，采取顺应自然的方法，借用自然之"温""热"，温补阳气，散寒驱邪，活血通脉，增强机体之正气。主要治疗方法有穴位敷贴、药物注射、艾灸或内服药物，以及埋线、刮痧、拔罐、熏洗、气雾剂吸入等。

"夏病冬治"是指夏天易患的疾病在冬天进行治疗，临床主要以胃肠道疾病为主。《素问·阴阳应象大论》曰："春伤于风，夏生飧泄。""清气在下，则生飧泄……湿胜则濡泄。"《素问·举痛论》亦曰："寒邪客于小肠，小肠不得聚，故后泄腹痛矣。"脾脏喜燥而恶湿，湿邪最能引起泄泻，在夏季之邪可以直接侵入脾胃，使脾胃运化功能失调，脾不运化升清，胃失降浊，则可引起泄泻。夏季炎热，人们常常多食生冷，或误食不洁之物，损伤脾胃，传导失职，升降失调，而发生泄泻之病证。此病进行冬季调治具有独到好处。冬季万物封藏，天人相应，人体代谢相对缓慢，紊乱的机能相对容易恢复平衡，机体虚损的状态，更容易在冬季调治过程中得到纠正和改善，从而达到治病求本，从根本上治愈疾病，恢复机体的阴阳平衡。对于脾气虚不能升清运化者，通过治疗脾虚与冬令进补相结合的方法，补益脾气，培土建中，达到脾气健运不受邪的目的。对于脾阳不振者，可以通过脾肾双补，补益肾之元阳，温元阳而暖脾土，达到先天后天双补，振奋脾阳的目的。

5. 缺点反向思维　缺点反向思维法是一种利用事物的缺点，将缺点变为可利用，化被动为主动、化不利为有利的思维方法。这种方法并不以克服事物的缺点为目的，相反，它强调将缺点化弊为利，找到解决方法。例如，滞针本是指在行针时或留针后，医者感觉针下涩滞，在捻转、提插、出针时均感到困难而患者感觉疼痛的一种较常见的针刺异常情况。其原因是患者精神紧张，当针刺入腧穴后，患者局部肌肉强烈收缩，或因行针时用力过猛，提插、捻转的指力不均匀，单一方向捻转太过，以致肌肉纤维缠绕针身而引起滞针。这种本应在针刺操作过程避免的针刺异常情况，在现代则发展成为一种针刺手法——滞针术，即医者有意大角度、单向捻转，将针留滞于腧穴局部的方法，并在此基础上配合其他手法以增强针感，提高疗效。滞针术有促进和控制针感、松解粘连、提升中气、牵正纠偏等作用，多用于行气、催气，对于毫针所适应的属于实证、痛证、痹证的疾病皆可适用。如果配合其他手法还可用于面瘫、小儿脑瘫、中风偏瘫、类风湿关节炎、慢性腰肌劳损、软组织损伤粘连、术后肠粘连及胃下垂等多种疾病的治疗。又如《素问·至真要大论》说："惊者平之。"一般解释为惊悸不安一类的病证，以镇静安神法平抑之。而金元医家张子和在《儒门事亲》中有独到的见解："平谓平常也，夫惊以其忽然而遇之也，使习见习闻则不惊矣。"巧妙地化害为利，把致病之因转化为治疗手段，并报道治疗一位因惊患病者，采用以惊刺激的方法，逐渐加大刺激量使患者逐步适应而获愈。中医治疗中的"以毒攻毒"，如将砒霜、巴豆、蛇毒、蟾酥等毒性药物，施以科学的配伍和适当的用量，以达到有效治疗疾病的目的。医学在认为"毒即药"的同时，也强调"药即毒"。也就是说，无论什么药物，如果超过了应有的用量，都会对人体造成负面的影响。这些认识都属于反向思维方法的应用。

6. 用药反向思维 方剂中药物反佐法的纳入也可以说是一种反向思维。《素问·至真要大论》云："……奇之不去则偶之，是为重方，偶之不去则反佐以取之，所谓寒热温凉，反从其病也。"王冰对反佐法的解释为："夫热与寒背，寒与热违，微小之热为寒所折，微小之冷为热所消，其大寒热则必能与违性者争雄。能与异气者相格，声不同不相应，气不同不相合，如是则惮而不敢攻之，攻之则病气与胜气抗衡，而自为寒热，以闭固守也。是以圣人反其佐以同其气，令声气应合。"如张仲景在使用温热的干姜、附子的方剂中佐以少许猪胆汁（白通加猪胆汁汤），李东垣言"姜附寒饮，承气热服"等，前者是方剂组成中的药物反佐法，后者是服药中的反佐法，均以针对疾病假象为前提，与反治法的实质一致。张仲景在《伤寒论》中，对药物的"反佐"也应用了反治法的理论。在热药组方中加入寒性药物，以防辛热太过，并能引阳入阴，如白通加猪胆汁汤；在寒性药组方中加入热性药物，以防过寒，如附子泻心汤，治热痞兼阳虚证。此证邪热有余而阳气不足，若治邪热则伤正，且恶寒益甚；若补阳则增热，痞满愈重。在大黄黄连泻心汤中加入附子组成附子泻心汤则可扶正而抑其寒性之伤正，可见仲景用方之妙。

反向思维从表面上看顺从了疾病的征象或者思维不循常道，但实际上仍然运用八纲辨证，区分表里、寒热、虚实，针对疾病的本质而治，因此归根结底还是没有离开"治病求本"的总则。

（二）层析思维

层次分析法指将复杂的多目标决策问题作为一个系统，将目标分解为多个目标或准则，进而分解为多指标（或准则、约束）的若干层次，通过定性指标模糊量化方法算出层次单排序（权数）和总排序，以作为目标（多指标）、多方案优化决策的系统方法。是一种定性与定量相结合的决策分析方法。它是一种将决策者对复杂系统的决策思维过程模型化、数量化的过程。应用这种方法，决策者将复杂问题分解为若干层次和若干因素，在各因素之间进行简单的比较和计算，就可以得出不同方案的权重，为最佳方案的选择提供依据。所以层析首先把问题层次化，按问题性质和总目标将此问题分解成不同层次，构成一个多层次的分析结构模型。它具有分析思路清楚，层次结构明确的特点。

中医学理论体系的主要特点是整体观念和辨证论治。整体观念认为，人体是一个由多层次结构构成的有机整体，构成人体的各个部分之间，各个脏腑形体官窍之间，结构上不可分割，功能上相互协调、相互为用，病理上相互影响。证是对机体在疾病发展过程中某一阶段病理反映的概括，包括病变的部位、原因、性质以及邪正关系，反映这一阶段病理变化的本质。辨证论治是认识疾病和解决疾病的过程，是理论与实践相结合的体现，是理法方药在临床上的具体运用，是指导中医临床工作的基本原则。由于证候是疾病过程中某一阶段或某一类型的病理概括，只能反映疾病某一阶段和某一类型的病变本质，故中医学在辨识证候时需要运用层析思维来综合分析。层析思维是临床上常用的辨证思维，常用的八纲辨证、六经辨证、卫气营血辨证、三焦辨证等均是层析思维方法的体现。

1. 八纲辨证层析思维　八纲辨证是辨证的纲领，即表里、寒热、虚实、阴阳八个纲领，并且以阴阳为总纲，统领其余六纲。根据病情资料，运用层析思维的方法，依据八纲要领进行综合分析，从而辨别疾病现阶段病变部位的深浅、病情性质的寒热、邪正斗争的盛衰和病证类别的阴阳。所以八纲辨证一定程度上可以认为是阴阳层析辨证（包括表里层析、虚实层析、寒热层析）。《黄帝内经》虽无"八纲"这一名词，但却有八纲具体内容的散在性论述，并且基本确定了其相互间的辨证关系。张仲景在《伤寒杂病论》中，已具体运用八纲对疾病进行辨证论治，如方隅曾在《医林绳墨》中说："仲景治伤寒，着三百九十七法，一百一十三方……然究其大要，无出乎表里虚实阴阳寒热，八者而已。"明代陶节庵《伤寒六书·伤寒家秘的本》谓："审得阴阳表里寒热虚实真切，复审汗下吐温和解之法，治之庶无差误。"张三锡《医学六要》也说："古人治病大法有八，曰阴、曰阳、曰表、曰里、曰寒、曰热、曰虚、曰实。"张景岳《景岳全书·传忠录》专设《阴阳篇》《六变篇》，对八纲作了进一步论述，并以二纲统六变，其曰："阴阳既明，则表与里对，虚与实对，寒与热对，明此六变，明此阴阳，则天下之病，故不能出此八者。"近人祝味菊在《伤寒质难》中说："所谓'八纲'者，阴、阳、表、里、寒、热、虚、实是也，古昔医工观察各种疾病之证候，就其性能之不同，归纳于八种纲要，执简驭繁，亦应无穷之变。"

八纲中，表里寒热虚实阴阳，各自概括着一个方面的病理本质，然而病理本质的各个方面是相互联系着的。寒热病性、邪正相争不能离开表里病位而存在，反之也没有可以离开寒热虚实等病性而独立存在的表证或里证。因此，用八纲来分析、判断、归类证候，并不是彼此孤立、绝对独立、静止不变的，而是可有相互兼夹、错杂，可有中间状态，并且随病变发展而不断变化。临床辨证时，不仅要注意八纲基本证候的识别，更应把握八纲证候之间的相互关系，只有将八纲联系起来对病情作综合性的分析考察，才能对证候有比较全面、正确的认识。八纲之间的关系，主要可归纳为证候相兼、证候错杂、证候真假、证候转化四个方面。对于疾病的诊断，当运用层析思维，依据病位、病性、病势等一一进行辨证。在病位方面，要逐层分析，其病位究竟是在表，还是在里，抑或是半表半里，又或是表里相兼，或已经发生了表里转化（由表入里或由里入表）。再在病位的基础上分析病性的寒与热、虚与实，究竟是表里实寒证，还是表实寒里虚寒证，或是表实寒里实热证，又或是真寒假热、真热假寒等兼夹错杂的病证。通过逐层分析，逐层辨证，最后进行综合归纳，进而做出准确的诊断。

2. 六经辨证层析思维　六经辨证是《伤寒论》辨证论治的纲领。张仲景在《素问·热论》的基础上，根据伤寒病的证候特点和传变规律总结出六经辨证的辨证方法。六经，指太阳、阳明、少阳、太阴、少阴和厥阴。六经辨证就是以六经所系经络、脏腑的生理病理为基础，将外感病过程中所出现的各种证候，综合归纳为太阳病证、阳明病证、少阳病证、太阴病证、少阴病证和厥阴病证等六类证候。六经辨证贯穿着八纲辨证的精神。它将外感病的演变情况，根据证候的属性，以阴阳为总纲分为两大类证，即太阳病证、阳明病证、少阳病证，合称三阳病证；太阴病证、少阴病证和厥阴病证，合称三阴病证。六经病证的临床表现均以经络、脏腑病变为其病理基础，其中三阳病证以六腑的病变为基础，三阴病证以五脏的病变为基础。临床在运用六经辨证方法进行辨证诊断时，也当运用层析思维逐层分析、逐层辨证。当先定位于六经中的哪一条或哪几条经，如太阳阳明合病、太阳太阴合病；或是太阳病证转变为阳明病证、阳

NOTE

明病证转变为少阳病证，或太阳病传至少阴病等。再以此为基础，进一步具体分析。如依据临床表现的不同，分析病证当属太阳经证还是太阳腑证，阳明经证还是阳明腑证，少阴寒化证还是少阴热化证等。

3. 卫气营血辨证层析思维 卫气营血辨证是清代医家叶天士在《外感温热篇》中所创立的一种适用于外感温热病的辨证方法，即将外感温热病发展过程中，不同病理阶段所反映的证候，分为卫分证、气分证、营分证、血分证四类，用以说明病位的浅深、病情的轻重和传变规律。叶天士借用《内经》中关于卫气营血四种物质的分布、功能不同而又密切相关的生理概念，将温热之邪侵袭人体分为由浅入深传变的四个阶段。温热病邪由卫分→气分→营分→血分，说明病情逐渐加重。卫气营血辨证就其病位及层次、病变发展趋势而言，卫分证主表，邪在肺与皮毛，为外感温热病的开始阶段；气分证主里，病在胸膈、胃、肠、胆等脏腑，为邪正斗争的亢盛期；营分证为邪热陷入心营，病在心与心包络，病情深重；血分证则为病变的后期，邪热以深入心、肝、肾等脏，重在耗血、动血，病情更为严重。故叶天士《外感温热篇》说"温邪上受，首先犯肺，逆传心包，肺主气属卫，心主血属营"，"大凡看法，卫之后方言气，营之后方言血"。这就说明，临床治疗温病时要运用层析思维的方法，逐层分析病位是属卫气营血中的哪个层面，根据其轻重不同，进行不同的辨证施治。

4. 三焦辨证层析思维 三焦辨证由清代医家吴鞠通创立，是温病学说的核心，对温病辨证论治有重要指导意义。吴鞠通在《温病条辨》中将外感温热病的证候归纳为上焦病证、中焦病证、下焦病证，用以阐明三焦所属脏腑在温热病发展过程中不同阶段的病理变化、证候表现及其传变规律。上焦病证主要包括手太阴肺经和手厥阴心包经的病变，其中手太阴肺经的证候多为温病的初起阶段。中焦病证主要包括手阳明大肠、足阳明胃和足太阴脾的病变，脾胃同属中焦，阳明主燥，太阴主湿，邪从阳明而从燥化，则多呈现里热燥实证；邪从太阴而从湿化，多为湿温病证。下焦病证主要包括足少阴肾和足厥阴肝的病变，多为肝肾阴虚之候，属温病的末期阶段。由此所示，运用层析思维方法在对病症进行诊断治疗时，不仅能明确疾病的病位病性，还能预测疾病的发展趋势和转归。因而层析思维在中医理论体系中有着重要的地位和影响。

（三）求同与辨异思维

求同思维与辨异思维是人们从方向性对思维方法进行区分的相对性思维。求同思维强调异中求同，求异思维侧重同中求异。前者的思维趋向在于"同"，表现为对既有规范的遵从，后者的思维趋向在于"异"，表现为使思维的运行异于惯常轨道；前者的价值在于使系统和谐稳定，后者的价值在于不断创新发展。同时两者又是相互联系、相互包含、相互转化的，具有共时性与互补性。求同思维和求异思维作为从古到今同时存在着的相互矛盾的两种思维方式，是紧密联系不可分割的，同中有异，异中有同，二者共同作用于人类生活的各个方面，推动着科技的发展和社会的进步。

1. 求同思维 求同思维又称聚合思维，又叫辐合思维、集中思维，是一种有方向、有范围、有条理的收敛性思维方式，与发散思维、辐射思维相对应。聚合思维与发散思维一样，也是创造性思维的重要组成成分之一。求同思维要求从不同来源、不同材料、不同方向的多方信息中，遵从传统的逻辑规则，沿着单一或归一的方向进行推论，以发现相对不变的内容，找到事物的共性。通俗地讲，求同法的特征是异中求同，它根据部分场合所显示的关系来推论两现象之间的因果关系，而且是以相关场合中有一个共同情况为基础的，因此，其前提和结论之间的联系不具有必然性。为了提高求同法结论的可靠性程度，一要增加被考察的场合；二要注意分析先行情况中有无其他共同情况，以便真正确定共同情况的唯一性；三要注意分析先行情况与被研究现象之间的相关关系，以便确定两者之间是否存在因果关系。中医学"异病同治"的治疗思维是典型的求同思维方法。中医学认为，不同的疾病由于其病因病理处于同一性质的病变阶段（证候相同）而采用相同的治疗方法。"异病同治"是后人根据"同病异治"的精神和临床治病的实际情况，提出的相对性词语。张仲景擅长运用"异病同治"辨证思维治疗疾病。《金匮要略·痉湿暍病脉证治第二》曰："风湿，脉浮，身重，汗出恶风者，防己黄芪汤主之。"《金匮要略·水气病脉证并治第十四》又曰："风水，脉浮身重，汗出恶风者，防己黄芪汤主之。"风水与风湿是两种不同疾病，风水在表，以面目肿，按手足下陷而不起为特征；风湿在表是以关节疼痛为特征，但病因同属水湿在表兼有气虚，病机一致，故同用一方，补卫固表，利水除湿。在《伤寒论》阳明病辨治中指出："食谷欲呕，属阳明也，吴茱萸汤主之。"在少阴病辨治中又言："少阴病，吐利，手足逆冷，烦躁欲死者，吴茱萸汤主之。"在厥阴病辨治中又提出："干呕吐涎沫，头痛者，吴茱萸汤主之。"一为阳明寒呕，一为少阴下利，一为厥阴头痛，合观三条原文，肝气犯胃、胃气虚寒的病机是一致的，所以均可治以吴茱萸汤。此乃"异病同治"之范例。又如张仲景在《金匮要略》中运用肾气丸治疗虚劳、痰饮、消渴、妇人转胞、脚气五种疾病，更体现了其对"异病同治"辨证法之认同。

临床运用异病同治法，需要注意了解不同疾病出现类似症状的真伪，去伪存真；探究这些症状的发展过程和变化轨迹，推测其转归；判断这组症状更深层的病机是否相同。另外异病同治可以采用同法同方治疗，但采用相同的治法也需要考虑药物作用的细微差别，这样才能体现出中医学辨证论治的灵活性。

2. 辨异思维　辨异思维又称辐射思维、放射思维、扩散思维或求异思维，是指大脑在思维时呈现的一种扩散状态的思维模式，它表现为思维视野广阔，思维呈现出多维发散状。它是指在问题解决的思考过程中，不拘泥于一点或一条线索，而是从仅有的信息中尽可能发散，不受已经确定的方式、方法、规则或范围等的约束，并从这种扩散的或辐射式的思考中，求得多种不同的解决方法，衍生出不同的结果。如"一题多解""一事多写""一物多用"等方式，培养发散思维能力。不少心理学家认为，发散思维是创造性思维最主要的特点，是测定创造力的主要标志之一。辨异思维具有多端性、变通性、独创性和多感官性等特点。

（1）多端性　又称为多向性、流畅性，主要指思维发散的量，即对某一特定信息在短时间内做出众多反应的能力。辨异思维能向着不同的方向求索、扩散，不拘一格，思路众多。它是围绕思考点进行多侧面、多方向、多角度、多层次、多途径、多方式、多方法、多手段等多思路进行思考，而不是只有一条思路。只要不离开思考的课题，发散越多越好，越能为寻求科学结论而提供丰富多样的参证材料，使思维更严密，优选更精确。这是辨异思维的关键性特点。中医的"同病异治"即是辨异思维多端性特点的典型体现。

"同病异治"是指同一疾病，可因人、因时、因地的不同，或由于病情发展、病型各异、病机变化，以及用药过程中正邪消长等差异，治疗上采取不同的治法。最早在《黄帝内经》中就有"同病异治"论述。《素问·五常政大论》曰："西北之气，散而寒之，东南之气，收而温之，所谓同病异治也。"同样是感冒，可以辛凉解表、辛温解表、润燥解表、祛湿解表、温阳解表、滋阴解表、益气解表等多种方法治疗。而每一种治疗方法又可以进行发散性思维，如辛凉解表有银翘散、桑菊饮等，润燥解表又有桑杏汤、杏苏散之别。又如咳嗽，《素问·咳论》言："五脏六腑皆令人咳，非独肺也。"虽都是咳嗽，疾病虽同，病机不一，症状相异，其治法也就不同，当分别采用宣肺、宁心、调肝、益肾、和胃、利水等不同的方法止咳。

（2）变通性　变通性又称灵活性，是指思考能随机应变、触类旁通，不局限于某一方面的成见，不受消极定势的桎梏，不受传统观念的束缚，尽可能向四面八方扩散，而不只是进行单向发散或局限于一隅。汉代张仲景的中医辨证思维可谓灵活性思维的典范。张仲景根据病邪及病变部位、病程阶段及虚实等不同点，灵活变通，采取不同的治疗方法。如《金匮要略》之痰饮病篇、水气病篇、胸痹心痛短气病篇中分别指出："病溢饮者，当发其汗，大青龙汤主之，小青龙汤亦主之。""诸有水者，腰以下肿，当利其小便；腰以上肿，当发汗乃愈。""膈间支饮，其人喘满，心下痞坚，面色黧黑，其脉沉紧，得之数十日，医吐下之不愈，木防己汤主之。虚者即愈，实者三日复发，复与不愈者，宜木防己汤去石膏加茯苓芒硝汤主之。""胸痹心中痞，留气结在胸，胸满，胁下逆抢心，枳实薤白桂枝汤主之，人参汤亦主之。"徐灵胎在《医学源流论·病同人异论》中亦云："天下有同此一病，而治此则效，治彼则不效，且不惟无效，而反有大害者，何也？则以病同而人异也。夫七情六淫之感不殊，而受感之人各殊，或气体有强弱，质性有阴阳，生长有南北，性情有刚柔，筋骨有坚脆，肢体有劳逸，年力有老少，奉养有膏粱藜藿之殊，心境有忧劳和乐之别。更加天时有寒暖之不同，岁病有深浅之各异。一概施治，则病情虽重，而于人之气体，回乎相反，则利害亦相反交……"即说明同一种病，因患者的体质不同、疾病发生时间的不同、所处地理环境的不同，或由于病性的不同、病邪侵犯部位的不同、病机变化的不同，应采取不同的法则、不同的方药进行治疗。

（3）独创性　独创性是指人们在思维中所产生的不同寻常的"奇思妙想"的能力，这一能力可使人们的思维不落俗套，突破常规知识和经验的束缚，获得创造性的思维成果。中医将古代哲学的气、阴阳、五行诸学说引入医学领域，作为方法论用以阐释人体的生理和病理，指导疾病的诊断和防治，并逐渐形成中医理论体系；中医学从伤寒派到温病学派的发展，以及临床诊疗方法的不断变化无不体现着求异思维独创性的特点。如关于寒湿发黄的治疗，张仲景在《伤寒论》中确立了"不可下也，于寒湿中求之"之治则，但未给出具体的方剂。宋·韩祗和认为"伤寒病发黄者，古今皆为阳证治之，往往投大黄、栀子、柏皮、黄连、茵陈之类，亦未尝得十全"，并根据仲景"于寒湿中求之"之治法依据，提出阴黄不宜服用茵陈蒿汤，而应以"汤药治之"，制定出茵陈茯苓汤、茵陈四逆散、小茵陈汤等七首温里散寒、祛湿退黄方剂，大大丰富了黄疸病的治疗方法。又如著名医家吴又可打破一般医生用治疗伤寒的方法来治疫病的成规，结合自己的临床经验，编撰《温疫论》，大胆地提出了一系列新的主张，认为温疫是由自然界中一种特殊的致病物质"杂气"所造成的，而非风、寒、暑、湿、热、燥等六气所感，并认识到不同的传染病所感受的杂气也不相同，从而对传染病病因的特异性有了进一步的认识与提高。

（4）多感官性　多感官性是指辨异思维不仅运用视觉思维和听觉思维，而且也充分利用其他感官接收信息并进行加工。中医的望、闻、问、切四诊即是辨异思维多感官性的集中体现。望、闻、问、切四诊是通过医生的视觉、触觉、嗅觉、听觉等多种感官功能，直接接触和观察病情，通过司外揣内的方法观察，以获得感觉经验的方法。它在不需要借助任何精密探测仪器和化验方法的条件下，充分利用一切可能的渠道，无创伤性获取病理信息，作为分析判断的依据，运用逻辑思维进行分析综合，及时作出判断。

无论是求同思维还是辨异思维，二者作为同时存在着的相互矛盾的两种思维方式，紧密联系而又不可分割，同中有异，异中有同，共同体现于中医学理、法、方、药的各个方面，在中医理论体系中亦有着重要的地位和影响。

第四节　诊断的形成与确立

正确的诊断是预防和治疗疾病的重要依据，诊断的形成过程是医务人员对疾病从现象到本质，从感性到理性的认识，又从理性认识再回到医疗实践中去的反复验证过程。形成正确的诊断，不仅需要医学知识，更需要有正确的思维方法。根据诊断的确切程度，临床分初步诊断和确切诊断。通过资料的收集、整理、分析与判断，先得出初步诊断，再对初步诊断不断的验证和修正，最后达到确诊。现代中医临床完整的诊断应包括中医诊断和西医诊断（又称为双重诊断）。中医诊断还包括疾病诊断（辨病）和证候诊断（辨证）两部分。

一、初步诊断的建立

（一）疾病诊断

1. 病名诊断　简称为辨病。所谓疾病诊断，是根据疾病的临床特点，对患者做出相应的诊断，确定所患病种的名称。不论外感病还是内伤病，都有其各自的发生、发展、传变、转归等内在规律，所以辨别疾病的不同，对于掌握其特殊的本质与发展规律，以及了解各阶段的证候特点，是十分必要的。如泄泻与痢疾，肺痨与肺痈，临诊不能不详辨。

由于中医疾病诊断的方法有局限性，所以需要与其他有效检查手段配合，在现代临床工作中，往往需要双重诊断，即中医疾病诊断和西医疾病诊断两部分，在临床起到相互补充的作用。中医和西医具有不同的诊断标准和方法，到目前为止还没有找到共同的切入点，只能相互补充，而不能相互替代。中医诊断不等同于西医疾病诊断，如中医"咳嗽"范围较广，涵盖了西医的急、慢性支气管炎、肺炎等疾病，诊断时要借助相关检查来做出西医的疾病诊断。

2. 疾病诊断依据　诊断依据包括中医辨病辨证依据和西医诊断依据。每种疾病都有自己的临床特点，中医疾病诊断一般根据其病史，临床特点和四诊合参即可做出。如痫病是一种反复发作性神志异常疾患，临床以突然意识丧失、甚则仆倒，不省人事，强直抽搐，口吐涎沫，两目上视或口中怪叫，移时苏醒，一如常人为特征。符合上述特点，即可做出痫病的诊断。又如痢疾是以下利赤白、里急后重等为临床主要特征，是由饮食不洁引起，病变好发于夏秋季节，符合上述特点，即可做出痢疾的诊断。西医疾病诊断依据于病史、临床表现、体格检查、相关实验室及其他检查才能做出。比较典型的疾病往往容易做出诊断，再继续观察病情变化与治疗情况来进一步验证，如细菌性痢疾是依据病史、临床表现、血常规、粪常规、粪便细菌培养等做出诊断的。对于比较复杂的疾病，要依据患者的主要症状和体征，以及化验结果，罗列出可能产生这些异常现象的疾病，进行比较、分析，排除一些证据不足的疾病，找出一个或两个可能性最大的疾病做出初步诊断，再以此为依据进行治疗（诊断性治疗）并提出进一步的检查措施，如临床对一些发热性疾病往往采用这种方法。

3. 疾病的鉴别诊断　鉴别诊断是指根据患者的临床症状和异常现象，与其他具有类似症状的疾病鉴别，并排除其他疾病的可能的诊断。这是在中、西医诊断过程中都不可缺少的内容，也是临床思维的重点。某些疾病类似的症状容易混淆，应注意鉴别。如癫、狂、痫三种虽同是神志异常的疾病，但各有其症状特点，临床可根据其疾病的特点、病因、病机等详加辨别。癫病者以沉默痴呆，语无伦次，静而多喜为特征；狂病者以躁妄打骂，喧扰不宁，动而多怒为特征；痫病者以猝然昏倒，不省人事，四肢抽搐，口吐涎沫，口中如作猪羊叫声为特征。再如水肿可见于心脏病、肾脏病、肝脏病、代谢性疾病及营养不良等，但心脏病的水肿常始于身体的低垂部位，肾源性水肿首先起于眼睑等皮下疏松组织，肝源性水肿表现为腹水，甲状腺功能减退的水肿多为黏液性水肿，营养不良性水肿常伴有低蛋白血症，同时各类疾病中还有各自疾病的其他症状，通过鉴别诊断而加以甄别。

4. 双重诊断的意义　临床疾病诊断包括了中医疾病诊断和西医疾病诊断两部分，称为双重诊断。在现代临床工作中，往往需要双重诊断。中医疾病诊断是以四诊结果为依据的综合判断和分类。依据所见病象，与体质、心理、社会、自然等因素综合考察，最后得出病和证的诊断。西医疾病诊断包括病因诊断、病理解剖诊断、病理生理诊断等，并注意几个方面的结合做出完整的诊断。重视局部的改变，强调实验室的指标变化。在《中医病历书写疾病规范》中要求"病历书写中涉及的诊断，包括中医诊断和西医诊断，其中中医诊断包括疾病诊断与证候诊断。"中医诊断和西医诊断可相互为用，不可相互替代。

5. 疾病诊断注意点

（1）透过现象求本质　患者的症状、体征和其他检查结果都是疾病的临床现象。一定的表现具有一定的临床意义，这就是现象与本质的关系。如何通过复杂的临床现象去认识疾病的本质，这就要求我们掌握各种症状、体征和各项检查结果与疾病本质的关系。如患者出现慢性咳嗽可能有很多原因，在诊断中了解咳嗽的性质、诱因、特点、伴随症状等，结合必要的检查，透过现象抓本质，再以本质来解释全部临床表现，进行客观地分析。

（2）局部与整体　人体是一个复杂的有机整体。身体各系统脏器既是独立的又是互相联系的。因此，一个症状或体征既可是局部病变，也可能是某一系统或全身性病变在局部的表现，例如黄疸可以是肝炎所造成，但也可能是胰腺癌，或为溶血所致，需仔细辨别。局部病变与全身病变的局部表现可以在一定条件下互相转变，不是一成不变的。例如，局部细菌性化脓性感染病灶，在机体抵抗力降低时，可以发展成败血症。对疾病的诊断必须结合整体来考虑，要防止孤立地对待临床症状与体征的片面性观点。

（3）共性与个性　既要重视疾病的特殊性，也要重视一般性。疾病的种类很多，表现也各式各样，但一种病的发生与发展有其特定的规律，既可包含着与某些疾病相同之处，也必定有与某些疾病不同之处。抓住它的个性、特殊性，再与它的共性联系起来分析，才能使诊断的范围缩小，得出正确结论。例如，血沉增快，可以由许多疾病引起，这是共性。但若患者有午后低热、盗汗、咳嗽、肺部浸润性阴影的表现，就应首先考虑为肺结核。但每一个疾病对于不同患者也有特殊表现，例如有的肺结核患者，就不一定具备上述典型表现，等例行体检时，才发现已患过肺结核，这就是特殊性。因此诊断过程中既要注意共性、一般性、典型表现，也要注意个性、特殊性、不典型表现，不能绝对化。

（4）动态的观点　世界上任何事物都是不断运动的，疾病也以它特定的规律发展变化。患者就诊迟早不一，所得到的资料，往往只是疾病发展过程中某一阶段的暂时现象，必须了解疾病的来龙去脉。例如，大叶肺炎与感冒早期症状相似，有发热恶寒、咽痛、骨节酸痛等表现，如病情进一步发展，则还可能有胸痛、咳铁锈色痰的症状，病变部位叩诊呈浊音，听诊有支气管性呼吸音的体征。有些疾病需要经过细微的观察才能逐步积累资料，因此在诊断过程中需注意动态变化，避免静止地孤立地看问题，以防误诊或漏诊。

（二）证候诊断

1. 证候诊断　证候诊断是对患者所患疾病现阶段的证候进行判断。证候诊断要通过辨析引起疾病和症状的病因、病性、病位和病势才能得出结果，在诊断确切、辨证清楚的前提下，才可论治无误。辨证论治是中医学的特色，因此证候诊断在疾病诊断中占有重要的地位。

2. 过程及方法　辨证的过程是医者在中医整体观指导下，以阴阳、五行、脏腑、经络、病因病机等基本理论为依据，对四诊所收集到的病史、症状和体征、舌脉等临床资料进行综合分析，辨明其内在联系以及与各种病证间的相互关系，从而求得对疾病证候本质的认识，才能对疾病证候做出恰当的判断。在证候诊断时，首先应确定主症，围绕主症，深入了解其症状特点，四诊结合其他资料来确定证候。

3. 确定主症　在证候诊断时，首先应确定主症（一个或若干个），因为主症往往反映疾病的主要矛盾，抓住主症，才能有助于得出相对合理的病、证诊断。一般情况下，根据患者就医的主要痛苦，容易确定主症。但在某些情况下，还需结合理化检查结果加以分析，如以下两种情况。

（1）没有主症　由于现在的健康体检比较普及，患者临床还没有出现症状，而实验室检查中出现异常，如血脂、血糖升高、肝功能发现转氨酶偏高，或体检中血压增高等，或甲状腺B超中发现结节，这是辨证论治面临的新问题，需要在临床上从疾病产生的原因和发生发展的趋势来加以辨证，如饮食失节，或七情失调等；或从体质状态来进行辨证，如肥人多痰，瘦人多火。

（2）主症多端　有些复杂性的疾病，症状多端，难分主次，如虚劳往往症状复杂，涉及多个脏腑，病程时间漫长；或一些疾病，虽然没有重要的器质性病变，而主观痛苦多端且多变，如郁证，患者自觉不适较多、较重，而实验室检查缺少支持，还需结合病史及检查来确定主症，执简驭繁。

4. 辨证要点

（1）抓住主症特点　围绕主症，要深入了解其症状特点，辨清八纲属性、病理因素、不同病期等，每个病证都有各自的特点和规律。如咳嗽在辨证时要注意咳嗽的时间、节律、性质、声音等特点，根据痰的色、量、质、味，来分辨寒热虚实；胸痹中要通过辨疼痛发作的时间长短、诱因、程度、缓解方式等来辨别病情轻重和病证的类型；又如月经病的辨证，要以月经期、量、色、质的变化结合全身症状、孕产史、舌脉等作为辨证依据等。

（2）确定证候类别　根据全部四诊资料，按辨证的内容项目进行分析、推理、综合，找出共性，掌握这些现象内在的病理联系，确定其证候类别。如在头痛的辨证中，要注意辨清头痛的久暂、影响因素、疼痛的特点来判断外感和内伤所属，寒热虚实所属；根据疼痛部位来辨相关之经络脏腑。又如眩晕，其病机复杂，如"诸风掉眩，皆属于肝""无火不眩""无风不

NOTE

作眩""无痰不眩""无虚不作眩";以及"肥人眩晕,气虚有痰;瘦人眩晕,血虚有火""风阳上扰,发为眩晕"等。证候诊断时要区分风、痰、火、血虚、气虚、阳亢等不同证型。临证仅凭眩晕一主症来确定疾病的本质是很困难的,这就要求医生四诊合参,详细诊察,若见患者眩晕伴有面色淡白、舌质淡、脉沉细等体征,在辨证中血虚的可能性就增加了。再经问诊,若有失眠、心悸、月经量少等症,便可诊断为眩晕气血不足证。而眩晕伴有头胀痛、面色潮红、急躁易怒、口苦脉弦等症状,可以诊断为眩晕肝阳上亢证。

(三)初步诊断的建立与原则

1. 初步诊断与分类　根据诊断的确切程度分类,有初步诊断和临床诊断两类。初步诊断又分为:疑似诊断(又称意向诊断或印象诊断)、临时诊断、暂定诊断;临床诊断即确定诊断。临床在经过病史调查、一般检查及系统检查之后所做出初步诊断,是进一步实施诊疗的基础。无论在任何条件下,初步诊断都是必要的,否则诊疗方案和措施便无从谈起。

2. 初步诊断的建立

(1)比较典型的疾病　根据收集的病史、症状、体征和(或)实验室检查进行分析判断,往往可以做出初步诊断,然后再继续观察病情变化与治疗进展情况进行验证。

(2)比较复杂的疾病　要依据患者主要症状、体征及辅助检查结果,先罗列出可能产生这些异常现象的某些疾病,然后进行分析比较,排除依据不足的疾病,找出一个或两个可能性最大的疾病做出初步诊断(疑似诊断、临时诊断或暂定诊断),并以此为根据进行治疗和进一步的检查,然后再继续观察病情变化与治疗进展情况进行验证。

3. 建立初步诊断时应遵循的原则

(1)一元化考虑原则　最好能用一个诊断来解释主要的临床现象。若有两种或几种疾病同时存在,可将所患疾病分清主次、先后排列。

(2)常见病优先考虑原则　诊断疾病时首先应考虑常见病、多发病或流行病,当然也不能忽略少见病。

(3)器质性疾病首先考虑原则　诊断疾病时应首先考虑器质性疾病,在未能完全排除器质性疾病以前,不可轻易做出神经官能性疾病的诊断,以免造成误诊或漏诊。

二、初步诊断的验证与修正

1. 初步诊断验证与修正的意义　初步诊断是否正确,需要在临床实践中经过一系列的反复验证,才能最后确定诊断。这是因为临床表现十分复杂,疾病过程常处于不断变化和被重新认识的过程中。临床资料的收集在最初可能并不太完整,或在初诊时一些疾病的特征还未充分表现出来,或相关辅助检查也尚未获得,所以需要不断地进行验证和修正。

2. 初步诊断验证与修正过程　凡是初步诊断其特征不明显,但又与现有的某些病的特征非常接近的,均可成为疑似病例。疑似病例在临床中非常广泛,如传染性疾病疑似病例(又称临床诊断病例),是根据某传染病所表现的临床症状和流行病学史进行诊断,尚没有得到实验室证据,如果被观察后确诊,则转为正式病例(确诊病例)。又如患者发热原因不明,可以临时诊断为发热待查,并按可能性的大小排列出几个最可能的诊断,进行下一步的检查,或诊断性治疗,逐一排查以确诊。此过程,就是不断验证和修正的过程。

3. 从病变发展过程中辨证　疾病的过程是一个不断变化的过程。虽是同一种病,根据个体和条件的不同，有不同的变化。就是同一个人，其病情也会因时而变，因治而变。例如，伤寒患者初起的表实证，因误治而出现表虚证或其他变证；温病也是如此，今天病在气分，明天可能已入营或入血，或仍相持于气分，或热退病解。这就要求医者必须从疾病变化中辨别证候，细察起病原因、治疗经过及效果，审察目前的病机，推断发展的趋势，只有把疾病看成动态的，而不是静态的过程，才能在辨证中做到准确无误。病证未变，则辨证的结果不变；病证已变，则辨证的结果自然随之而改变。

三、诊断的确立

初步诊断仅是对疾病本质的初步认识，随着病情的发展演变，通过疗效的观察，对疾病的认识应不断深入，不断修正错误，不断发现新依据，及时分析。如发现病情与初步诊断不符应重新问诊、查体、补充新的材料，及时纠正和补充诊断，直到确诊，所以一个正确的最后诊断必须经过反复的医疗实践检验才能成立。

完整的西医诊断能反映患者所患的全部疾病，其内容应包括病因诊断、病理形态诊断（部位、范围、性质及组织结构的改变）和病理生理诊断。如果同时患多种疾病，则应分清主次、顺序排列，主要疾病写在前面，次要疾病依次写在后面；本科疾病写在前面，他科疾病写在后面；在发病机理上与主病有关的病称为并发症，列于主病之后；与主病无关而同时存在的病称为伴发病，排列在最后。中医诊断包括疾病诊断和证候诊断两部分。

第四章　中医治略思维

中医治略思维包括临床治疗决策、治则思维和治法思维。首先要确定临床治疗决策，在对疾病进行准确、完整诊断的基础上，才能选择临床路径，做出治疗决策。对于同一疾病（证候）的临床治疗决策，由于患者的不同具体情况也会有所不同，临床往往根据以上因素来综合分析、判断，最后形成个体化的治疗方案。在治疗目标上，也有不同的分层。治法是从属于一定治则的具体治疗大法，治疗方法和治疗措施的针对性及可操作性，较为具体而灵活。治则与治法的运用，体现了原则性与灵活性的结合。遵循治则从而根据不同的病证选择具体的治法，使得治疗策略具有高度的原则性，治疗方法又有具体的可操作性与灵活性。

第一节　临床治疗决策

治疗决策是为了达到一定的治疗目标，运用专业知识、临床经验和科学思维，根据就诊患者的病情、疾病发展趋势及患者个体差异情况，考虑各种治疗手段的作用，从两个以上的可行治疗方案中选择一个最优治疗方案进行分析判断的过程。对于同一疾病（证候）的临床治疗决策会有所不同，这是由于不同患者在生理、心理上的个体差异，家庭状况、经济条件、文化背景等影响临床治疗决策的制定；由于不同地区医疗条件、医疗水平、医疗设备等差异，往往也左右着临床治疗决策，所以要重视"三因制宜"。在治疗目标上，也有不同的分层，如治愈疾病、改善症状、控制发作、减少复发、增效减毒、未病先防、已病防变和提高生活、生存质量等。临床往往根据以上因素进行综合分析、判断，最后形成个体化治疗方案。为提高中医医疗服务质量和临床疗效，规范中医临床诊疗行为，国家中医药管理局也在组织专家制定中医临床路径，为每一个病种制定一整套标准化的诊疗规范和程序，以规范和统一医护人员医疗行为，使医生的诊疗行为和患者的就医过程详细、规范和程序化，医生进行治疗决策时应予以参照。

一、确定治疗目标

1. 治愈疾病　医学的最高目标是治愈疾病，无论是医生还是患者都希望所有的疾病都被治愈。但临床实践证明，只有部分疾病可以彻底治愈，或暂时治愈，治愈疾病是中西医共同努力的方向。

2. 改善症状　改善症状是中医药治疗的优势之一，也是中医药治疗疾病的重要目标，因疾病所苦在于临床症状，如自汗盗汗、失眠等症状西医诊断无明确病因，但会严重影响患者的日常生活及身心健康。而中医通过中药、针灸等干预方法可以明显改善这些症状，并使之在一段时间内向愈。再如某些老年性疾病如高血压、糖尿病、冠心病等，长期服用西药可以控制血压、血糖、血脂，但并不一定能改善患者头晕头痛、口干多饮、胸闷心悸等症状，而中医却能明显改善这些症状，使患者恢复到相对健康的状态，这也是治疗目标。此外，在现代中医临床研究中，研究者经常设计一些证候积分表或症状量表进行观察并评价疗效，改善症状往往作为一个很重要的治疗目标。对患者而言，不适症状消失是他们所追求的，疾病虽然存在，但其症状消失了，患者现不以为苦，也不影响正常生活，便达到了一定的治疗目的。因此，改善症状往往被确定为中医药治疗疾病的治疗目标。

3. 控制发作　某些发作性疾病如癫痫、支气管哮喘、发作性睡病等，控制其发作是一个主要的治疗目标。控制发作可以减轻症状，降低危险因素，缩短治疗周期。例如癫痫，中医称之为痫病，是一种反复发作性短暂脑功能失调综合征，控制其发作就是一个重要的治疗目标。当患者长期处于持续状态或频繁发作时，如不及时控制发作，势必对脑组织造成损伤甚至危及生命。故应及时采用综合治疗措施包括针灸、中药等，阻断恶性循环，迅速控制癫痫发作。临床实践证明，虽然西药控制癫痫作用迅速，但长期服用毒副作用较多。中医治疗癫痫，通过调整人体阴阳平衡和脏腑功能恢复整个机体的功能状态，发挥治疗作用虽较慢，疗程较长，但长期服用毒副作用较小。

4. 减少复发　复发是指疾病初愈或疾病的缓解阶段，在某些诱因的作用下引起疾病再度发作或反复发作的一种发病形式。引起复发的机理是余邪未尽，正气未复，同时有诱因的作用。临床上很多疾病不能完全治愈，如某些传染病、病毒感染性疾病、肿瘤性疾病、精神性疾病等，那么减少复发也是临床治疗的目标之一。如生殖器疱疹是一种常见的性传播疾病，属于中医"热疮""火燎疮""热气疮"，也是一种自限性疾病。由于此病具有易复发的特点，其治疗后的防复工作已成为一大难题，西医治疗以抗病毒为主，中医治疗以清利湿热、解毒化瘀为主，中西医结合有相互协同的作用，在缩短治疗时间、降低复发率方面效果显著。

5. 增效减毒　中西药物的联合使用起源于清末张锡纯之石膏阿司匹林汤，目前中西药联用已成为临床上的普遍现象。但是中西药联用并非中西药物的简单堆砌，或药物疗效的机械相加，而是存在着复杂的药理反应。如果中西药物联用合理，就可起到增效减毒的作用，使许多疑难病证的治疗收到意想不到的效果。中西药物联用的增效减毒作用主要包括协同作用和降低毒副作用两方面。例如，对于某些肿瘤的治疗，中药配合西药治疗，能改善机体内环境，调整免疫，促使全身症状的好转；中药能减轻西药放、化疗的毒副反应，特别是对难以完成放、化疗全程治疗的患者，能帮助其完成，同时也有利于术后的体能恢复。

6. 既病防变　既病防变是指已经患病的人要及时进行治疗，医者要预测疾病可能的发展方向，以防止病情进一步进展。既病防变，也体现了中医"治未病"的思想。疾病初期，病情轻浅，正气未衰，比较易治。倘若不及时治疗，病情加重，终致难治。因此，既病之后就要争取时间及早诊治，防止疾病由轻到重，由局部到整体地发展，防微杜渐。如临床上慢性胃炎特别是萎缩性胃炎，常有肠上皮化生的病理改变，被视之为"癌前病变"，采用中医辨证论治进行干预，能有效地减轻胃黏膜的肠上皮化生，这对预防胃癌的发生有一定作用。既病防变亦指防止疾病传变，如外感热病的六经传变、卫气营血传变、三焦传变、内伤杂病的五行生克制化规律传变，以及经络传变、表里传变等。

7. 提高生活质量　中医药从诞生之初起，其首要的、核心的理论思想之一就是提高人的幸福指数，就是强调让人的生命健康有序地生存。汉代的《汉书·艺文志》就指出了中医的主要定义，即"方技者，皆生生之具"。说明中医就是使人能够长生的工具。中医"皆生生之具"之说与西医学的很多概念及定义不一样。中医重视人的自然寿命，更注重人生命质量的提高。提高生活质量，一方面指人通过运用中医理论，达到养生保健的目的；另一方面，对于某些疑难病的治疗，中医药干预可以明显减少患者的不适症状，减轻痛苦，提高生活质量，带病延年。

二、确定临床路径

1. 临床路径的内涵　中医临床路径是指针对某一疾病建立的一套标准化诊疗模式与诊疗程序，是一个有关临床诊疗的综合模式，以循证医学证据和指南为指导，促进组织治疗和疾病管理，最终起到规范医疗行为、减少变异、降低成本、提高质量的作用。相对于指南来说，其内容更简洁、易读，适用于多学科、多部门具体操作，是针对特定疾病的诊疗流程，注重治疗过程中各专科间的协同性，注重治疗的结果和时间性。

2. 建立临床路径的意义　临床路径是相对于传统路径而实施的，传统路径是每位医师的个人路径，即不同地区、不同医院、不同的治疗组或者不同医师个人针对某一疾病、证候可能采用的不同治疗方案。采用临床路径后，可以避免传统路径的随意性，提高准确性和预后的可评估性等。通过设立并制订针对某种可预测治疗结果的患者群体或某项临床症状的特殊的文件、教育方案、患者调查、焦点问题探讨、独立观察、标准化规范等，规范医疗行为，提高医疗执行效率，降低成本，提高质量。

3. 临床路径的确定

（1）路径的对象　其对象是指具有针对性的一组特定诊断或操作，是针对某个或某种手术，或某种操作等。

（2）路径的制定　是综合多学科中西医医学知识的过程，这些学科包括中西医临床、护理、药剂、检验、麻醉、营养、康复、心理及医院管理，甚至包括法律、伦理等。

（3）路径的设计　要依据住院或门诊的时间流程，结合治疗效果，规定检查治疗的项目、顺序和时限。

（4）路径的结果　要建立一套标准化治疗模式，最终起到规范医疗行为、减少变异、降低成本、提高质量的作用。

4. 临床路径的实施

（1）实施要求　在实际应用中，要不断遵循疾病指南、循证医学的进展调整路径的实施细则，使之符合中西医科学的发展，从而提供给患者最新的治疗手段与最优化的治疗方案。加强健康宣教、提高患者及家属参与治疗过程的主动性也是实施临床路径的内容。

（2）路径管理 依据循证医学发展而来的疾病临床路径管理，是指由组织内有临床经验的成员或者专业成员根据某种疾病或某种手术方法制定的一种治疗模式，让患者由住院到出院都依此模式接受治疗。路径完成后，组织内成员再根据临床路径的结果分析和评价每一例患者的差异，以避免下一例患者住院时发生同样的差异或错误，依此方式来控制整个医疗成本并维持或改进医疗质量。

（3）执行流程 临床路径的执行流程包括：疾病的治疗进度表；完成的各项检查，以及治疗目标和途径；有关的治疗计划和预后目标的调整；有效的监控组织与程序。

（4）执行内容 临床路径的具体内容包括：患者病历及病程记录、以日为单位的各种医疗活动多学科记录、治疗护理及相关医疗成员执行相关医疗活动后的签字、变异记录表、特殊协议等。

临床路径所设立的内容应当不断更新，应与疾病的最新治疗标准或治疗指南保持一致，同时临床路径也是整个治疗过程的行之有效的记录模式，该模式允许根据患者的具体情况对治疗方案进行恰当的调整。

临床路径的执行过程中涉及医生、护士及整个医疗团队。实施临床路径并不能提高医疗组织成员之间的团队协作性，需要花很长时间去营造团队凝聚力和建立共同价值观。

第二节　治则思维

治则，是治疗疾病时所必须遵循的基本原则。它是在整体观念和辨证论治精神指导下而制定的治疗疾病的准绳。中医学治则治法理论在《黄帝内经》中有所论述，其在临床证治中的具体运用始于《伤寒杂病论》。这也是中医治疗疾病的主导思想。中医治则的基本内容包括正治与反治、治标与治本、扶正与祛邪、调整阴阳、调理精气血津液、三因制宜等。中医治则思维的特点有调衡性、有序性、适度性、个体化、地域性、时相性、顺势利导等。

一、调衡性

疾病发生的本质是脏腑阴阳气血失去平衡协调，使阴阳气血恢复协调平衡状态是疾病治疗的根本，中医临床决策过程中始终贯穿着这一原则。如调整阴阳、调整脏腑、调和气血、扶正祛邪等临床治则的选择就是要恢复机体平衡与协调。寒者热之、热者寒之、纠偏救弊、脏腑补泻、表里互治等均属于调节平衡的具体治法。

（一）阴阳平衡需动态把握

阴阳平衡，并非阴阳的绝对等量，不能通过简单的计量判断阴阳是否平衡，需通过整体的辨证分析加以判断，这是中医思维的特点之一。《伤寒论》第58条提出："凡病，若发汗、若吐、若下，若亡血、亡津液，阴阳自和者，必自愈。"本条论述外感后误治伤津自愈的机转。外感病证治以汗吐下法，在祛邪外出的同时，难免伤及正气，耗津液。由于误治而伤血或伤津液，大邪已去或正气初损，阴阳尚能协调，则无须治疗，通过人体阴阳自我调节，保持和维护

NOTE

阴阳活动的稳态，可达到"阴阳自和者，必自愈"。可见，阴平阳秘不是静止稳态，而是在动态发展演变过程中的协调平衡。

《素问·至真要大论》提出："谨察阴阳所在而调之，以平为期。"指出需根据正邪的盛衰，斟酌阴阳之虚实，用相应的方法调整人体机能以达到平和、协调、稳定的状态。此之"平"代表了阴阳的平衡，也就是我们临证诊疗所要求的"度"。由于个体的差异和病情轻重的不同，不存在"阴阳平衡"的统一标准。患同一疾病的不同患者，同一患者在不同年龄，患病的不同阶段，所要达到的"平"并不相同。对"平"的要求与患者体质状况、发病情况紧密联系。例如，失眠以阴分亏虚、心火偏亢、阳不交阴居多，而养阴敛阳一法，较为常用。但阴阳互根，若卫阳偏衰，失于燮理，又当予温补镇摄之法。无论养阴敛阳，或者益阳和阴，无非使阴阳归于相对平衡而已。在此理论指导下，凡失眠久治不愈，迭进养阴镇静之品无效者，可施以温补镇摄法以补偏救弊。用黄芪、仙灵脾、五味子、灵磁石为主药，补气、温阳、益精、潜镇，动静结合，益气而不失于升浮，温阳而不失于燥烈，随症化裁。以温阳镇摄法治疗顽固性失眠，其理论、方法符合中医调衡性的治则思维特点。

（二）阴阳调衡需注意正邪两方面

从发病的角度来看，疾病的发生往往是由于六淫、七情等因素导致的阴阳平衡状态的打破。《素问·评热病论》指出："邪之所凑，其气必虚。"强调在一般情况下，人体的正气旺盛，邪气就不易侵入，或虽有邪气侵犯，也不会发生疾病。当人体正气相对虚弱，不足以抵抗外邪的时候，邪气才会乘虚而入，导致脏腑气血功能失调发生疾病。如果能把身体维持在一个阴阳平衡的状态下，亦即"阴平阳秘"的状态，外来邪气就无法致病。

《伤寒论》主论外感热病。感邪后是否发病，发为哪一经病取决正邪交争的状态。如《伤寒论》第97条指出："血弱气尽腠理开，邪气因入，与正气相搏，结于胁下。"太阳病转属为少阳病，邪气内入的根本原因在于"血弱气尽"。小柴胡汤证以"往来寒热，胸胁苦满，默默不欲饮食，心烦喜呕"为主要临证表现，未见明显正虚之象，方中加用人参、甘草、大枣，正是针对了正气不足的潜在病机。

《金匮要略·痰饮咳嗽病脉证并治第十二》提出"病痰饮者，当以温药和之"作为痰饮病治疗原则。痰饮病为何当治以"温药"，盖痰饮的生成多因于阳失温通。温药振奋阳气、开发腠理、通调水道，温运正常则饮邪自除。"和之"之法，概括了用药平和、适当有度，温通阳气与利水之法的相互协调等多重含义。辨治疾病不可只见其"邪"，未见其"虚"，如此才能祛邪不伤正，维持机体的平衡状态。《医门棒喝》云："扶正祛邪，治在权衡。"

由上可见，疾病的发生、传变，取决于机体阴阳平衡的状态是否被打破，能否自我调整迅速康复。中医治病重在治人，是中医思维的临床体现。针灸治疗就是根据经络、腧穴的作用，调节体内异常阴阳运动导致的病理变化，促使机体恢复到阴平阳秘的状态。针灸的作用是在机体自稳机制下，在生理功能最大调节极限范围内进行的。针灸能够通过激发、推动人体自我调整能力，促使失衡的病理状态向平衡的生理状态转化。

（三）阴阳调衡当分清虚实寒热

阴阳平衡是人体平衡的总纲，正是阴阳之间相互对立而又相互依存、相互消长和转化的平衡关系，维持着人体正常健康的生理活动。阴阳失去平衡协调是疾病的基本病机，对此加以调治即为调整阴阳。损其有余、补其不足，纠正疾病过程中机体阴阳的偏盛偏衰，恢复人体阴阳的相对平衡。

损其有余，即"实则泻之"，适用于人体阴阳中任何一方偏盛有余的实证。实热证、实寒证当分别采用"热者寒之""寒者热之"之法。需要指出的是，阳偏盛的同时，每易消灼阴气，此时须在清热的同时，配以滋阴之品。阴寒偏盛每易损耗阳气，此时在散寒的同时，配以扶阳之品，此即为祛邪为主兼以扶正之法。例如：白虎汤出自《伤寒论》，亦为温病学家擅用之方。阳明热证则易消灼津液，白虎汤方中选用了苦甘而寒、辛甘而寒的知母、石膏，取清热兼有生津之用。津气两伤较重，见"渴欲饮水，口干舌燥"者更加入人参大补气阴。

补其不足，即"虚则补之"（《灵枢·经脉》），适用于人体阴阳中任何一方虚损不足的病证。基于阴阳互根、相互转化的原理，对于阴阳偏衰的虚热、虚寒证，补阳时适当佐以补阴药谓之阴中求阳，补阴时适当佐以补阳药谓之阳中求阴。此法既能增强疗效，亦能减少纯补阳或纯补阴时药物的偏性及副作用。正如明·张介宾所说："善补阳者，必于阴中求阳，则阳得阴助而生化无穷；善补阴者，必于阳中求阴，则阴得阳升而泉源不竭。"（《景岳全书·新方八阵》）对阴阳两虚则可采用阴阳并补之法治疗，但须分清主次而用，阳损及阴者，以阳虚为主，则应在补阳的基础上辅以滋阴之品；阴损及阳者，以阴虚为主，则应在滋阴的基础上辅以补阳之品。例如：《金匮要略》对肾阴阳两虚之消渴、虚劳腰痛、转胞、脚气、痰饮等病证，用肾气丸，方中以地黄、山茱萸、山药等养阴，用附子、桂枝助阳，少火生气。

调整阴阳，不可拘于表象的虚实寒热，要在中医整体辨证的基础上找出导致阴阳失衡的根本原因。在消除导致阴阳平衡条件的前提下，损其有余，补其不足。阳气偏亢的热证，可以由阴虚不足以制阳而致。此时治疗的重点不在损有余之阳，而在补不足之阴。反之，阴气偏盛的寒证，可以由阳气不足以制阴而致。治疗当以温补不足之阳为主。

此外，对于阴阳格拒的治疗，则以寒因寒用、热因热用之法治之。阳盛格阴所致的真热假寒证，治宜清透热邪，即寒因寒用；阴盛格阳所致的真寒假热证，本质是寒盛阳虚，治宜温阳散寒，即热因热用。寒热有真假，虚实亦须明辨。正如李中梓《医宗必读》所谓"大实有羸状，误补益疾，至虚有盛候，反泻含冤"。《伤寒论》第252条患者的突出表现为"目中不了了，睛不和"，此为望诊可观察到的真阴欲竭、失神的表现。除此以外，患者"无表里证，大便难，身微热"阳明腑实之腹满腹痛，外候之发热恶热、潮热谵语之象皆不显，何以急用大承气汤？此乃阳明燥热竭伤少阴真阴的真实假虚证。急用大承气汤，使燥结去，阴液尚有恢复之机。

山西名医李可先生擅用中药方救治危重患者，其创立的破格救心汤用于救治心衰重症。方用附子30～200g，干姜60g，炙甘草60g，高丽参10～30g（加煎浓汁兑服），山萸净肉60～120g，生龙牡粉、活磁石粉各30g，麝香0.5g（分次冲服）。学用此方不可只着眼于方中大剂量的附子，附子振奋心阳，需配伍60～120g山茱萸收敛心气，才能防止心阳暴脱。这正是张景岳"善补阳者，阴中求阳"治则思维的体现。

总之，中医调整阴阳，并非单纯依据患者的寒热虚实之象补虚、泻实，需要透过表象判断阴阳失衡的根本原因，灵活地把握扶正祛邪、补虚泻实的尺度。所谓寒因寒用、热因热用、塞因塞用的反治法，不悖于"治病求本"的基本原则，目的均是在扶正逐邪的前提下，使人体阴阳达到平衡。清·章楠《医门棒喝》曰："阴阳偏胜则病，阴阳孤绝则死。"要求医者从整体观出发，使阴阳和调，方能健康无病，达到"阴平阳秘，精神乃治"的状态。

（四）阴阳调衡重在中土之枢

脾胃是机体气机升降之枢纽，五脏气机升降，皆以脾胃升降的正常为前提，具有调节、平衡作用，以维持各脏本身及脏与脏之间升降运动的相对平衡，防止其脏气的太过与不及，以达到"气归于权衡""以平为期"的生理要求。脾胃为枢的调衡作用，是维持机体相对平衡的重要调节机制。中土之枢可调衡脏气之过与不及，若五脏升降失衡，当调脾胃之枢，加强脾升胃降的枢纽之职，以调衡诸脏气之升降，而达安五脏之目的。叶天士《临证指南医案》提出"上下交损，当治其中"。病程日久，多呈寒热并见，虚实夹杂，当以治实防虚、治虚防壅、补而不燥、滋而不腻、利而不峻为总则。另外，久病伤及脾胃易致湿浊内生。养阴防碍湿，祛湿勿伤阴，当选甘平、缓和、芳香之品以醒脾和胃化湿。调脾胃而安五脏的治法，也进一步反证了脾升胃降的调衡枢纽作用。

总之，中土之枢，可以调衡脏气及脏与脏之间的升降运动，五脏得以协调平衡，则机体的生理状态就会达到相对动态平衡，故脾胃之枢为机体内在平衡的重要调衡机制。

二、有序性

《素问·至真要大论》提出："从内之外者，调其内；从外之内者，治其外。从内之外而盛于外者，先调其内而后治其外；从外之内而盛于内者，先治其外而后调其内。"在此以先病为本，后病为标。依据治病求本的原则，外感病为"从外之内"故当先解表后治里，内伤疾病为"从内之外"故当先治里，后解表。治里还是治表，不在于表里之症的轻重，而是取决于发病的先后，分清孰为因，孰为果。这是辨证论治与对症治疗的区别所在。

（一）标本缓急

应用标本关系分析病证矛盾关系的主次，确定治法的先后缓急，称为标本缓急治则。标本是相对的：从发病的邪正关系来讲，正气为本，邪气为标；从病的病因和症状来讲，病因为本，症状为标；从疾病的新旧来讲，旧病为本，新病为标。总之，"本"是指病的主要矛盾或矛盾的主要方面。"标"是指病的次要矛盾或矛盾的次要方面。一般情况下，根据"治病必求于本"的精神，当以治本为主，但在标急的情况下，又可"急则治其标"。标本缓急治则主要适用于辨治错综复杂的病证，起到执简驭繁的作用。

《素问·标本病传论》提出"间者并行，甚者独行"。指出病轻势缓的可以标本兼治，病重势急的，则必须集中力量治疗其最紧要的病变，治标或治本。张仲景应用此法的典型例证为阳明、少阴三急下证。患者表现阳明燥实、少阴阴亏，真阴欲竭，病重势急。张仲景急下里实，泻阳明以救少阴，体现了甚者独行的治疗原则。又如慢性肾脏疾病变化复杂，在治疗时就需要运用标本理论，分析其主次缓急，以便及时合理地进行治疗。水肿重症阶段，属于标急情况，虽有大量蛋白尿，但要先治水肿，待水肿消退，再治蛋白尿。关格期是慢性肾衰的终末阶段，病机特点以湿浊、湿热中阻等邪实为主，但邪实是因虚致实的结果，且此时正气虚衰的程度更重，故关格期的治疗应注意顾护正气，以救治脾胃为重心。此外，眩晕有虚实之分，虚者以肝肾阴虚、气血不足为主；实者由肝风、痰浊、瘀血上扰清空，闭阻脑窍所致。临床上本病多见本虚标实、虚实夹杂，应根据发作期和缓解期的病性特点分而治之。发作期以治标缓急、解除症状为主，着重抓住风、痰两个主要病理因素；缓解期重在培本补虚，虚实兼顾，并注意区别肝肾亏虚还是气血不足，以期控制复发。

（二）先卒病，后痼疾

《金匮要略·脏腑经络先后病脉证》曰："夫病痼疾加以卒病，当先治其卒病，后乃治其痼疾也。"因痼疾为旧病、慢性病，日久势缓病深，难速愈，故后治。卒病为新病、急性病，势急邪浅，迟则生变，宜急治，又可避免新邪深入与久病结合，使病情复杂化。如痰饮病，以阳虚为本，水饮为标。当饮邪壅盛，治宜发汗、分消、攻逐以治其标。支饮、悬饮用十枣汤，溢饮用大、小青龙汤，痰饮用甘遂半夏汤、己椒苈黄丸等。若饮衰大半，则转从"微饮"治法，续与苓桂术甘汤、肾气丸健脾温肾，以图其本。有些疾病常呈阶段性、规律性病理变化，又当分期治疗。如肺痈分"风中于卫""风伤皮毛"之表证期，"热过于营""风舍于肺"之成痈期，"热伤血脉""血为之凝滞"之溃脓期。表证期应宣肺解表，成痈期应清肺化瘀消痈，溃痈期应排脓解毒。五脏虚损，阴阳气血俱不足，应先调补脾胃，以助化源，益其元气。

若卒病病势不甚急，或与痼疾相互影响，分别治疗难以取效者，也可标本兼顾，痼卒同治。如《伤寒论》第18条"喘家作，桂枝汤加厚朴杏子佳"便是一例。痼疾日久多耗伤正气，治疗卒病当兼顾患者体质。如淋家、疮家、衄家、亡血家、汗家患太阳病，禁用麻黄汤。"脉微弱，汗出恶风者"，禁用大青龙汤，"服之则厥逆，筋惕肉瞤，此为逆也"等。哮喘病沉寒饮冷伏藏于肺乃其痼疾，受致病因素影响而发病，发作期的患者，舌苔腻者当先清肺中痰热之邪，待痰热之邪清利后再转以治肺家沉寒伏饮。因卒病在表、痼疾在里也，故在寒饮的基础上出现痰湿、痰热之邪，当先清利痰湿、痰热。

（三）表里先后

表里同病时分清表里缓急以决定治法先后，称为表里先后治疗原则。表里同病，即表证、里证同时兼有。表证、里证是相对的概念。《伤寒杂病论》中有三阳为表，三阴为里；太阳为表，少阳、阳明为里；少阳为表，阳明为里等。其主要指外感病中的太阳表证与他经病证合病、并病，也包括太阳表证与六经病以外的病证合病。

1. 先表后里　《伤寒论》所论病证皆以外感为发病之始，故张仲景常以先表后里为论治常法。表证未解虽有可下之症亦不可使用下法，如《伤寒论》第44条曰："太阳病，外证未解，不可下也，下之为逆。"概因邪在表，正气驱表抗邪，误用下法，与正气向上向外的作用趋向相反，可致正气被伤，邪气内陷。例如，临床常见外感风寒、内兼湿邪之证，依据《黄帝内经》"从外之内而盛于内者，先治其外而后调其内"之旨，治疗先宜疏解表邪，继而和脾消滞、清利湿热，以丸药理气祛湿善后。

2. 先里后表　当里证症情危重，关系病者安危时，当采用先里后表法。其具体应用有两个方面。

（1）先回阳，后解表　张仲景在《伤寒论》中反复强调了表兼里虚证、里证甚急者，当先回阳，后解表。如伤寒误用泻下之后，损伤少阴阳气，形成的表兼里虚证，脾肾阳虚程度较重，阳气有欲脱之势，则当急救其里，待阳气回复，再行解表。这体现了张仲景重视保护正气、祛邪不伤正的治疗思想。

（2）先攻实，后解表　本法尤能体现表里之治的变法。表兼里实当先解表，后攻里，但在特殊情况下又示人以权变治法。如同是蓄血证，《伤寒论》106条桃核承气汤证则反复强调："其外未解者，尚未可攻，外解矣，但少腹急结者，乃可攻之。"而124条抵当汤证云："太阳病六七日，表证仍在，脉微而沉，反不结胸，其人发狂者，以热在下焦，少腹当硬满……抵当汤主之。"虽本证"表证仍在"，却不强调先解外，原因是邪气内陷，热实甚重。病已"发狂"，病势又急，故不待表解，即以抵当汤攻逐瘀血。

3. 解表达里　解表达里，指单治表证，通过解表而达到里和的目的。适用于表里同病以表证为主、里证基于表证所致者。《伤寒论》230条中提到"上焦得通，津液得下，胃气因和，身濈然汗出而解"，讲明以小柴胡汤治大便硬的机制。服药之后，少阳枢机运转，气机通畅，津液敷布，胃肠滋润，大便自然而通。非但如此，由于津液四布，输于肌腠，则濈然汗出，邪亦从汗解。本条还提示了以升达降通便的治例。凡属津液失布而导致的便秘，常与气机壅滞、升降失常互为因果。前人谓"气为水母"。这种便秘自然不能着眼于通便，应着眼于调节气机升降，气升则津降，津降则肠润，大便自然易行。后世用四逆散治气结便秘、用补中益气汤治气虚便秘，其证治的理论均根源于此。

4. 治里达表　虽有表证，但表证的产生是由于各种原因导致的里气不和，影响气机的升降出入所致。治疗过程中可通过调节里气以消除表证。如《伤寒论》第28条的桂枝去桂加茯苓白术汤证，症见"头项强痛，翕翕发热，无汗"等表证，治以发汗解表，表证仍在。患者兼见"心下满微痛，小便不利"，知其病机为水饮停滞，膀胱气化失职，膀胱乃太阳之腑，腑气不和，则影响经气，而太阳经气通于表，故里气不和导致表气不调，因而出现"头项强痛，翕翕发热，无汗"的肌表症状。此非外邪所致，乃里病所致，故其治当通阳化气行水，小便通利，水邪得散，则表证亦解，体现了"通阳不在温而在利小便"的治疗思想。

5. 表里同治　表里同病，表里证均不甚急或表里证相互影响，单纯解表或单纯治里难以取效者，当表里同治。具体应用时，根据里证之虚实可分为扶正解表和解表攻里两种情况。

（1）扶正解表　表证未解兼有正气不足者。如兼有卫阳虚漏汗不止的可治以桂枝加附子汤，兼有营阴亏虚的治以桂枝新加汤。表邪未解，屡用下法致使脾阳虚损，"表里不解者"，可治以桂枝人参汤。《金匮要略·痉湿暍病脉证并治第二》以瓜蒌桂枝汤治疗风淫于外、津伤于内的痉证等。

（2）解表攻里　适用于表证未解内有实邪者。如表邪不解兼肺气上逆作喘者，治以桂枝加厚朴杏子汤；"伤寒表不解，心下有水气"者治以小青龙汤；表邪未解，寒闭阳郁而致烦躁的大青龙汤证；太少并病的柴胡桂枝汤证等。

《伤寒论》自序中提到"伤寒十居其七"，临床上确有相当比例的内科病证，由外感引发、加重、遗留。分清表里，祛邪扶正有序进行，方能缩短病程，防止邪气内陷。

三、适度性

孔子提出的"中庸"思想要求在两极之间求一"中极"。老子认为，事物是可以相互转化的，在看到事物的一个方面时，必须注意与其相对应的另一个方面，强调在事物动态发展过程中保持平衡适度的方法。中国传统思想中不同类型的思维模式从不同方面表现了适度的思维特点。这些思维方法也影响到中医学的治则思维。

（一）中病即止

中医治病是利用药物的偏性，来调整脏腑阴阳的偏性。从某种意义上讲，药物都具有毒性，治病就是借助其毒性，以攻致病之邪气，邪去用药要适可而止。《素问·五常政大论》云："大毒治病十去其六，常毒治病十去其七，小毒治病十去其八，无毒治病十去其九。谷肉果菜，食养尽之，无使过之，伤其正也。"提示药物偏性明显的峻剂，药效突出，起效迅速，却也最易伤正，"十去其六"便当停药换方。即使是无毒之药，用至病去九成便可，余者待饮食调养自然邪去正复。

中病即止，不仅针对汗、吐、下、清、消等祛邪之法，对温阳、益阴等扶正之法也同样适用。《素问·至真要大论》说："久而增气，物化之常也，气增而久，夭之由也。"饮食五味可以滋养身体元气，若滋补过度，反伤元气。如男性不育症和性功能障碍患者，医生每遇此症往往滥用温热壮阳之品，如桂附、仙茅、仙灵脾、鹿茸、海马等，虽一时见效，久而变证丛生。临床所见，久服温热壮阳之剂，反致勃起减弱，时或早泄，表现为性欲亢强，但勃起不坚，同床即软，伴见早泄、腰膝酸软、头晕耳鸣、口干，舌红少苔，脉细数，显系温热之剂劫伤肾阴，致阴虚火旺之证。

强调中病即止，还需注意其与"效不更方"的关系。效不更方，主要是针对虚证、虚实夹杂证，多为慢性病病程长、病情变化缓慢者。譬如，临床对慢性肝炎属肝脾不和、脾虚湿困、肝血不足或肝肾阴虚等证者，经治疗后，病情改善、患者精神状态转佳，医者不得囿于"中病即止"之说而终止治疗。另有一些内伤杂病如慢性肾小球肾炎，经一段时间治疗，患者自觉症状明显好转，浮肿消、小便利、舌脉接近正常人，但化验小便发现有蛋白或者白血球等，则应仍用原方，直至彻底治愈。

（二）以人为本，祛邪不伤正

运用祛邪之法，要考虑患者的体质，阴阳气血不足者不可用汗、吐、下法。如咽喉干燥者、淋家、汗家、疮家、衄家、亡血家等禁用辛温发汗法；阳明病汗出多而渴者，禁用猪苓汤利小便等。

《素问·阴阳别论》曰："阳加于阴谓之汗。"发汗需损耗阳气与阴津。观张仲景用汗法，首先，汗出之度为"遍身漐漐微似有汗者益佳，不可令如水流漓，病必不除"。发汗当以遍身、微汗为度，大汗淋漓易伤正气，同时也不利于营卫之气的和合。再者，剂量之度为"若一服汗出病瘥，停后服，不必尽剂"。初服则汗出病瘥者，即可获效停药。患者总的服药剂量取决于各自的药后反应。太阳病篇的发汗诸方，皆须"如桂枝法将息"。峻汗的大青龙汤亦当"取微汗"。若药后汗出过多，需以"温粉粉之"以防伤正。

NOTE

人以胃气为本，治疗疾病应重视保护胃气。祛邪时为保护胃气不受损伤，张仲景一方面常在祛邪方中配以人参、甘草、大枣、粳米等助益脾胃之品，另一方面反复强调勿使过剂，因人制宜。如使用桂枝汤，提出"啜热稀粥一升余，以助药力"；用大承气汤"得下，余勿服"；大陷胸汤"得快利，止后服"；十枣汤"得快下利后，糜粥自养"；瓜蒂散"不吐者，少少加，得快吐，乃止"。运用苦寒伤胃之剂，当视人胃气强弱而施。如"凡用栀子汤，患者旧微溏者，不可与服"。"太阴病，脉弱，其人续自便利，设当行大黄、芍药者，宜减之，以其人胃气弱、易动故也"。

《医界春秋》载清末王季寅先生作《同是泻药》一文，记述先生遇急性腹痛自服大陷胸汤，"药后忽下黑色如棉油者碗许，顿觉胸中豁朗，痛苦大减。四五剂后，饮食倍进，精神焕发……嗣又守服十余剂，病已去十分之九，本可不药而愈。余狃于前服此汤，有利无弊，更服1剂，以竟全功。讵药甫下咽，顿觉心如掀，肺如捣，五脏鼎沸，痛苦不可名状。亟以潞参一两，黄芪五钱，饴糖半茶杯，连服两剂，始安。"此案医者用峻剂而求全功，致变证丛生，幸及时服以益气扶正方始得恢复，可见适度治疗的重要性。

另外，针灸、推拿等外治法也要注意因人而异，中病即止。《灵枢·九针十二原》指出："刺之害中而不去，则精泄；害中而去，则致气。精泄则病益甚而框，致气则生为痈疡。"饮食调护也需适度。太阳表证服桂枝汤，需"禁生冷、黏滑、肉面、五辛、酒酪、臭恶等物"，以防碍胃伤正，不利于祛邪。大病初愈"脾胃气尚弱，不能消谷"，若"人强与谷"可致"日暮微烦"，适当地减少饮食即可。

四、个体化

个体化诊疗是指突出个性特征的临床诊断与治疗，是根据每个患者的年龄、性别、体质等不同的个体特点来制定的治法。

（一）诊疗的各个环节皆须注意个体差异

清·徐大椿在《医学源流论》中指出："天下有同此一病，而治此则效，治彼则不效，且不惟无效，而反有大害者，何也？则以病同人异也。"疾病的发生、发展、转归与个体差异性关系密切，在疾病诊疗的各个环节应考虑体质、性别、年龄等导致个体差异的因素，以提高疗效，防止不良反应。如《金匮要略·腹满寒疝宿食病脉证治第十》的大乌头煎方后提示"强人服七合，弱人服五合"。表明张仲景在使用峻剂时十分注重患者体质的强弱，及其对药物的耐受能力，灵活把握个体与病、药的关系。另外，还需按年龄与性别制宜。《金匮要略·百合狐惑阴阳毒病证治第三》中的升麻鳖甲汤，方后注明"煮取一升，顿服之"，而"老小再服"，老年人和儿童对疾病的抵抗力及对药物的耐受力不如中青年，因而服药次数及药量亦当有所不同。此外，《金匮要略》设妇人妊娠、产后、杂病专篇，并明确指出"其虽同病，脉各异源，子当辨记，勿谓不然"，可谓因性别制宜之明证。

（二）个体化诊疗的意义

20世纪70年代，医学界出现了个体化诊疗的概念。世界卫生组织（WHO）在《迎接21世纪的挑战》报告中指出，21世纪的医学将从"疾病医学"向"健康医学"发展，从群体治疗向个体治疗发展。"个体化"思想正逐步渗入到医学实践中，将是未来医学发展的方向。如何实施个体化诊疗成为中西医共同关注的问题。北京中医药大学王琦教授提出"个体化诊疗是基于以人为本、因人制宜的思想，充分注重人的个体化差异性，进行个体医疗设计，采取优化的、有针对性的治疗干预措施，使之更具有有效性和安全性，并据此拓展到个性化养生保健以及包括人类生命前期的生命全过程，从而实现由疾病医学向健康医学的转化。"个体化诊疗强调以人为本，是从"人的病"朝向"病的人"的重大转变，符合医学目的、医学发展潮流和医学模式转变的趋势。个体化诊疗不是目的，而是实现目标必须采取的手段，其目的是为了将疾病治疗医学转变成健康医学，从对抗疾病转向维护健康和预防疾病。

五、地域性

所谓地域性是指根据不同地域的地理环境特点，制定适宜的治疗原则，又称因地制宜。它是中医治疗学的重要原则，是中医学整体观念与辨证论治基本特点在中医治疗学上的具体体现。其理论基础是地理环境对人体生理、病理的影响，具体体现在地理环境对疾病防治的影响。《素问·异法方宜论》中记载，黄帝问岐伯为何医生治疗疾病五方之人是相同的病，而治疗方法各不相同，皆能痊愈。岐伯回答是因为地域不同，其水土、气候有别所致，故治疗须因地制宜。

（一）因地立法

1. 地域不同，所患病证不同，其治法有别 不同的地域，因地理环境、人们的生活习惯和体质不同，所患病证不同，具有地方性疾病的特征，其治法自然不同。如我国西北地区，地势高而寒冷少雨，病多燥寒，治宜辛润；东南地区，地势低而湿热多雨，病多湿热，治宜清化。《素问·异法方宜论》中记载，东、西、南、北、中五方疾病的特点各不相同，治法有砭石、药物、针灸及导引等不同。

2. 地域不同，疾病相同，其治法也不同 不同地域气候条件及人们的体质不同，即使发生相同疾病，其治法也不同。如《素问·五常政大论》中指出，西北方气候寒凉，那里的人外而皮肤腠理密，内而气郁蕴热，所以适宜用发散之剂祛其外寒，寒凉之剂清其内热，兼以热水浸渍，以散其内热；东南方气候温热，那里的人皮肤疏松、腠理开，内气易散，不可过于宣散，可适当予以收敛之剂以加强其精气内守。治法的性质一定要与气候的特性相同，以使体内之气平和下来。如假寒假热，当以相反之法治之。

不同地域气候条件及饮食、生活习惯等因素的差异，导致同种疾病所体现出的中医证型有所不同，治疗用药也存在差异。有研究显示，不同地域冠心病中医证型的分布特点亦存在差异。比如，华南地区心气不足证较多，气阴两虚证相对较少；西南及西北地区痰阻心脉所占比例明显较高。这可能是因为华南地区气候湿热，火热之邪可导致心气耗损，而潮湿气候不容易伤阴，故此地区心气不足证较多，气阴两虚相对较少；西南及西北地区痰阻心脉证比例较高，可能与西南地区气候潮湿及西北地区喜食肉类的生活习惯相关。又如，江南及两广地区炎热多雨，地势低注，温暖潮湿，人体腠理开疏，感冒多以风热为主，常采用桑叶、菊花、薄荷之类辛凉解表；而西北地区天寒地燥，人体腠理闭塞，感冒则以风寒居多，多采用麻黄、桂枝、羌活等辛温解表药以发汗解表，且剂量较重。

（二）因地用药

历代医家一直注意用药当随地域差异而有所变通，因而有方名同而用药有异的现象。六朝陈延之《小品方》指出，方药有"或先于岭南服之得益，传往淮北为治反害"者，俱是治一冷病，其方用温药份量多者，宜江西、江北；用温药份量少者，宜江东岭南也。唐代孙思邈指出，凡用药皆随土地之所宜，江南、岭南，其地暑湿热，肌肤薄脆，腠理开疏，用药轻省；关中、河北，土地刚燥，其人皮肤坚硬，腠理闭实，用药重复。如我国北方气候寒冷，人体腠理致密，感受风寒，采用辛温解表，不但药量要重，且多用麻黄、桂枝之属；南方气候湿热，人体腠理疏松，采用辛温解表，不但药量较轻，且多用荆芥、防风之品。宋·朱肱《类证活人书》提出，使用经方必须因地灵活变化，如桂枝汤自西北二方居人，四时行之无不应验。自江淮间，唯冬及初春可行，自春末及夏至以前，桂枝证可加黄芩半两，夏至后有桂枝证，可加知母一两、石膏二两，或加升麻半两。

地域不同，自然气候条件不同。天然药材的分布和生长离不开一定的自然条件，只有适宜的地理环境才能生长出最好的中药材，即道地药材。如甘肃的当归，宁夏的枸杞，青海的大黄，内蒙古的黄芪，东北的人参、细辛、五味子，山西的党参，河南的地黄、山药、菊花，云南的三七、茯苓，四川的黄连、川芎、贝母、乌头，山东的阿胶，浙江的贝母，江苏的薄荷，广东的陈皮、砂仁，湖南的莲子等。

（三）地域对学术流派形成的影响

中医在长期发展过程出现了许多学术流派，富有地域特征，如岭南医派、新安医派、龙江医派等。不同的学术流派各有其独特的学术思想及相应的代表医家及学术著作。这些医家诊病、用药均以当地水土气候、人群体质为依据，在不断的临床实践中取得了众人认可的临床疗效。这些临证经验经总结、凝练后，上升到一定的理论高度就形成了具有地域特征的学术流派。

六、时相性

所谓时相性是指根据不同年份、季节气候变化特点及昼夜阴阳消长规律，来确定治疗手段，即因时制宜。发病年份、季节、昼夜不同，治疗均应有所区别。中医学认为，人体的功能活动、病理变化等受气候与日月推移等自然现象的影响，呈现出一定的规律，根据这种规律，选择适当时间治疗疾病，既可提高疗效，又可避免或减轻治疗的副反应。中医时间治疗学主要探讨时间与治病的关系，其主要内容包括按时施针和择时服药两个方面。按时施针有子午流注、灵龟八法、飞腾八法等。择时服药主张不同的药物宜在不同的时辰或季节使用，历代有"时药"与"时禁"之说。因时制宜主要包括两方面：一方面指根据不同年份、季节气候变化特点及昼夜阴阳消长规律确定治疗手段；另一方面是指选择最佳的时间按时施治。

（一）发病年份不同而治疗有别

五运六气，简称"运气"，是我国古代研究天体运行、天时气候变化及其与生物、人体生理、病理、发病关系的学说。"运"指木、火、土、金、水五个阶段的相互推移；"气"指风、火、热、湿、燥、寒六种气候的转变。运气学说是在中医整体观念的指导下，以阴阳五行学说为基础，运用天干地支等符号作为演绎工具，来推论气候变化规律及其对人体健康和疾病的影响的学说，是"天人合一"思想在中医学说中的体现，也是中医基础理论的重要组成部分。

每年气候变化的一般规律是：春风、夏热、长夏湿、秋燥、冬寒。不同的年份由于五运六气变化的不同，可形成偏寒、偏热、偏湿或偏燥等不同特点的气候，对人体发病的影响也不尽相同，因而不同年份疾病的发病特点也往往不一样，施治时必须加以考虑并给予相应的治疗。如湿气偏盛的年份，疾病也往往夹湿，易于影响脾运，因而在治疗时就要考虑这一情况，参用健脾祛湿的方药。

每年的运气状况不同，通过对每年五运六气的分析，可了解天地自然的盛衰虚实，进而为临床辨证施治提供重要参考。如《素问·六元正纪大论》曰："先立其年，以名其气，金木水火土，运行之数；寒暑燥湿风火，临御之化，则天道可见，民气可调。"即了解年之运气状况，就可明白此年病气之五运六气属性，据此治病即可得到调治。《素问·六节藏象论》曰："不知年之所加，气之盛衰，虚实之所起，不可以为工矣。"这更强调了掌握五运六气对于医家的重要性。

金元·刘河间认为，五运六气理论对中医临床有非常切实的参考意义。在《素问玄机原病式》序中说："识病之法，以其病气归于五运六气之化，明可见矣。"又云："不知运气而求医无失者，鲜矣。"临床上充分考虑当时的运气情况，在望、闻、问、切四诊的基础上增加天地自然运气情况这样一个重要参考系，对于病因、病机的分析和认识上就多了一面镜子，能够帮助医者更加精准地确定治则、治法，制定处方、用药，进而提高诊疗水平，取得满意的疗效。

（二）发病季节不同而治疗有别

春暖、夏热、秋凉、冬寒，四时气候特点各不相同，对人体的影响也各不相同，因此确定治法、选方用药也应有所区别。《素问·八正神明论》提出，春夏季节气候由温渐热，阳气升发，人体腠理疏松开泄，易于汗出，若外感风寒，也不宜过用辛温发散之品，要适当减少如麻黄、干姜、附子、桂枝等药物的应用，以免开泄太过而耗伤阴液；若系伤暑，则宜清暑益气生津；若夏日阴雨潮湿，或暑邪影响脾胃功能而致湿阻，即可佐用芳香化浊或淡渗利湿之品。秋冬季节，气候由凉变寒，阴盛阳衰，人体腠理致密，阳气敛藏于内，如感受风寒，辛温发表或助阳发表之剂用之无碍，若病非大热，自当慎用寒凉之品，如黄连、黄芩、石膏、知母之类，用量不宜过大，以防苦寒伤阳。

《素问·六元正纪大论》提出了四时用药的具体原则，即治疗疾病在温暖季节应尽量避免用温热药物，寒冷季节尽量避免用寒凉药物，饮食也要遵循上述原则。但天气反常，如夏天当热而反寒等，则不必拘泥。违反这一原则就会带来危害，这是根据四时气候变化的具体情况来决定治疗的原则。治疗要结合时令气候的变化，不错过天时气候的常时，不违背六气之所宜，不助其胜气，不助其复气，这就是治疗之法。

（三）按昼夜节律分时施治

1. 按时施针　中医哲学主张"天人合一"，认为人是大自然的组成部分，人体中十二条经脉对应着每日的十二个时辰，由于时辰在变，因而不同的经脉中的气血在不同的时辰也有盛有衰。人的脏腑在十二个时辰中的兴衰，环环相扣，十分有序。血气应时而至为盛，血气过时而去为衰，逢时而开，过时为阖，泄则乘其盛，即经所谓刺实者刺其来。补者随其去，即经所谓刺虚者刺其去，刺其来迎而夺之，刺其去随而济之，按照这个原则取穴，以取其更好的疗效，这就是子午流注法。灵龟八法是根据八卦九宫学说，结合人体奇经八脉气血的会合，取其与奇经八脉相通的八个经穴按时取穴法，其取穴运算周期为 60 天。飞腾八法是根据时辰的天干属性选取以八脉交会穴进行针灸治疗的按时取穴方法，其取穴运算周期为 5 天。

2. 择时服药 择时服药是合理用药的重要方面。古人在服药时辰方面要求非常严格。择时服药能顺应人体生理变化的节奏，具有十分重要的意义，不仅可提高药效、减少不良反应，而且能诱导人体生物节律恢复正常。如《伤寒论》中用十枣汤治疗悬饮证要求"平旦服"。由于平旦相当于现代凌晨 3～5 点钟前后，人的胃肠道是空的，服用药液可以直驱肠道，及时发挥药效。且此时人体阳气刚刚升起，服药也有利于正气助药攻邪。若服时不当会扰乱人体生理节律，如在阳气升发之时服用养阴药、泻下药，既影响人体阳气升发，又可削弱药效，产生弊端。正如清代名医徐灵胎所说："早暮不合其时，不惟无益，反能有害。"

一般来讲，清晨至上午是太阳升起的时候，自然界阳气上升和升发，此时服药可以借阳气的上升或升发而发挥药性。最适宜这个时候服用的药物主要有四种：发汗药、涌吐药、益气升阳药和祛水湿药。下午时分，太阳开始西偏，自然界的温度开始下降，人体的阳气亦随之下降。此时服用下药，可顺气机向下的趋势而达目的。下药是中医"下法"的主要用药。晚上太阳已经下山了，自然界的阳热下降，而阴气上升，像下午一样，这个也比较适合服用下药、滋养阴血药及安神药。

"天人相应"是中医学基本学术思想之一，四季气候变化伴随着温热凉寒的气候特点和不同的物候特点，对人体的生理功能、病理变化均能产生相应的影响，人体的脏腑经脉、气血津液顺应四时之气而产生相应变化，包括疾病、证型在内的机体状态都会直接或间接受到季节变化影响，治疗用药应适应四季气候特点，注意在不同天时气候条件下的治疗宜忌。

七、顺势利导

所谓顺势利导，是指根据病邪所在部位、正气抗病反应趋势等，把握最佳时机与途径，以最小代价达到最佳疗效的治疗原则。人体患病是一个十分复杂的动态过程，主要矛盾是正邪斗争。人体在长期与疾病做斗争的过程中，逐渐形成了调节、控制自身功能活动以驱邪外出的能力。人体正气、脏腑、经气及患者的情志和天时地理对人体气血的影响，是决定人体祛邪能力的重要因素。顺势治则的基本原理和精神实质就是顺应、保护和利用人体固有的自我调控能力而施治，即医者通过采取一定的手段和措施，或扶助正气，或削弱邪气，或两者并用，从而推动正邪斗争的矛盾向着邪去正复的方向转化。因此，顺势利导以正邪斗争疾病观为基础，根据病势发展客观规律和患者机体抗病自然趋势而确立，可以有效地指导中医临床实践。

（一）顺应病邪性质和部位而治

根据不同病邪所造成的"势"，尤其是以实邪为主的病证，应根据邪气所在部位和性质而采取相应措施，使之从最简捷的途径，以最快的速度排出体外，以免病邪深入而过多损伤正气。随其性而宣导之，就其近而驱除之，如《素问·阴阳应象大论》所云"因其轻而扬之，因其重而减之"。"其高者因而越之，其下者引而竭之；中满者，泻之于内；其有邪者，渍形以为汗；其在皮者，汗而发之"。如邪气质轻，则用扬散之法，如风邪宣散之类；邪气重浊，则用逐渐衰减之法，如湿邪可淡渗；邪在上焦者，因其在上之势，发越而使之出，可涌吐；邪居下焦者，因其在下之势，引而下出，如利尿、攻逐、导便、灌肠等；中脘痞满者，则分消于内而泻之，可用泻心汤类；邪在表、在皮，因其在外之势，可用汤渍或用药取汗，如发散风寒表邪。

（二）顺应正气抗邪的趋势而治

中医学认为，疾病的过程即正邪斗争、消长进退的动态变化过程，不同的病邪，其性质和致病特点不同，因而侵袭人体的途径及停留部位也不尽相同。人体正气具有抗御邪气入侵、驱邪外出、免于机体发病的功能。就某一具体患者而言，这种正邪斗争总是发生在某一病程阶段和具体部位，所表现出的自然趋势具有时间性和方向性。故治疗疾病应抓住最佳时机和方向，顺应患者体内正气抗邪的趋向，采用切中病情的治法方药，从最佳的途径驱邪外出，在最短时间内达到治愈疾病的目的。

伤寒初期，机体抗邪于表，表实用麻黄汤发汗解表，表虚用桂枝汤解肌调和营卫，使邪从汗解；邪深入里，化热化燥，肠内积滞，正气尚盛，用承气汤通里攻下，排毒泻热；痰浊留滞胸膈，脘痞气冲，愠愠欲吐，用瓜蒂散涌吐痰涎；太阳经邪传腑，膀胱蓄水，用五苓散化气行水；若下焦蓄血，用抵当汤（丸）攻决瘀血。诸病水者，腰以上肿，多兼风邪，水邪在表，宜发汗泄越水湿；腰以下肿，水湿重浊凝聚，用渗利导水下行。仲景治黄疸有汗、吐、下、利小便诸法，使用之际，辨别机体抗病趋势非常细致。《金匮要略》云："酒黄疸者，或无热，靖言了了，腹满欲吐，鼻燥；其脉浮者，先吐之；沉弦者，先下之。"脉浮提示正气抗邪于上，则以涌吐祛邪最为便利；脉沉弦提示邪结胃肠，以泻下祛邪是为捷径。

在温病治疗中，叶天士根据邪从外来、由浅入深的发展规律，提出卫气营血四阶段的"汗、清、透、散"治法；吴塘针对外感病三焦传变，提出"轻、平、重"的治法，均是根据温病上下浅深、正邪相争、郁闭外达之势，结合脏腑特性而确立的顺势治则。王孟英归纳此法在温病治疗中的应用为邪在表在上宜散、寒凉清热勿凝、邪在里在下宜攻、半表半里和为顺、三焦湿热宜分消、入营闭心包宜透转六个方面，并指出顺势利导之"势"反映了人体固有的自我调控能力，即驱邪能力。正是这种能力与邪气之间的交争，促使病证呈现出一种向愈的发展趋势。治疗用药当充分顺应和利用这种趋向，最大限度、最有效地顺正逆邪，保护正气，祛除邪气。

（三）顺应脏腑气机、苦欲喜恶之势而治

人体每一个脏腑都有其气机活动的特点，顺应该脏腑的气机之势施治，就等于增强了该脏腑抗御邪气和恢复正气的能力，从而获得良好的疗效。《素问·六元正纪大论》谓"木郁达之，火郁发之，土郁夺之，金郁泄之，水郁折之"，则是顺应五脏气机的驱邪趋势而制定的五脏实证治法。

苦欲喜恶是脏腑特性的反映，当脏腑生理特性受到遏阻时，常常表现为病态，顺畅脏腑特

NOTE

性，也是治疗脏腑病证的重要环节。如《素问·脏气法时论》所说的"肝欲散，急食辛以散之""脾欲缓，急食甘以缓之""肾欲坚，急食苦以坚之"等，就是分别顺应肝气恶郁喜散、脾气恶急喜缓和肾气恶泄喜藏的脏气特性所制定的有效治法。如肝主疏泄，性喜条达而恶抑郁，故肝病之治，顺畅其性，重在疏解肝郁，兼柔其体。治疗肝血不足、虚劳虚烦不得眠之酸枣仁汤，用酸枣仁、茯苓、知母等清热、养阴、安神，配以辛温之川芎，是因肝木性主散达而恶抑郁，川芎其气辛温芳香，性喜走散，有调达肝气之功，符合"肝欲散"的生理特性，故用川芎"辛以散之"。

（四）顺应十二经气运行之势而治

十二经脉的气血运行是有规律的，这主要表现为运行的方向性和时间性。在治疗上若能遵循和利用这一规律，就能收到较好的效果。这在针刺气功疗法中尤为明显。《灵枢·卫气行》中指出，针灸治疗常根据此经脉气血时辰涨落变化以补虚泻实，即对实证泻之，应在气血流注经脉脏腑，经气方盛之时，迎着气血流注方向刺之，并用泻法，以加速开启经脉脏腑气血的流注，防止经脉过早闭合，致气血潴留瘀滞为患。对虚证补之，应在气血刚刚流过经脉脏腑，经气方衰之时，顺着气血流注方向刺之，并用补法，以延迟经脉之闭合，利于气血继续流注其中。如果不能掌握经气运行之势，有可能就会出现《素问·离合真邪论》所说"大气已过，泻之则真气脱，脱则不复，邪气复至，而病益蓄"的后果。后世的"子午流注"针法正导源于此。

（五）顺应天时地理之势而治

人生活于天地之间，天地阴阳的变化必然通过各种途径影响人的生命活动，特别是脏腑气血，故《黄帝内经》强调顺应天时之势而治，主要体现在"因天时而调血气"的法则。例如，春夏气血浮浅趋向于表，秋冬气血收藏趋向于里，这种四时气机的升降运动，会影响疾病病位之深浅及病势之逆、顺，故治疗疾病当顺应四时气机升降之势。《素问·四时刺逆从论》中所谓"从其经气"，就是顺应四时气血的出入浮沉趋势而决定治疗方法。

李东垣在《脾胃论·用药宜禁论》中指出，吐法鼓舞胃气上逆，以鼓涌邪气自上而出，其势上行，故一般春夏无忌，而秋冬则宜慎用；汗法透邪，药势上行外散，宜用于春夏气升之时，而于秋冬气机降沉，尤其冬月闭藏之令，则宜慎用；下法功在推荡邪气自下而出，药势趋下，不利于人体气机之升浮，故春夏宜慎。但若外感病，尽管发病于秋冬阳气降沉之时，却不可不汗；火热升浮，发作于春夏阳气升浮之际，亦不能不降，舍此别无他法，此时则当舍时从病，从权用之。然也须因时选药，中病即止，并及时采用调护措施，将逆四时气机之势的危害性降至最低限度。如《续名医类案》卷五载张路玉治一人，平素相火不时上升，交春则龙雷大发，火势倍增。张氏用"生脉散加百合、茯神、龙齿以安其神，稍兼茱、连以折其势"，却有逆于春月气机之升，因此，"数剂少安，即令勿药，以养胃气，但令日用鲜百合煮汤，服之，交秋天气下降，火气渐伏，可保无虞"。

（六）顺应患者情志之势而治

《黄帝内经》认为，患者的情志变化，对其病理变化有举足轻重的作用，因此，不仅要求病者在诊病时"数问其情，以从其意"（《素问·移精变气论》），而且更强调在治疗上应"顺其志""便患者"（《灵枢·师传》），即尽量在言行上满足患者的要求，避免引起患者的不愉快情绪。反之，如果不能顺应患者情志欲望而治，就会使患者"神不使"，以致产生"精神不进，志意不治，故病不可愈"（《素问·汤液醪醴论》）的严重后果。

顺势利导有助于指导具体治疗法则的制定，且在各科疾病的治疗，以及药物、针灸、推拿、气功等疗法中都发挥着一定的指导作用。该治则虽然与其他治则之间存在着内在的联系，但它具有自己特有的内容，与其他治则不能相互替代。例如，扶正祛邪和顺势治则都是建立在正邪斗争的疾病观基础上，但前者是针对病证的虚、实性质所采取的对正气和邪气的直接损益治则，后者的着眼点却在于顺应正气抗邪的自然趋势，从病变时机和部位上选择最有利的治疗措施，二者的差异是明显的。又如与因时、因地制宜的治则相比均有顺应天时、地理之势而治的思想，但因时、因地制宜旨在强调自然环境对治疗影响，而顺势利导则旨在突出治疗时须顺应由于天时、地理引起的脏腑气血运动趋势。

第三节　治法思维

治法，是在治则的指导下，针对具体证候所拟定的治疗方案。治法的制定，需要充分把握疾病的病因、病性、病位等要素。与治则相比更为具体而灵活，针对性更强。

治法的选择与确定是基于辨证结果，综合运用联想、类比、推理、取象、顺势、辨证等多种思维方法，同时也不免包含有经验、直觉与灵感思维的参与而最终确定。其上承辨证，下统方药，是中医治则思想的反映与体现，是理、法、方、药中至关重要的一环。

治法的制定，以恢复或重建患者整体的、动态的平衡作为基本宗旨，主要针对的是证候及病机，是"治病求本"思想的具体实施。单法的选择，主要针对单一病机要素，如病因、病位、病性、病态等。

针对病因者，多针对六气为病之病因，如《素问·至真要大论》云："风淫于内，治以辛凉，佐以苦……热淫于内，治以咸寒，佐以甘苦，以酸收之，以苦发之。"针对病位者，有针对上、中、下三焦之病位，如"其高者，因而越之；其下者，引而竭之；中满者，泻之于内"等（《素问·阴阳应象大论》）。病位在上者，治以涌吐之法；病位在下者，治以渗利之法；病位在中者，治以通泻之法。这一类治法的制定，多遵循顺势利导之治疗原则。针对病性者，如"实则泻之，虚则补之"（《素问·三部九候论》），对于病性为实者，治以泻法（如消法）；对于病性为虚者，治以补法，这即是遵循扶正祛邪的治疗原则而制订的。针对病态者，如"寒者热之，热者寒之，温者清之，清者温之，燥者润之"（《素问·至真要大论》），对病寒凉类病证，治以温热之法；对于温热类病证，治以寒凉之法；对于燥证，则治以濡润之法。

病位、病性、病态多种要素的组合，即形成了一个较为完整的病机，临证中常以证候的形式体现出来。针对每一病机要素的单法相应的整合，就形成了复法。可见，复法的选择主要针对的是不同病机要素整合而形成的具体证候。单法是治法的单元要素，复法是治法的应用核心，两者在不同的辨证方法上的运用，又各有其特点。

一、单法论治

单法论治主要适用于病机清晰、病情单纯之病证。应该认识到，汗（发汗）、吐（催吐）、下（攻下）、和（和解）、温（温热）、清（清凉）、消（消导）、补（滋补）这八种治法作为基本治法，只是指出了治疗的方向，在具体运用时，还需要结合病因、病性、病位及证候确立具体的治法。也就是说，临床要依据不同的具体证候，选用相应的治法，即所谓"法随证立"；法确定后才能制方遣药，即"方因法设"。准确掌握其应用指征，灵活运用八法，是提高临床治疗效果的重要一环。

（一）汗法

汗法又称解表法，是指运用具有发散趋势作用的药物，使患者腠理通畅，促使皮肤出汗或使汗出正常，借以祛除表邪、通畅经络、调和营卫的治疗方法。

1. 理论思维基础　《素问·阴阳别论》谓："阳加于阴，谓之汗。"吴鞠通进一步解释为"汗也者，合阳气阴津蒸化而出者也"（《温病条辨》）。汗是津液通过阳气的气化蒸腾，从玄府外渗于皮肤之表的液体。生理状态下，人体的卫气正常敷布，充养腠理，玄府畅通，汗液可以正常地排出体外。若受到外邪侵袭，则可使卫气郁滞，玄府闭塞，则汗液不能正常排出体外；或外邪扰动卫气，使其疏泄太过，则汗液又会排出过盛，形成自汗、盗汗等表现。

"汗出"暗含一种从内向外透发的趋势，因此汗法也体现了一种发散、升浮的治疗效果。通过开通玄府、透发毛窍，可以使在表之邪得以随汗而出，给邪气以出路，从而达到祛除表邪的根本目的，这是对因势利导这一治疗原则的具体运用，是中医顺势思维的具体体现。从中医整体观而言，人体体表躯壳各部分，以及五官九窍与内在脏腑功能关系密切。汗孔作为体表排泄汗液的孔窍，尚与肺气之宣发肃降功能相关，并与脏腑腠理内外相通，以维系体内气津的流通调达。汗法更深层次的作用体现在调和营卫、畅通气血方面。从本质上说，汗法也是一种促进肌表调节功能、激发与调动人体正气的一种治疗方法。

汗法是治疗表证的主要方法，又谓"解表法"，即解除表证邪气之谓。《伤寒论》反复提及"表证仍在，此当发其汗"；"病在表，可发汗"等。有效辨识表证是合理应用汗法的前提和保证。

所谓表，是一个相对的概念。相对于脏腑来说，皮毛、肌腠为表；相对于躯干来说，四肢、关节、头项为表；相对于下肢来说，上肢为表；相对于脘腹部来说，胸部为表。凡是皮肤、毛窍、肢体、头项、胸膺等部位的病证都属于表证范畴，亦都有应用汗法的机会。

值得注意的是，临证中常见表证引起的内部气机上逆的相关症状，如太阳中风可见干呕，太阳伤寒可见喘、呕逆等，多是因为表邪闭塞玄府，导致气机之升降出入失常所致，故很多时候一些里证也可以提示表证的存在，治疗这一类病证不可单纯治里，还应注意汗法的应用。可见，《伤寒论》中用桂枝汤、麻黄汤等亦是通过解表而解除玄府之闭塞及气机的上逆。

2. 选用思维　表证与津液有密切联系，故体察人体津液之聚散开阖与虚实强弱是临床中正确使用汗法的关键。汗法的使用应注意汗出的程度、范围和时间，辨明病因属性，分清病情先后主次、应用禁忌及用后护理，其具体选择主要分为峻汗、小汗和解肌三大类。每一类又以药物之四气五味的选择与配伍密切相关。不同的病因病机，其所对应的药物之性味各有不同，故性味的选择即是治法的伸延。

（1）寒邪闭表者，当开泄峻汗　此类病证以辛温之法为主。若寒凝为甚，阳气不足，则佐以辛热；若兼郁火，则佐以辛凉。代表方为麻黄汤类方。

①辛温法：寒邪客表，阳郁不宣，则发为恶寒、发热、无汗、头身疼痛等症，此时当治以辛苦温法，开泄腠理，使寒邪排出体外。选方如麻黄汤，其中麻黄辛、苦、温，辛能发散，苦能开泄，温能散寒；配以桂枝之辛温宣通，佐以杏仁苦平开泄，使以甘草和中养津，正是辛温解表法的代表。后世发展之荆防败毒散亦属于这一类治法方药。

②辛温佐辛热：阳气不足，寒凝客表，可见恶寒、四肢冰冷、关节冷痛、口淡不渴、舌淡苔白、脉细或沉等表现，此时单纯选用辛温法已不足以散寒解凝，需在辛温的基础上加强散寒、温阳之力。选方如麻黄附子甘草汤、麻黄细辛附子汤等，方中附子辛热散寒，补火助阳，配以麻黄，能更好地温阳解表发汗。

③辛温佐辛寒：寒邪客表，其病机转化有水火两端。素体痰湿内盛，则津液凝滞、聚而不化以成水饮，可见头面、四肢浮肿，伴恶寒、无汗、身体疼痛沉重，或见发热等。此类病证，《金匮要略》称为溢饮，治以大青龙汤，即是用辛温法之麻黄汤以宣散在表之水饮；另一方面，寒郁可见火化，在太阳伤寒证的基础上出现烦躁等内热的表现，可配以石膏清宣郁热。

（2）风寒郁表者，当微解小汗　轻剂辛温法：风寒邪气不甚，微客肤表，寒凝则可见局限性之津液凝滞，如身痒、皮肤起风团、脉浮略虚等，风客则可见局限性之津液涣散，如微有汗出或手足心轻微自汗等，此时仍当用汗法。然纯用麻黄汤又嫌发汗耗津太过，纯用桂枝汤又恐解表之力不足，故以小剂量麻黄汤类方散寒解表，佐以小剂量桂枝汤解肌祛风，可轻解表邪，代表方如桂枝麻黄各半汤、桂枝二麻黄一汤、桂枝二越婢一汤等。

（3）风邪袭表者，当解肌致汗

①辛温佐酸苦甘寒法：风邪侵袭人体，卫气扰动，腠理不固，营阴外泄，血气偏弱，可表现为恶风、恶寒、自汗、发热、肢体酸痛、头晕头痛、鼻塞流涕、脉浮缓等表现，此时当治以解肌祛风发汗之法，代表方如桂枝汤。方中以桂枝、生姜之辛温解表散邪祛风，酸、苦、寒之芍药养营血而敛津液，甘味大枣、甘草养营血以和中。

②辛凉法：火热外侵人体，伤津扰营，可见身热、汗出、恶热、咽痛，伴皮肤红肿、灼热、干燥，关节灼热、红肿疼痛，舌红，苔薄黄，脉浮数等表现，当治以辛凉法，解肌散热，方如银翘散、升麻葛根汤、柴葛解肌汤等。方以柴胡、葛根、升麻、金银花等为主药，味辛而走表祛邪，性寒凉则清热散火。

③辛寒法：火热进一步亢盛，在上症的基础上伴口干口苦、咽干目赤等张仲景所谓"热结在里，表里俱热"之症，又当在辛凉法的基础上进一步加强清热之力，此时当用辛寒法，如白虎汤。需要注意的是，这一类病证常常伴有恶寒、无汗、身痛等类似伤寒表证的表现，如《金匮要略·痓湿暍病》谓"太阳中暍，发热恶寒，身重而疼痛"，不可用辛温之法，因此为火热郁遏、玄府闭塞所致，仍当治以辛凉法或辛寒法，以清散邪热之郁闭。

NOTE

关于汗法的应用，不应局限在"外感表证"的范畴，除呼吸系统疾病外，临床中对于心脑血管疾病、关节类疾病、皮肤病等，皆有广阔的应用空间。如李士懋在《汗法临证发微》一书中提出：应用汗法的辨证要点为痉脉（即脉象沉弦拘紧）、疼痛、恶寒，其认为只要此三点俱，即使症状和体征再多，亦应以寒客论之，皆用汗法治疗，从而拓宽了汗法的应用范围，为内科、皮肤病、妇科、儿科等疾病的论治别开法门。

（二）吐法

吐法，又称涌吐法或催吐法，即用具有催吐作用的药物或其他物理方法，引起患者呕吐，将停留在咽喉之下，胸膈、胃脘之上的痰涎、宿食、毒物等有形实邪逼排出来，从而使疾病得以缓解和消除的治疗方法。在具体运用时，又有峻吐与缓吐之分，有涌吐宿食、涌吐痰涎、涌吐毒物之别。

1. 理论思维基础　呕吐，是一种人体正气驱除邪气排出的本能反应。脾胃居中焦，为人体气机升降之中枢，脾主升清，胃主降浊。正常情况下，胃气以通降下行为顺。若有邪气犯于胃腑，则胃失和降，上逆发为呕吐之症。呕吐之时，气机上逆，一部分邪气可随呕吐物排出，使其不会长期停于体内，以免造成进一步的病理损害。如一般在过食过饮，或者食入不洁食物或毒物等情况下，都会发生呕吐。呕吐本身也是机体的一种自我保护的反应。

《素问·阴阳应象大论》云："其高者，因而越之。"王冰注："上甚不已，吐而夺之。"若邪气停聚于胸膈、上脘之间（即《素问》所谓之"其高者"），病不在表，卫气无法从汗驱邪，亦不在胃腑之中，未犯及胃气之通降，亦不会自行呕吐；或在胃腑之中，但邪滞为甚，难以自行吐出。此时即应使用吐法，借助药物之力，使实邪从口窍涌泄而出，荡涤胸脘，宣通气机，疏解郁结。关于吐法对气机的影响，《素问·五常政大论》谓："木郁达之。"王冰注曰："达谓之吐。"张子和进一步提出，"凡可吐令条达者，非徒木郁然"（《儒门事亲》），认为吐法可以使得气机条达舒畅。因此，若有邪实留滞胸膈脘腹等，病位较高，且攻而难散，通而不达，便可运用吐法以祛除病邪。此亦为顺势思维在确立治法过程中的直接体现。

吐法可使人体气机上行，疏通窍道，故含有发散的作用，在一些情况下，急性病用吐法也可以起到解表退热的效果；在杂病中应用吐法，可起到升提作用，治疗下窍不通的病证。

2. 选用思维　吐法在临床施用时，直接目的是为祛除痰涎、宿食、酒积、瘀血、热毒等实邪，其运用更高层次在于调动人体正气，调和气血状态，从而安定脏腑的特殊功能，起到激发正气、抗邪驱邪的作用，在临床上只要掌握适应指征即可在短期内治愈多种如窍闭神昏、奇难怪症等疑难病证。

（1）宿食停痰者，当酸苦涌泄　酸苦涌泄为吐法中最常用的治法。对于宿食或痰涎停聚胸膈者，代表方如瓜蒂散，以瓜蒂之苦寒涌泄，配赤小豆之酸平利水、淡豆豉之宣郁化浊，能涌泄宿食及痰涎。对于风痰闭阻者，代表方如三圣散，以瓜蒂、藜芦之苦、辛、寒，涌吐风痰。

（2）湿热浊毒者，当清宣泄越　湿热浊毒着于胸膈，当治以清宣泄越之法，代表方如栀子豉汤，以淡豆豉之辛凉宣透，配栀子之苦寒清热，能清宣胸膈之湿热浊毒，使其从上泄越而出。此类方药虽无直接的涌吐作用，但在湿浊为甚、胶滞难解时，其清宣泄越之力可使邪气从上宣泄而出，亦可导致呕吐的反应，故《伤寒论》在栀子豉汤方后注中谓："得吐者，止后服"。

（三）下法

下法是指应用具有泻下、攻逐作用的药物，以通导大便，荡涤实热，消除积滞，攻逐水饮等的治疗方法，也称泻下、攻下、通里、通下法。在具体运用中，由于病证有寒热，体质有强弱，病邪有兼夹，故下法可分为寒下、温下、润下、峻下、缓下、逐水、逐痰、逐瘀、驱虫、泻火等。

1. 理论思维基础 《素问·灵兰秘典论》云："大肠者，传导之官，变化出焉。"饮食经胃之腐熟、小肠之泌别清浊后，形成的食物残渣排于大肠，在向下传导的过程中，吸收多余的津液，成为粪便，排出体外。故肠腑是人体糟粕、浊水浊气排出的通道。若因各种原因导致此通道受阻，则糟粕停聚体内，浊水浊气无法下排，就会在体内产生病变，或化热伤津，或阻滞气机，或攻冲上逆等。此时，就应该运用方药恢复肠腑通降下行之功能，即为下法。

《素问》云："其下者，引而竭之，中满者，泻之于内"；"结者散之，坚者削之，留者下之。"《伤寒论》载："随其实而泻之。""此有燥屎也，乃可攻之。"这些均为下法的理论渊源。医家针对下法的本质作用，采用取象思维的方法加以推论，概括其具体作用主要有三：一为祛除积滞，凡宿食、燥屎、虫积、停饮、蓄水、顽痰、瘀血等有害物质蓄积体内，下之则邪去正复，所谓"推陈致新"。二为清热泻火，火邪充斥表里，弥漫三焦，势如燎原，急下之以存阴液，所谓"釜底抽薪"。三为润肠通便，凡津液不足，脾约肠燥，大便秘结，润而下之，所谓"增水行舟"。

下法主要适用于里实证，所谓"实者下之"。里实证涉及的病理机制甚广，但总不外水、火、气、血四端。

2. 选用思维 下法以通下大便为临床效果，而实则是以通便为祛除病邪的手段，给邪实的排出以途径，同样是顺势思维在运用治法上的又一体现。具体应用上，主要以应用苦泻之法为主，而根据水、火、气、血四证病理机制之不同，分别处以泻热、逐饮、下气、逐瘀之法。

（1）**热结成实，当泻热通腑** 里热伤津，糟粕化为燥屎，腑气不通，此气当处以泻热通腑之法，以通泻中下焦之浊热燥结。若以热为主，代表方如大承气汤，其中君以大黄苦寒，能清热泻火，通腑导滞；臣以芒硝之咸寒，以润燥泻热；佐以枳实、厚朴，下气通腑，以助通下之功。若里热化燥，伤津耗气，则应以清热、软坚、润燥、养津为主，代表方如调胃承气汤，即在大承气汤的基础上，去枳实、厚朴之苦燥伤津，加炙甘草之甘润，以和中护胃养津为法。

（2）**水热结实，当逐饮通腑** 水热互结成实，单利饮则伤津而里结更重，单通腑则水饮难以外排，故应以逐饮通腑之法，根据水饮、里热之孰轻孰重，又有泻水逐饮与通腑逐饮之别。其中，水热互结、以水结为主者，治以泻水逐饮之法，代表方如十枣汤，方中甘遂、大戟、芫花峻下逐饮，泻水通腑，佐以大枣养胃护津；水热互结、以热结为主者，代表方如大陷胸汤，其中甘遂峻下逐饮，配以大黄、芒硝通腑而泻水热。

（3）气结腑实，当下气通腑　气结郁滞，以致腑实不通者，当以下气除滞、通腑导滞之法为主。代表方如小承气汤，方中枳实、厚朴之苦温下气破结，导滞除满，配以大黄通腑泻下。

需要注意的是，下气与消法中的行气之法有所类似，然对于气结成实之证，单用消法已难以建功。二者之区别在于，行气法治气机郁滞而未成实者，如症见脘腹胀满、胁肋胀痛、胸闷气短、脉弦等，一般大便未见秘结，或虽两至三日一行，但质地尚软而不干燥，且腹部按之柔软，或虽按之痞、但无硬紧之象，用药以辛味为主，因辛能疏散无形之郁滞，如陈皮、青皮、砂仁、木香等；下气法治气结成实、腑气不通，临床常见大便秘结不通、腹部硬满，且多伴有热化之证，用药以苦味为主，因苦能通泻有形之郁结，如枳实、枳壳、厚朴等。

（4）瘀热互结，当逐瘀通腑　瘀血与里热相结成实，治疗上单活血则里热燥结难下，单通腑则瘀血不化，里实仍难以解，治疗上当活血逐瘀、通腑泄热并用。代表方如抵当汤，方中水蛭、虻虫破血逐瘀，佐以桃仁活血润燥，大黄通腑泄热。

3. 运用技巧　下法只要辨证准确、施用时机适宜，在精神类疾病、急腹症等急危重症的治疗中均大有作为。下法运用思维与技巧如下。

（1）上病下取　凡眩晕、中风失语、吐衄等在上之症，病机同为热毒内盛，气血内燔，蒸腾上壅，治当上病下取，釜底抽薪，应在辨证论治的方药中加泻下药；此外，在泻下药中加川牛膝，以期引血、热、水等下行，达到事半功倍的作用。

（2）升清降浊　实邪中阻，气机升降失调，则清阳不升而耳鸣、头痛等，浊阴不降则呕吐、呃逆、癃闭等，治宜涤荡中腑，以承气汤类加减，可一下再下，直至便通为止。

（3）通因通用　湿邪内蕴所致之泄泻、痢疾等症，治宜因势利导，健脾利湿或清热利湿为主，佐以通利，助湿下行，此时泻下剂不可量多。

（4）引邪外出　在相应的祛邪方中加入少量大黄以通便，不仅有清热解毒止痛之功，且有祛瘀生新止血之效，使病邪有外出之路，将大助祛邪之力。

利用下法，可借通降阳明胃腑之势，直折火之炎炎；可借泻下之力，上病下取，引血、热、水等下行，并使浊阴得降，清阳得升；可借硝黄之力，推陈致新，使痰火、风痰、瘀血、水湿有外出之路；可急下存阴，使真阴得以保存。

（四）和法

和法即和解、调和之法。和法不同于汗、吐、下法的专事攻邪，而是运用具有疏泄、和解作用的方药，以调和阴阳气血的偏盛偏衰及表里寒热的错综复杂，使之在新的条件下维持相对的平衡协调，从而邪祛病愈的治疗方法。

和法的具体运用上，以和解表里为定法，后世医家又将调整脏腑功能偏盛偏衰的某些治法，如调和肝脾、调和胆胃、调和胃肠等也归属于和法。

1. 理论思维基础　"和法"的理论根植于中国传统文化的土壤之中，其理论思想当追溯到先秦时期的"中和"观念，是中国传统文化的核心。《论语·尧曰》有"允执其中"之说。《中庸》谓："中也者，天下之大本也；和也者，天下之达道也。致中和，天地位焉，万物育焉。"中医学与中国传统哲学思想一脉相承，在认识论上"天人合和"，在治疗原则上"执中致和"，这即是和法的思想来源。

《黄帝内经》提出了"谨察阴阳所在而调之，以平为期"；"谨守病机，各司其属……必先五胜，疏其血气，令其调达，而致和平"（《素问·至真要大论》）的治疗思想，将"和"的观念引入治疗学中，但强调的是气血阴阳之中和，并未直接引申到治法的层面。

至东汉末年，张仲景在《伤寒论》中提出"和其营卫""当和胃气"等治疗方法，这是中医"和"思想在治法层面的原始内涵。其中，所谓"和营卫"是针对营卫不和而言，如太阳中风，卫阳不固，营阴外泄，此时治以解肌祛风、调和营卫之法，如桂枝汤类方，以桂枝甘草汤祛邪而和卫，以芍药甘草汤养津而和营。由于营卫理论在经方体系中有重要作用，其直接关系到对表证的认识，故调和营卫在经方中是一个极为重要的治法。"和胃气"则是更大范围内针对胃气失和而言的治法。如阳明里热燥结，以胃气强、胃气实为主要病理机制之时，以调胃承气汤泻热以除胃气之有余，是为"和"；又如，少阳病，表邪束迫而胃气虚、胃气弱，正邪交争于半表半里之间，以小柴胡汤可以使"上焦得通，津液得下"，祛邪外出、清降郁火，兼补养胃气之不足，亦是"和"。然而，张仲景并未将"和"作为一个独立治法予以应用。小柴胡汤亦只是谓其使用以后可以达到"胃气因和"的效果。

至金元时期，成无己在研究注释《伤寒论》之时提出，小柴胡汤属于"和解表里之剂"，认为，"不外不内，半表半里，既非发汗之所宜，又非吐下之所对，是当和解则可矣"（《伤寒明理论》），首次用"和解法"概括小柴胡汤之理法。

和法作为独立的治疗大法而为世人所熟知，始自清代程钟龄，其在《医学心悟》谓："伤寒在表者可汗，在里者可下，其在半表半里者，惟有和之一法焉，仲景用小柴胡汤加减是已。"可见，和法在清代正式被确立为与汗、下二法地位相当的治法，其理论依据是对于病位处于"半表半里"的病证应处以此法。至此，除调和营卫、调和胃气之外，和法又被赋予了新的含义，即和解少阳。

与汗、吐、下三法不同，和法虽然也属单法，但其本身也具有多法相和的特性。因和法是针对半表半里之少阳病而提出的，而少阳病本身就具有较为复杂的病机，故对之相应的和法亦具有较为复杂的含义，如戴天章谓："寒热并用之谓和，补泻合剂之谓和，表里双解之谓和，平其亢厉之谓和。"（《广瘟疫论》）

和法的提出，是针对在表的营卫不和、在里的胃气不和，以及在半表半里的少阳不和三者而言。

2. 选用思维 和法即调和、和解之意，其针对的是人体水火气血、营卫、表里等失和的状态。故临床中对于寒热错杂、虚实相兼、表里并见、营卫逆乱等矛盾而错综复杂的病机，多可选用和法。

正常人机体的阴阳气血、表里上下、脏腑经络之间相互依存，相互制约，和谐一致地进行着正常的生理活动，一旦这种活动受到干扰，随之就会出现与之相应的病态。如临床常见的气血不和、肝胃不和、营卫不和，以及阴阳平衡失调、升降失调、开阖失度、寒热并存、清浊混淆、虚实夹杂等一系列矛盾复杂的证候，这就需要本着"谨察阴阳所在而调之，以平为期"

的宗旨，运用和法，可以寒热并用，补泻兼施，调和气血，燮理营卫，平衡阴阳，以恢复新的和谐状态。

（1）营弱卫强者，当调和营卫   营弱卫强者，多为素体营血虚弱而外受邪风所致，治疗上，既不可单独发表祛邪以伤营血，又不能单纯养营和血以碍邪气，此时应治以调和营卫之法，养营扶正与解表祛邪同施，代表方如桂枝汤及其类方，以桂枝、生姜解表祛风，芍药、大枣养营扶正。桂枝汤亦被清代医家称为"和剂之祖"。

（2）胃气不和者，当平调胃气   张景岳在《新方八阵》中言："和方之制合其不合者也，凡病兼虚者，补而和之；兼滞者行而和之；兼寒者温而和之；兼热者凉而和之，和之为义广矣。亦犹土兼四气，其于补泻温凉之用，无所不及，务在调平元气，不失中和之为贵也。"脏腑功能的偏颇失和为病者，每每涉及中焦脾胃，和法中的"和中"作用，即有调中气、和脾胃之意。和法不是单纯一种方法，它可以协同补泻温凉，起到复合的调和作用，而且使用和法应侧重"和中"。在疑难杂症中，脏腑功能错杂纠缠，病所不明，又远非纯补纯攻所宜者，调和中气，往往是关键所在。

（3）少阳不利者，当和解少阳   少阳病，病半在里而不可下，因误下则更伤胃气，引邪入里；病半在外而不可汗，因误汗则伤其营卫，耗气伤血；病虽有饮而不可利，因渗利则更伤津液。故此时，解表、清利、补虚、化饮等诸法并施，以平调阴阳、表里、虚实、寒热之兼杂，即应选用和法。代表方如小柴胡汤及其类方。

具体应用上，除桂枝汤的调和营卫、小柴胡汤的和解少阳外，另如四逆散的调和肝脾、蒿芩温胆汤的疏和胆胃、交泰丸的交合心肾等皆属和法范畴。

（五）温法

温法，即运用温热性药物，扶助人体阳气，祛除阴寒，以解除寒证的治法。寒性病有表寒、里寒之分，温法所针对的是里寒证，故以温里助阳为主要治法。此外，慢性病长期不愈也可出现虚寒现象，也适用于温法治疗，如《金匮要略》治疗妇人虚寒腹痛的当归生姜羊肉汤即是温法的代表。在温法的具体运用方面，或以逐寒为主，或以扶阳为主。逐寒是为了防止伤阳，扶阳也是为了祛除沉寒痼冷。一为扶正，一为祛邪，两者相互为用。

1. 理论思维基础   温法思维的基础源自《素问·至真要大论》所谓"寒者热之""治寒以热"。"寒者"，表明温法治疗的是病性属寒的病证；"热之"，表明温法是运用热性药物来治疗。温热性药物多为辛、甘味，甘温即能温扶阳气，辛温、辛热多能祛除寒邪，故《素问·阴阳应象大论》谓："气味，辛甘发散为阳。"此法是医家在审机施治的思维活动中，以人体内部阴阳寒热的矛盾对立面间相互制约、相互转化关系为依据，选择确定下来的控制病证的有效方法。

人体内具有温煦作用的主要是阳气，在表有卫阳，在里有上焦心火、中焦之阳、下焦真火等，这些部位阳气的不足，都可以导致阴寒证，即应使用温法。除此之外，营血亦具有温养作用，故辨属营血虚寒亦为温法的适应范围。

卫阳失煦者，又有卫阳不固、阴寒在表等不同。卫阳不固，则固摄之力不足，可见恶风寒、自汗盗汗出不止、脉浮虚弱等表现；阴寒在表，则温煦体表功能失司，可见恶寒无汗、手足不温、关节冷痛、脉弦紧或沉。心火不振，则下焦阴浊上乘阳位，可致胸闷、心痛等表现。中阳不足，则腐熟、运化功能不足，可致脘腹冷痛、肠鸣下利、纳呆等表现；真火衰微，则人身之根本乏源、真阳浮越，可见手足厥逆、下利清谷、汗出清冷、面赤如妆、身反不恶寒、脉微欲绝等。营血虚寒，人体失于温煦濡养，则可见手足不温、头晕心悸、爪甲淡白、女子经少或痛经、舌淡脉细等。

2. 选用思维　温法主要采用的是辛甘温（热）法，根据上、中、下三焦之不同，在卫、在气、在营、在血之各异，分别处以温卫固表、通阳行痹、温中散寒、回阳救逆、温养营血等。

（1）卫阳失煦者，当温卫固表　卫阳失煦、卫阳不固者，当治以温卫固表之法，代表方为桂枝加附子汤，方中桂枝汤调和营卫，加附子，合桂枝、甘草，辛、甘、热，温扶卫阳，固表抗邪，防津液之妄泄。卫阳失煦，阴寒在表，当治以温阳解表，代表方为麻黄细辛附子汤，仍以附子温扶卫阳，合麻黄、细辛散寒解表。

（2）心阳不振者，当通阳行痹　心阳不振者，当温通心阳，祛寒行痹，代表方为栝蒌薤白白酒汤。方中薤白温通心阳，助白酒温通之性，更能宣通胸中之阳，以祛上焦之阴霾；栝蒌宽胸行痹，助其通阳之性。

（3）中阳不足者，当温中散寒　中阳不足，当温中散寒，代表方为理中汤。方中干姜辛、甘温，温中健脾；人参补气益脾，白术健脾燥湿；甘草调药和中。精血不足、中焦虚寒者，当在温中散寒法中佐以温养精血之品，如当归生姜羊肉汤，以生姜散寒温中，羊肉为血肉有情之品，合当归最能温养精血，以驱散精血不足所致之虚寒。

（4）真火衰微者，当回阳救逆　真火衰微，当补火助阳，回阳救逆，代表方为通脉四逆汤。方中大剂附子大补下焦之真火；以干姜、甘草温固中土，以镇上越之浮火。

（5）营血虚寒者，当温养营血　营血虚寒者，当温养营血，温经散寒，代表方如当归四逆汤。方中当归辛温养血补血，合芍药、大枣之养营和血，以使营血得以逐渐温养；然阴寒之病机已成，当归无散寒之功，故以桂枝、细辛、生姜辛温散寒，温经通阳。

温法除散寒外，尚有温补人体阳气以增强脏腑功能的作用，如脏腑功能低下甚至衰竭均可施以温法，但常与补法同用。再如精神不振、抑郁萎靡的患者亦可遵《素问·生气通天论》"精则养神，柔则养筋"之旨，运用诸如麻黄附子细辛汤等方药来振奋心肾之阳，效果显著。

温法也多与其他治法配合应用，如温散表寒、温下寒积、温肾纳气等，为温法与汗、下、补法的配合，也可与有关治法互参。

（六）清法

清法亦称清热泻火法，是指应用寒凉性质（如苦寒、甘寒等）的药物，以治疗热证、火证的方法。本法具有清热泻火、凉血解毒、养阴生津、止痛镇静等作用。在具体运用上，由于火热为病，有在气在血之异、实热虚热之分、脏腑偏盛之殊，故清热法的具体运用可分为清气泄热、清营凉血、清热泻火、清热燥湿、清退虚热等。

1. 理论思维基础　清法乃治疗温热疾病和脏腑内热常用法则之一，《素问·五常政大论》

NOTE

的"治温以清""治热以寒"和《素问·至真要大论》的"热者寒之，温者清之"为清法的立论依据和理论基础。

清法主要适用于病邪化热、化火的里热证候。邪热尚在表者，宜用汗法；里热已结实者，则宜攻下。当表邪已解，而热仍不退，或里热已炽，但未结实，诸如热性病的中、末期，邪已化热、化火，煎迫气血所引起的各种证候，即为清热法的适应证。其他如疮疡痈肿表证已解，具有里热证候，以及邪热炽盛引动内风的证候也均适用清法。

2. 选用思维

（1）表里俱热，当辛寒清解　表里俱热者，当辛寒清解。寒能清里，辛能达表而解外，代表方如白虎汤、白虎加人参汤等，如《伤寒论》谓："热结在里，表里俱热……白虎加人参汤主之"。其中，白虎汤以大剂石膏辛寒解热，配知母清热生津，粳米、甘草和中养胃。

（2）里热亢盛，当苦寒泻火　里热亢盛，以苦寒清热泻火为法。心火亢盛，药如黄连阿胶汤，以黄连、黄芩清心泻火；肝火上炎，药如龙胆泻肝汤，以龙胆、栀子、黄芩清肝泻火为主；胃火炽盛，药如清胃散，以黄连清胃泻火；肺热壅盛，药如泻白散，以桑白皮、地骨皮清肺泻热。又有湿热相兼者，当治以清热燥湿，药如治肠腑湿热之白头翁汤、治脾胃湿热之连朴饮等。

（3）热盛动风，当咸寒清降　热盛动风，伤阴灼液，当咸寒之法，清热、育阴、息风，代表方如大定风珠，以鳖甲、龟甲、牡蛎之咸、甘、寒滋阴息风，配地黄、麦冬、五味子、生白芍等养阴清热。

（4）热盛伤阴，当甘寒清润　热盛伤阴，不可再用苦燥更伤津液，当用甘寒清热、养阴生津之法，如五汁饮，以梨汁、荸荠汁、鲜苇根汁、麦冬汁、藕汁甘寒清润，生津止渴。

3. 运用技巧　清法临床运用思路与技巧应注意以下两点。

（1）兼顾他法　临床上属火、属热之邪致病者极为常见。运用清法，多不囿于一法，辨证亦不限于一脏一腑、卫气营血，应从整体出发，除掌握常规泻实热、清虚热、清表热、清里热法之外，还应注重散而清、润而清、消而清、补而清、辛凉而清、甘凉而清、化痰而清等法。正如《医学心悟》所云："实郁之热，以攻而用；蕴闭之热，以利而用；阴虚血燥，以补为用；风寒闭火，散之清之；伤食积热，消而清之。"发热多为表象，单用清法，并非治本之策，因此务必审证求因，釜底抽薪。

（2）透营转气　透营转气又称透热转气法，出自叶天士《温热论》云："入营犹可透热转气。"其为温热病邪初传入营分的特定治法，意为病邪之初传入营分时，急于清营解毒方中加入清气分之药，以引邪出气分，达到从外而解的目的。临床上，若见身热夜甚，口渴或不渴，心烦不寐，时而谵语，或斑疹隐隐，舌绛而干，脉象细数，辨证为热邪初入营分，治法即可选用透营转气法。其可有效防止毒热内陷心包，降低死亡率及后遗症的发病率。

（七）消法

消法是运用具有消散或消减作用的药物，根据配伍原则组成方剂，针对由于气、血、痰、食、水、虫等所结成的有形之邪，使之渐消缓散，以达到祛邪而不伤正目的的一种治疗法则。在消法的具体运用中，针对病因、病机和病证的不同，可分为消导、消坚、消气、消瘀、消痰、消水、消散疮疡等不同方法。

1. 理论思维基础　《素问·至真要大论》有"坚者削之""结者散之"的治法记载，提出消法是对"坚结"之证予以"削散"之法。《医学心悟》对消法的内涵进行了阐释："消者，去其壅也。脏腑筋络肌肉之间本无此物，而忽有之，必为消散，乃得其平。"指出消法是消散脏腑经络肌肉之间的病理产物。任应秋认为，"就其实而言，凡病邪之有所结、有所滞、有所停留、有所瘀阻，无论其为在脏、在腑、在气、在经络、在膜原，用种种方法使消散于无形皆为消法，或名为消导，亦即导引行散的意思"（《中医各家学说》）。其深化了消法的内涵，并指出了消法主治之病位有在脏、在腑、在气、在经络、在膜原等不同。

消法针对的病理机制主要是病邪的结、滞、留、阻，从而形成的病理产物，如滞气、瘀血、积食、停痰，甚则日久成痞成块，壅塞其中，表现为肠胃积滞、积聚肿块、瘰疬瘿瘤，以及水湿内蓄、停痰留饮、内外痈肿等症。

2. 选用思维

（1）气机郁滞者，当行气解郁　气机郁滞，当用辛散之品，行气解郁。如肝郁气滞，表现为胁肋胀痛、胸闷喜太息、神情抑郁，治以疏肝解郁，药如柴胡疏肝散；胃气壅滞，表现为胃脘痞闷胀满疼痛，嗳气，治以香苏散；肠腑气滞，表现为腹胀、大便数日一行、质软不干，治以四磨汤等。

（2）血瘀内阻者，当活血化瘀　血瘀内阻者，根据血瘀之部位，采用相应的活血之法。如血瘀于胸中，症见胸心刺痛，或伴心悸怔忡，唇口紫黯，两目黯黑，舌有瘀斑等，代表方为血府逐瘀汤；瘀阻脑窍，症见头痛固定如针刺、面色青紫、耳聋发落等，代表方为通窍活血汤；瘀阻胁肋，症见胁腹刺痛，或胁下有痞块，代表方为膈下逐瘀汤；瘀阻少腹，症见少腹刺痛，或有癥块，妇女痛经、月经推迟或闭经，代表方如少腹逐瘀汤。

活血化瘀法施用之时，应注意佐以其他治法。如气为血之帅，气行则血行，故可佐以行气之法；又热邪可伤津而耗血，则血涩而难行，常见血热瘀阻者，应佐以凉血化瘀之法。

（3）食积不化者，当消食导滞　食积者，首当分辨成实与否。未成腑实内结者，症见脘腹痞满胀痛、嗳腐吞酸、泛恶欲吐，当治以消食化积之法，代表方如保和丸，以山楂、神曲、莱菔子消食化积，佐以半夏、陈皮、茯苓燥湿化痰；已成实者，上症基础上伴大便秘结，当佐以通腑导滞之法，代表方如枳实导滞丸。

（4）痰浊壅盛者，当化痰燥湿　痰浊壅滞者，治以化痰燥湿之法，代表方如二陈汤。根据痰浊之寒热性质的不同，又有清热化痰、温化寒痰之不同。痰热内阻者，可见心下痞闷按痛、咳痰黄稠、舌红、苔黄腻，治以清热化痰之法，代表方如小陷胸汤；若热邪伤津化燥，则痰热可转为燥痰，可见咳嗽、咳痰量少质黏、咽干口燥，代表方如贝母瓜蒌散；寒饮内阻者，可见咳嗽、咳痰清稀量多色白，代表方如苓甘五味姜辛汤。

若以上诸证杂合，或伴湿滞、火郁，古人称为"六郁"，治疗上应以消法中之气行、活血、消食、化痰等诸法相合，代表方如越鞠丸。

3. 运用注意　在临床应用上，应注意以下几点。

（1）注意消法与和法、下法之别　消法具有消散和消减的作用，某些方面与和法和下法较接近。但和法重在和解，消法则有克伐破削的性质；下法是对于燥粪、瘀血、停痰、留饮等有形实邪，在病势急迫、形证俱实，必须急于排出而且有可能排出的情况下用以猛攻急下，消法则是对于渐积而成的积聚胀满，在病势较缓而又虚实夹杂，不必要而又不可能急于排出的情况下，用以渐消缓散，帮助运行。消法是介于和法与下法之间的一种祛邪磨积的治法。

（2）注意运用技巧　消法主要是对于一般积渐而成的有形之邪，在病势较缓，而又虚实夹杂的情况下使用，目的是渐消缓散，不求速效，具体运用时，应该注意病情，掌握用药分寸，恰到好处，才能取得疗效。临床上一般分为初、中、末三个阶段。如病在初期，邪气初客于人体，所结未坚，正气亦不甚虚，在这个阶段可以先消其邪，然后调和气血；若病到中期，则邪结较久，正气必虚，在这个阶段就必须消补并行，使邪祛正安；若病到末期，已至邪实正虚的严重阶段，则宜先补后消。若经过治疗，病邪已减其半，则须调补气血，畅达经络，使营卫流通而余邪自消。如果还继续使用消削之剂，则会损伤正气，病反转剧。

（3）兼法的使用　临证使用消法，注意根据患者体质强弱，兼证不同，兼用他法。如消而兼汗、消而兼清、消而兼温、消而兼和、消而兼补等。

（八）补法

补法又称补益法或滋补法，是针对人体气血阴阳或某一脏腑的虚损给予补益的方法。补法主要适用于正气虚弱、体力衰退的患者，如气虚、血虚、阴虚、阳虚，以及正气不足，无力逐邪者。补法的运用内容十分丰富，临床应用也甚为广泛，根据证候的性质，大略分为补气、补血、补阴、补阳等。其中，依据病情的轻重缓急，又有峻补、平补、缓补之别。

1. 理论思维基础　补法源于《素问·至真要大论》的"损者益之"和《素问·阴阳应象大论》的"精不足者，补之以味"。对于久病以虚为主，邪气不盛，脏腑功能衰弱，直接补充机体所匮乏的物质，或增强其生理功能，促使其早日恢复健康。对于慢性疾病，邪气盘踞日久，正衰无力抗邪，可通过补益以扶助正气，驱除病邪，战胜疾病。

补法主要用于虚证的治疗，具体来说有气虚、血虚、阳虚、阴虚等不同。气虚则推动、防御、固摄等功能失常，可致津停为饮、血滞为瘀、形体失温、反复受邪、津液妄泄等病理反应。血虚则营养功能不足，可致皮肤、肌肉、毛发、筋骨、爪甲失于营养。阳虚则温煦、气化功能不足，甚则生命源动力不足，可致形体失温、脏腑生理功能衰减。阴虚则滋润濡养功能不足，甚则生命的基础物质不足，可致七窍干涩、肠腑涩滞，甚则生殖机能衰弱。气血阴阳之亏虚，又有五脏六腑之别，其病理机制又当结合具体脏腑的生理功能进行考虑。

2. 选用思维

（1）气虚者，当甘温益气　气虚为主者，治疗上以甘温为主，因甘能补益，如人参、黄芪、白术等皆是甘温益气之品。益气补气之法最为重视中气，因脾胃为后天之本，一身之气皆有赖中气之健运充养，代表方如四君子汤。益气又常佐以升提，因脾以升清为健，气机得升，则中气更能发挥生理功能，以温养五脏六腑，代表方如补中益气汤。方中人参、黄芪、白术甘温益气，佐升麻、柴胡升发清阳。若以肺气虚为主，乃固摄、防御功能失调，且常兼外邪，治以助益肺气之时，又当注意佐以祛风，代表方如玉屏风散，以黄芪、白术益气固表，佐以防风祛风散邪。

（2）血虚者，当温润补血 血虚为主者，治疗上以甘温补养为主，药如当归、熟地黄、阿胶。血宜流动，故补血之法又当佐以活血，使补血而不滞血，代表方如四物汤。方中当归、熟地黄、芍药补血养血，川芎活血行气。血由中气消磨水谷、化营而奉心化赤所生，故补血法亦当注意与益气法结合，代表方如当归补血汤、归脾汤等。

（3）阴虚者，当滋阴填精 阴虚者，当以滋阴、填精为主，其中若以肺阴虚，症见咳嗽、痰少、口干；肝阴虚，见胁肋隐痛、口苦咽干，皆当滋阴润燥，代表方如沙参麦冬汤、一贯煎等。若以肾阴虚为主，当滋阴补肾，代表方如六味地黄丸。肾阴虚常累及肾精亏虚，当在滋阴补肾的基础上，佐以填精，代表方如左归丸。阴虚常兼火旺，若为虚火，单用滋阴即可清降虚火，此即王冰所谓"壮水之主，以治阳光"，而不可用苦寒清泻，以免苦燥更伤阴液。若兼实火，症见小便黄、脉滑数、苔黄燥等，应注意佐以泻火，代表方如知柏地黄丸。

（4）阳虚者，当温补命门 阳虚者，以温阳为主，其中附子为补火助阳之第一要药。然阳虚者之用补法，与温法有别。温法是祛邪之法，其治疗多以寒证为主；补火之法属扶正之法，治疗以虚证为主。虚与寒虽可同时并见，但有主次之别，用药亦有辛温热法祛寒与甘温热法补火之不同。治疗上，当以温补命门为主，代表方如右归丸。

补法主要用于各种虚证的治疗，一方面补益亏虚之阴阳气血、津液，另一方面增强或激发脏腑功能以扶助正气，提高机体抗御外邪、预防疾病的能力。补法应用甚广，甚至某些不虚之证亦可参以补法（尤其是顾护脾胃法应用最多），以奏增强疗效或防伤正气之目的。

3. 补法运用注意 运用补法应注意以下几点。

（1）阴阳互求 张景岳根据阴阳互根的原理，在《景岳全书》中提出"阴中求阳"和"阳中求阴"的治则，即"故善补阳者必于阴中求阳，则阳得阴助而生化无穷；善补阴者必于阳中求阴，则阴得阳生而泉源不竭"；"此阴阳相济之妙也"。其所创立的"阳中求阴"的代表方剂左归丸、"阴中求阳"的代表方剂右归丸为后世医家治疗阴虚、阳虚之证所喜用。这是具有辨证逻辑性质的中医理论体系在临床应用中的具体体现，是临床实践中自觉应用辨证思维的结果。医家在临床中能灵活运用该法，有赖于其辨证思维的指导。

（2）相生补益 五行生克制化的辨证思维方式也为补法之施用提供了思路。将补法的应用落实到五脏，具体分为正补与补母生子两种方法。

①所谓正补：是指哪一脏虚即补哪一脏的直接施补方法，如《难经》言："损其肺者，益其气；损其心者，和其营卫；损其脾者，调其饮食，适其寒温；损其肝者，缓其中；损其肾者，益其精。"

②补母生子：如肺虚是由于脾虚所引起（土不生金）、肝虚是由于肾虚所引起（水不生木）、脾虚是由于命门火衰所引起（火不生土）等都是由于母病及子，在治疗时就应补母生子，如补土以生金、滋水以涵木、补火以生土等。这种虚则补其母的补法，即补母生子。

（3）首辨虚实 临床中虚证常可表现出实象，实证亦可表现出虚象，误用补泻，则病易深。如《医宗必读》云："大实有羸状，误补益疾；至虚有盛候，反泻含冤。"说明若为真虚假实，当补而反攻，则虚其所虚，后果堪忧；如果是假虚真实，误用补法则易助邪伤正。临床"至虚有盛候"之"假实真虚"非常常见，应注意鉴别，应根据"塞因塞用"的原则予以施治。

塞因塞用，属反治法之一，是指用补益方药治疗具有闭塞不通之症的一种治法，亦称"以补开塞"，适用于因虚而闭阻不通之症。一般情况下，对于闭塞不通的症状，当用通利的方法治疗。但在临床上亦有不少情况是因虚而闭者，治疗时不但不能用通法，反而要用补法。如患者胸脘痞满、时胀时减、喜按、纳呆、舌淡、脉虚，但无水湿、食积内停征象，此属中气不足、脾虚不运所致，治疗上应选用补中益气之法，益气健脾以开胸脘之闭阻。又如《金匮要略》有"心胸中大寒痛，呕不能饮食，腹中寒，上冲皮起，出见有头足，上下痛不可触近"等症，看似大实，但属脾胃虚寒重证，即所谓"至虚有盛候"，宜选用大建中汤温建中气。中阳健运，阴浊自能随之而散。此亦属以补开塞之例。此外，命门火衰所致的癃闭、便秘，气虚血枯、冲任亏损所致的闭经等，应分别采用补肾温阳、益气补血等方法，此皆属于"塞因塞用"治法的范畴。

应当注意的是，对于虚证，一味呆补，实为呆补之拙法也。外治医圣吴师机氏有"气血流通即是补"之论，颇有卓见。

二、复法论治

所谓复法论治是指针对疾病的多重复杂病机，组合运用两种及以上治法，如寒热并用法、攻补兼施法及其指导下的补脾益肾、活血化浊法等，主要用于多重病机的交叉复合、证候兼夹者，有时单一证候也需应用复法，以求相互为用，增强疗效。

（一）理论思维基础

复法论治的思想最早来源于《黄帝内经》，如《素问·异法方宜论》记载："是故圣人杂合以治，各得其所宜，故治所以异，而病皆愈者，得病之情，知治之大体也。""杂合以治"是复法理论的萌芽。

东汉末年，医圣张仲景将复法论治用于临床实践，《伤寒论》中的麻黄升麻汤、半夏泻心汤、柴胡桂枝干姜汤、乌梅丸等都是针对寒热错杂的病机特点，在复法论治思维指导下所创立的寒热并用法施治的具体案例。《金匮要略》的薯蓣丸集健脾、补气、养血、滋阴、温阳、祛风、理气于一方，攻补兼施，寒热并用，阴阳气血共调；治疗疟母的鳖甲煎丸也是寒热、攻补杂投的效方，可谓复法论治的典范。

唐代，孙思邈的《备急千金要方》记载了多种复法之方剂，如小续命汤、续命煮散等续命类方，是以汗法为核心，同时集合了清热、温阳、益气、养血诸法合用之代表方。以《备急千金要方》为代表的唐代方书，开始将复法广泛应用于临床。

金元时期，成无己的《伤寒明理论》提出"制方之用，大、小、缓、急、奇、偶、复七方是也"，将复法的概念引申应用于方剂理论研究，是对复法理论内涵的发展。

中医学认为，人体是一有机整体，在生理上、病理上均存在密切的联系。《素问·玉机真脏论》曰："五脏相通，移皆有次，五脏有病，则各传其所胜。"说明五脏之间的联系密切。在生理上是五脏、六腑、形体官窍之间存在着经脉络属关系，彼此协调滋养；在病理上五脏六腑间按五行生克制化规律相互传变，这些是运用复法论治的思维基础。

由于五脏相互生克，疑难病证病机错综复杂，难以用单方单法解决问题，从而促成了复法在临床上的应用。

（二）选用思维

治法之制定多依据病机而定，其中又有病因、病位、病性、病态四种要素之分别。单法之论治，多是根据病机四要素中之相对单纯的情况而定，而对于多种要素之相对复杂的情况，就需要选用复法。

1. 病因杂合 不同的病因，皆有其相应的治法。如外感风寒，则应用汗法，如《伤寒论》治太阳伤寒之用麻黄汤等；内生虚寒水饮，当用温法，如《金匮要略》治疗支饮之苓甘五味姜辛汤。二者杂合，则汗法与温法相合，如治疗外寒内饮之小青龙汤，以麻黄、桂枝、细辛解表散汗，以干姜、半夏温里化饮。

2. 病位杂合 病位在表，当用汗法；病位在里，可用下法。若二者杂合，如外有风寒侵袭，内有腑气结滞，则自当两法合用，如《金匮要略·腹满寒疝宿食病》之厚朴七物汤，以桂枝去芍药解表，小承气汤清里，即是汗法与下法之复法。

3. 病性杂合 若虚实错杂，则当补益与攻邪并施，如黄龙汤之治疗气血两虚、腑实内结，以大承气汤攻下里实，佐以人参、甘草益气和中，当归养血补血，生姜、大枣调和脾胃，即是补法与下法之复法。若寒热杂合，如因误下、中阳受损、邪热入里、寒热互结于心下，则当寒温并用，如半夏泻心汤，以干姜温里，黄连、黄芩清热泻火。

（三）临床应用

临床上常用的复法较多，主要可以概括为两类：一类是以基本治法为主的复法论治，如清温并用法（寒热并用法）、补泻兼施法、升降相因法等；另一类是以具体治法为主的复法论治，其是在基本治法指导下进行的，是基本治法的具体实施，如行气活血法、化瘀利水法、补气活血法、气血双补法、阴阳并补法等。

1. 以基本治法为主的复法论治

（1）清温并用法（寒热并用法） 清温并用法，即清法与温法并用之复法，是指一方中诸药药性既有寒凉又有温热，相反相成，同时发挥温里散寒与清热泻火之效的治疗方法。寒证与热证多系脏腑阴阳失去平衡而产生的临床表现。各个脏腑之间的寒热表现各有差异，或一脏有寒、一脏有热，或同一脏腑既有热象又有寒象。临证时不可不详细辨别，如肝热脾寒之泄泻、痢疾；肾阳虚寒、痰热蕴肺之咳嗽、哮喘；或寒热互结之痞证、胃痛等。尤其是中焦脾胃疾病，即使无明显寒热夹杂之象，但采用辛温与苦寒合法，按主次配伍，每能提高疗效，如半夏泻心汤合左金丸之治胃痞等。在运用寒热并用法时还要考虑病位、病性或寒热的多少与交结程度而选药施法，于细微处提高临床疗效。

①寒热互结证：阴阳二邪互结于同一病位，形成了寒热互结证。治宜寒热并施，且选药立方针对同一病位。如王孟英《霍乱论》的连朴饮，治疗中焦湿热证，既用苦寒之黄连、山栀，又用苦温之厚朴、制半夏，均入中焦脾胃。《伤寒六书》的柴葛解肌汤，治疗寒热互结之在表者，既用柴胡、葛根之辛凉解表药，又用羌活、白芷之辛温解表药。需要注意的是，寒热药之比例应按寒热的多少配伍，如雷少逸《时病论》的宣透膜原法，治疗湿热侵入膜原的湿重热

轻之证，用制半夏、厚朴、草果温性药为多，寒性药仅一味黄芩。

②上热下寒证：上焦火热与下焦虚寒同时出现，即是上热下寒证。《伤寒论》厥阴病篇的麻黄升麻汤证就是典型的上热下寒证，既有喉咽不利、唾脓血的上热证，又有泄利不止、下部脉不至之下寒证。

③上寒下热证：上部虚寒与下部火热象同时出现，即是上寒下热证。如《金匮要略·呕吐哕下利病》篇之附方——《外台》黄芩汤，治上寒下热，上部胃寒则干呕，下部肠热则下利，故既用干姜、半夏温胃祛寒，化饮止呕，大枣、人参温中益气；又用黄芩清肠热以止利。

④表寒里热证：如《伤寒论》对于"心下痞而复恶寒汗出者"之表寒里热证，治以附子泻心汤，既用大黄、黄连、黄芩清泻里热以治热痞于里，又用附子温阳复卫以治表阳虚寒。

⑤阴阳两虚证：由于病程长，阴阳互损；或阴虚证过用苦寒攻泻药损伤阳气，阳虚证过用辛热发散药耗伤阴液，以致阴阳两虚。阴阳两虚证常见于久病或危重疾病中，临床以脾肾阴阳两虚为多见。刘河间《宣明方论》的地黄饮子治阴阳两虚之中风病，该方既用肉桂、附子、巴戟肉温补肾阳之品，又用熟地黄、麦冬、五味滋养肾阴之药。故此证型施以寒热并用法时应以补法（补阴、补阳）为主，且应注意与后天脾胃、先天肾结合。

此外，有些单纯寒证或热证有时亦必须用寒热药并用治疗，方能奏效，这是去性取用法和反佐用药法两种特殊用药法度所决定的。如《金匮要略》麦门冬汤之半夏性温于虚热肺痿不利，但欲取其降逆止呕之功，配以七倍的麦冬以去性取用；再如《伤寒论》治疗阴寒格拒证之白通加猪胆汁汤，在附子、干姜、葱白辛热药中，佐以寒凉的人尿和猪胆汁，则属反佐用药法，此法能防寒热格拒之弊。值得注意的有两点：一是寒热并用法除选择确切的药物外，药量的配伍是取效的关键。在寒热错杂证候（寒热互结、上热下寒、上寒下热、表寒里热、表热里寒）中，要权衡寒、热证的多少，正比例选用药物治之。在阴阳两虚证候中，除要审别诊治时阴阳偏盛的强弱外，还要追问病史。若阴虚及阳而成，应以养阴为主，温阳为次；若阳虚及阴而成，应以温阳为主，养阴为次。在单纯寒、热证候中，若用其特殊功用，既要按疾病的轻重用量，又要按辨证的轻重用量，达到辨病、辨证结合定寒热药之剂量。若从制约角度同用寒热药，仅加一两味相反药性的药物即可。二是寒热并用法并非专治寒热错杂之证，某些单纯寒证或热证为去性取用或防寒热格拒亦须使用，此为寒热并用之变通法。临证立法时，只有知常达变，才能法随证转，方随法变，收获良效。

寒热并用法在临床上常用于消化系统疾病，如急慢性胃炎、胃及十二指肠溃疡、慢性消化不良、胃肠功能紊乱、溃疡性结肠炎等，免疫系统疾病，如白塞综合征等的治疗。

（2）补泻兼施法　补泻兼施法是针对虚实夹杂之病机所创制的补法与泻法同时施用的治疗方法。补法（补益法）主要针对正气虚，是滋养人体阴阳、气血、津液，增强脏腑气血功能的治疗方法，包括补气法、补血法、补阴法、补阳法、气血双补法、阴阳并补法、气阴双补法等。泻法主要针对邪气实，从广义上说是指祛除客犯于人体的各种病邪的治疗方法，如祛除热邪则用清法，祛除表邪则用解表法，祛除里实之邪则用攻下之法，祛除食积之邪则用消法。

当患者素体亏虚或病程中正气已伤而邪气尚存者，纯补则邪气益固，纯泻之则正气不支，只宜补泻兼施，是为扶正祛邪之法，意在祛邪而不伤正，扶正而不留邪。此种复法可细化为补散兼施、攻补兼施、清补兼施、消补兼施等不同治法，以适应各种病情的需要。

①补散兼施法：实为补法与汗法并施，即以补益药配伍发散解表药，意在扶助正气与祛散表邪同时进行，治疗正虚邪恋或正虚不能祛邪外出的复杂病情。例如，用于正虚邪恋的表证，或者正气虚易于感冒，而感冒又不易恢复之虚体感冒，治当扶正解表，具体根据患者体质或气血阴阳亏虚的情况分别选方。气虚外感，治以益气发汗法；阳虚外感，治以温阳发汗法；阴虚外感，治以滋阴发汗法；血虚外感，治以养血发汗法。如此配伍，一方面补气实表，一方面疏散外邪，补散同用。因为此类病情，只发表有正气随邪气外脱之危险；专事补正，亦有敛邪的弊端，故采用补散同用而起到正胜邪祛的作用。

②攻补兼施法：实为补法与下法并施，即以攻下药配伍补益药，里实正虚者用此。这里的里实，除燥屎外，还应包括瘀血、水湿、痰饮等。因为正虚里实，不攻则不能祛其实，攻实则正气更虚；不补则无以救其虚，补虚则里实亦变，唯有攻补兼施，才使攻不伤正，补不助邪，方为两全之策。例如，主治里热实证而气阴两虚的新加黄龙汤，用大黄与生地黄、玄参、麦冬配伍，用大黄攻坚祛实有助于正气恢复，以生地黄、玄参、麦冬滋阴养液以增水行舟。

③清补兼施法：实为补法与清法并施，即以养阴药配伍清热药，用于治疗阴虚诸症。阴虚证尚有肺肾阴虚、肝肾阴虚、心肾阴虚之别，但阴虚则阳旺、阴虚则内热这又是共同的，故以甘润药养阴，配寒凉药清热。例如，主治伤寒、温病、暑病余热未清，气津两伤证的竹叶石膏汤中，用石膏清热泄邪，除烦止呕；淡竹叶清热除烦；人参益气，麦冬养阴生津；半夏、粳米、甘草和中降逆，固护胃气。合而用之，清补并行，清热兼和胃，补虚不敛邪。

④消补兼施法：实为补法与消法并施，即以消积药与补益药配伍，主要用于食积、癥块而又体虚的病证。因为消积之药，固然能够消磨积聚，但多耗散正气；而补益之药固然能够扶助正气，但亦易阻滞气机，两者是相互矛盾的。但对积聚体虚之证来说，非消不能祛其积，正虚又不任攻伐者，在这种复杂的情况下，应当将消与补结合运用，统一矛盾，使之各有所宜。例如，主治脾虚停食证的健脾丸中用人参、白术、茯苓、甘草益气健脾以补脾虚；山楂、神曲、麦芽消食化滞以消食积；山药、肉豆蔻助其健脾止泻；木香、砂仁、陈皮理气和胃，助运而消痞；黄连清热燥湿以解湿热。诸药相合，共呈消补兼施之功。

此外，近些年又有学者提出通补兼施法，亦受到广泛的重视，应用于各种以不通为主症或以不通为基本病变基础的疾病治疗中，该法寓含"塞因塞用"之意，只不过是在运用补法的同时配伍相应的通利之品。如在胸痹（心肌梗死、冠心病）的治疗中，除平衡协调心之气血阴阳外，还应针对湿浊痰瘀等病理产物施以化痰、活血、利湿、泻浊等法以利心脉的通畅，从而达到"通则不痛"之效。再如以通补兼施法治疗肾结石，在补肾同时配合利尿通淋、化石排石之品，则排石甚速、疗效倍增。其他诸如痹证、癃闭、便秘、经闭等均可考虑应用此法。

2. 以具体治法为主的复法论治 以具体治法为主的复法论治，在《中医临床诊疗术语·治法》部分有 1000 余种，可谓极其丰富，但其均是在基本治法理论指导下构建的，临床上随证立法即可。如《金匮要略·脏腑经络先后病》载："夫诸病在脏，欲攻之，当随其所得而攻

NOTE

之。如渴者，与猪苓汤。"即为以具体治法为主的复法论治提供了范式。具体来讲，就是在祛邪这一基本原则的指导下考虑痰饮、水湿、瘀血等病理产物对人体机能或病理机转的影响，从而在基本治法基础上配合一定的具体治法以治之的方法，即"随其所得而攻之"。如治疗水热互结证，以猪苓汤清热、利水与养阴法并行；再如湿与热结证，则以茵陈蒿汤类方化湿与清热同用；还有痰与热结、热与瘀结等证，更应在清热同时配合清化痰浊、活血化瘀之法，以使热随邪祛。

目前，临床上创立的治疗肝硬化腹水的疏肝健脾、化瘀利水法，治疗脑中风的活血化痰、醒神开窍法，治疗糖尿病的扶脾疏肝降糖法等均属以具体治法为主的复法论治，可谓疗效可靠的创新之法，为临床有效的治疗疑难杂病提供了施治思路。

按照复合立法的思路组方用药，不仅可以适应疾病的复杂性，即使单一性质的病变，亦有助于提高疗效。临证有时还常需数法联合，用以治疗多病多证杂见的病情，正如《素问·异法方宜论》所说："杂合以治，各得其所宜，故治所以异，而病皆愈者，得病之情，知治之大体也。"需要注意的是，复法论治应注意时序性、适度性，做到急则治其标、缓则治其本，施法有缓急先后、用药有轻重多少，中病即止，恰到好处。

三、从脏腑论治

（一）脏腑论治的概念

所谓从脏腑论治，是指分辨疾病所属的脏腑（含经脉），而后再结合脏腑的生理功能和病理特性所采取的治疗方法。临床上，可根据病位、病性、病机的不同分别单从某一脏腑论治或根据五脏生克关系、脏腑相合关系等，从整体角度立法，有时还需两脏或多脏同治。这种从脏腑论治的方法是针对疑难杂病辨治最重要的辨证方法，如在《金匮要略》中多以脏腑经络为核心进行疾病的辨治，肺系疾病中的肺痿、肺痈、肺胀等；心系疾病中的胸痹、心痛、心悸、肝着、百合病、脏躁、邪哭等；脾胃系疾病中的腹满、寒疝、宿食、呕吐、哕、下利等；肝胆系疾病中的黄疸、中风、痉病等；肾系疾病中的消渴、小便不利、淋病、水气病等。

（二）从脏腑论治的理论思维基础及临床运用

中医整体观念是从脏腑论治的指导思想，正确运用脏腑辨证是实施脏腑论治的前提和基础。由于脏腑之间，在生理联系上存在着互济互制互用的关系，在病理常互为影响和传变，因而在治疗上应注意调理脏腑之间的关系，具体说来可从以下五方面探讨。

1. 根据脏腑生理功能确立治法　根据脏腑生理功能以识症，分清病在何脏何腑，然后针对该脏腑采用相应治疗的方法，也就是从本脏腑直接论治。如出现以心悸、心痛、失眠、神昏、精神异常、脉结代或促等血脉运行失常或精神意识思维改变等方面的症状，便做出病位在心的定位诊断，从心论治。再如《素问·至真要大论》提出的病机十九条中概述了有关五脏的五条病机，即"诸风掉眩，皆属于肝；诸寒收引，皆属于肾；诸气膹郁，皆属于肺；诸湿肿满，皆属于脾；诸痛痒疮，皆属于心"，不仅是对五脏病机的总结，更是临床对于一些比较复杂的症状归纳病位的准绳，具有执简驭繁的作用。

更为重要、更具有临床思辨意义的是，由于中医学重视"四时五脏阴阳"理论，使得从脏腑论治运用范围更广,为临床诸多病证的辨治拓展了思路。

四时五脏阴阳理论强调人体是以五脏为中心的外应四时阴阳,内合六腑、五体、五窍、五色、五华、五液、五声、五变、五志和五神等有机的、统一的功能体系,任何一环发生病变均可能与其所属五脏相关。心、肝、脾、肺、肾各脏系统中的任何一环有病变,均可从相应之脏论治。如眼目的病变,可从肝论治;流涎的病变,可从脾论治;骨的病变,可从肾论治等。又以汗出之证为例,考虑到"汗为心之液",故可从心论治。但若汗出色黄,根据五色合五脏之说,可考虑从脾经湿热着手。若汗出色黑,由于"在脏为肾,在色为黑",黑色当属肾,故当责之于肾;而《素问·风论》所谓"肾风之状,多汗恶风……其色炲",亦为汗色黑责于肾之佐证。由此可见,虽同为汗证,但由于其病象特征不同,可依据五脏阴阳理论而有不同的治疗角度,实乃"同病异治""治病求本"之意。但若无此思辨能力,若见汗止汗,唯用龙骨、牡蛎等固涩之品,或见自汗即误以为气虚而加黄芪,实为治病未求其本也,则临证鲜能奏效。明代医家王应震曰:"见痰休治痰,见血休治血,无汗不发汗,有热莫攻热,喘生勿耗气,遗精不涩泄,明得个中趣,方是医中杰。"此乃治法思辨之妙。

2. 根据五行生克规律确立治法 五行是中医理论体系整体性、联系性思想的渊源。医家将人体内部某些要素根据其性质、状态、特征的不同,分纳五行之中,并辩证地分析彼此之间的生克制化关系,从而借用五行理论,设立相应治法,以寻求机体整体上的平衡与稳定。这种治法的确立透射着医家矛盾对立的辨证思维。

(1) 根据五行相生规律确立治法 在五行相生规律指导下的治则主要有二:一是"补母",具体治法如滋水涵木、培土生金、益火补土、生金资水法,皆属于"虚则补其母";二是"泻子",具体治法如肝实泻心、心实泻胃等,皆属于"实则泻其子"。由于脾、肾为特殊的母子关系,故在临床中由于脾阳不振、运化失司所致之泄泻、水肿、鼓胀等症常用补肾阳温脾土之法。

(2) 根据五行相克规律确立治法 在五行相克规律指导下的治则主要有抑强和扶弱两个方面,在其指导下又有佐金平木、抑木扶土、泻南补北法等治法。如木火刑金者,采用佐金平木法来泻肝清肺,此属抑强;肝虚影响脾胃,此为木不疏土,治以和胃健脾,以加强双方之功能,此为扶弱。至于抑木扶土、泻南补北等,又属于二者兼施,并根据其在病理矛盾中的地位而有主次之别。

3. 根据脏腑表里关系确立治法 《灵枢·本输》曾把五脏与特定的五腑之间的协同促进关系概括为相"合"关系:如肺合大肠、心合小肠、肝合胆、脾合胃、肾合膀胱。在病理上也常反映出其互为影响。因而在临床治疗上,除针对脏腑本身病变治疗外还可采用下述方法施以间接治疗。

(1) 脏病治腑与腑病疗脏

①脏病治腑:如《灵枢·厥病》载"肾心痛"取足太阳膀胱经的京骨、昆仑针治,张志聪认为是"从腑阳泻脏阴之逆气"(《黄帝内经灵枢集注》)。心火上炎者,前贤每用导赤散通利小肠而清泄心火,顾锡在《银海指南》中即明确指出:"此治脏先治腑之法也。"至于肺病喘满时通利大肠,肝实泻胆,脾实泻胃等均系常法。

②腑病疗脏：如《灵枢·厥病》载"胃心痛"取足太阴脾经之大都、太白以降胃逆，张志聪曾指出此是"从脏泻腑"。膀胱功能障碍，水液代谢失常，"实则闭癃，虚则遗溺"（《灵枢·本输》），遗溺则补之，临床上常从补肾固涩着手，实为腑病疗脏之法。

（2）实则泻腑与虚则补脏　由于脏腑的生理功能与特性不同，五脏主藏精气而不泻，以藏为贵。邪客于五脏，祛邪泻实，须经腑而去，邪方有去路。六腑主传化物而不久藏，以通为用，以降为和。如六腑病属虚证，则又不宜通泻，当着眼于补脏。正是《黄帝内经》所言"阳道实，阴道虚"是也，是实则泻腑、虚则补脏的理论基础。

①实则泻腑：五脏六腑病变皆可表现为实证，可泻其相合之腑而令邪有去路。由于"六腑皆出于足之三阳，上合于手者也"（《灵枢·本输》）。因而在实际运用上，泻腑主要是从胃、胆、膀胱中求之。例如：中焦脾胃阳热实证，常宜清胃泻胃；"小肠燥屎，多借胃药治之"，大肠"与胃同是阳明燥金，故又多借治胃之法治之"（《血证论》）。再如"小便不通，由膀胱与肾俱有热也"（《诸病源候论》），故清利膀胱亦即是泻肾。

②虚则补脏：由于养脏资于谷气，脾为后天之本；肾为先天之本，肾阴肾阳乃人一身阴阳之根本。在慢性病中，四脏相移，穷必及肾。因而脏腑之虚证，在临床运用时常以调补脾肾为重点。例如，中焦脾胃虚寒，温补脾阳，则胃阳亦复；膀胱虚寒病证，温补肾阳则虚寒自除。

4. 根据脏腑升降特性确立治法　升降是人体脏腑气机的一种重要形式。人体脏腑气机正常与否，是决定人体的生命活动正常与否的必要条件。正如《素问·六微旨大论》所云："是以升降出入，无器不有。""故非出入，则无以生长壮老已；非升降，则无以生长化收藏。"

脏腑气机升降的具体形式主要体现在脾气的升清与胃气的降浊、肺气的宣发与肃降、肝气的升发与疏泄、肾水的上升与心火的下降等。临床所见气机升降失常的表现很多，如肺失宣肃、肝失疏泄、心肾不交、脾不升清、胃失和降等，但其病理变化不外升降不及、太过和反常三类。

升降不及是指脏腑虚弱、运行无力，或气机阻滞、运行不畅。如肺虚之咳嗽无力；脾虚之便溏、头昏乏力；肠腑气虚之便秘等。升降太过是指脏腑气机的升降运行虽然与其主导趋势一致，但却已超过正常程度，如肝气升发太过之肝阳上亢，肝火上炎之眩晕、头痛、目赤等；肠腑、膀胱气机泄降太过所致之泄泻、尿频失禁等。升降反常是指脏腑气机升降与其正常生理趋势相反，亦即当升不升而反下陷，应降不降而反上逆，如中气下陷之泄泻、脱肛、阴挺、内脏下垂，胃气上逆之呕恶、嗳气、脘胀，心肾不交之心悸、失眠等"阴阳反作"之病证。

临床以升降反常的病证为多见，如脾胃升降失调、肝肺升降失调、心肾不交三证，其治疗非单纯升清（阳）或降逆所能奏效，必须结合脏腑自身生理特点，升降相因，以达到调整人体气机升降紊乱，使之恢复正常的目的。

（1）升脾降胃　脾胃升降相因，脾气升清与胃气降浊之功能极为重要，这是因为脾胃居中焦，是气机升降的枢纽，故在升降法运用过程中，均应考虑升发脾气，通降胃气，以斡旋中州，协调一身之气。

（2）升肝降肺　肝升肺降失常之证在临床上亦较常见，主要分为肝升太过引起肺降不及和肺降不及引起肝升太过两种类型,对气血津液的运行影响较大。如《临证指南医案》记载了治疗木火刑金、气血升降阻滞的医案近十则,反映了叶天士对肝升肺降理论及其证治的深刻认识与思考,表明调整气机的升降,可为临床疑难杂症的治疗另辟蹊径。

刘渡舟亦曾在此治法思维指导下治疗胁痛,其从《黄帝内经》"肝生于左,肺藏于右"的理论出发,遵《金匮要略》治疗肝着之原意用旋覆花汤,并加降香以助旋覆花下气散结;加当归、丝瓜络以助茜草活血化瘀通络;加合欢皮、柏子仁既疏肝以理气,又养肝以安神。诸药合用,使肝升肺降,气血调和,脉络通畅,则诸症解矣。

(3)心肾相交 心肾相交,亦谓水火既济,是人体重要的生理功能,对维持人体的阴阳平衡起着重要的作用。这种升降功能一旦遭到破坏,导致心肾不交,就会出现诸如心悸、怔忡、不寐、健忘、遗精等疾病。交通心肾法就是针对本病机设立的著名法则。如肾水不足,则不能上济心火,可致心火过亢,《伤寒论》之黄连阿胶汤即用阿胶、鸡子黄滋阴水以上济心火,黄连、黄芩苦寒清心,即成交通心肾之法。又如心火上炎则不能下温肾水,可致肾中虚寒,《万病回春》之交泰丸即是应用黄连苦降心火,再以肉桂温暖下元。

5. 根据经脉循行部位确立治法 周身经脉均有各自特定的循行路线与区域,如果在形体局部或经脉循行路线上出现某些特异体征,则可从经脉的循行路线来考虑病在何经,对从何脏腑论治具有特殊的诊断意义。

如《灵枢·厥病》说:"厥头痛,头痛甚,耳前后脉涌有热。泻出其血,后取足少阳。"此种论治思维的运用在疑难怪病的辨识与施治中常可起到桴鼓之效。

熊继柏曾治一忍小便则手掌心胀痛案,该患小便较频,有尿必解,若稍忍不尿,则立觉双手掌心与手腕相连接的部位疼痛,而且胀痛逐渐加重,只要排尿后,其胀痛则随之消失。每隔1~2小时必须上1次厕所,病已月余不愈,用消炎、止痛药治疗无效。询其小便色清不黄,小便时并无灼热涩痛感,察其手掌部并无红肿发热之象。舌色淡紫,舌苔薄白,脉细。诊为膀胱气化不利,水气凌心,影响经脉,并确立化气行水,兼通心脉之法,方用五苓散加丹参。诉服药后手掌心胀痛大减,小便次数明显减少。分析其辨治思路如下:手掌为神门、劳宫所处之位,手少阴心经与手厥阴心包经所过之处。《灵枢·经脉》云:"心手少阴之脉……入掌内后廉……心所生病者,掌中热痛。"又云:"心主手厥阴心包络之脉……入掌中……是动则病手心热。"小便者,膀胱所主;膀胱者,肾所主。若膀胱气化不利,致水气盛,水盛可以凌心。而此案患者却并无心下悸等水气凌心的症状,而是突出的表现在忍小便则掌中胀痛,掌中者,心经经脉所达之位也。如此推敲,当是由于水气所凌,影响到心经经脉所致的掌中胀痛,因此取五苓散化气利水,并重加一味丹参,入心脉以达到通络止痛的目的。

四、内病外治

内病外治法是指除口服药物以外施于体表皮肤(黏膜)或从体外进行治疗的方法,比如药物外洗、敷、熏、针灸、按摩、中药灌肠、气功、音乐疗法、体育疗法等治疗内科疾病,是与内服药物治病相对而言的一种治疗方法。外治法在理论上本于内治,因为人体是一个整体,体表与体内、经络与腧穴、官窍与内脏存在特定联系,通过各种外治措施以取得治其外而作用于内的效果。

中医内病外治方法非常丰富，但概括起来无外乎"药物外治法"和"非药物外治法"两种。其中针灸与药物敷贴临床应用较多。

中医内病外治药物的剂型丰富多样，主要有散剂、搽剂、糊剂、熨剂、烟熏剂、汤剂（外用，包括沐浴剂和熏蒸剂）、油膏、膏药、栓剂、条剂、灸剂、锭剂、香囊剂等剂型。施用外治法尤以给药方式、途径、制剂的选择准确为重。在滴、嗅、塞、吸、握、敷、贴、洗、兜、缠、枕、垫、照等多种方式之中，如何选择最佳者，则应视患者年龄、性别、病证、时令及所选体表部位而定，如急症、危症而无呼吸道阻塞者，可用滴、嗅、吸等方式；凡慢性疾病可选用敷、贴、枕、垫等方式。外治之膏、散、栓、饼等制剂，均需精选、精制。组方宜精审，药物以 1～6 味为宜（浴疗、兜脐等之组方除外）；制剂应达到国家药审有关要求，尤应在执行质量标准中，着重解决某些使用新鲜药物之保鲜、灭菌、恒温、恒湿等问题。再如采用梅花针先点刺而后敷贴，则可促进药物渗透；先脐周按摩而后兜肚，则可增强药物吸附；固定膏散之后再施以湿润加压法，则可延长药效作用时间。除此之外，分清疾病的表里、寒热、虚实、逆顺对选取正确的给药途径和方式有重要意义。辨清病位、病因、病性、病势，方可择其外治方药当寒、当热、当温、当凉、当升、当降，亦可择其给药途径及给药方式。如表热者，当以辛凉之散搐鼻取嚏、外敷取汗；里热者，当以寒凉之品揉脐贴足。又如外感头痛，因于风寒者，当以辛温药散取嚏；因于风热者，当以寒凉之品敷于太阳；因于风湿者，当以温燥之膏贴于大椎。再如气虚下陷所致脱肛、子宫脱垂等虚证，可用提升之药，上敷百会，继以收敛之剂外洗以收托；热毒蕴结之热淋等实证，可用清热解毒滑利之散敷脐。凡临逆证，当以回阳救逆之品外敷百会、涌泉、膻中、劳宫；凡遇顺证，则可依证施治以阻断其病势发展。

从所运用药物来看，如《理瀹骈文》一书，共收录外治方药达 1500 余首，治病范围涉及内、外、妇、儿、皮肤、五官等科，不仅治疗上颇多创新，而且完善了外治理论，吴师机在书中提出的"三焦分治"理论，直到今天仍为人们所称道。上焦为心肺所居，通天气布宗气以行呼吸，主纳而不出，故"凡上焦之病，以药研细末、搐鼻取嚏发散为第一捷法"。如外感病，"连嚏十次则腠理自松，即解肌也；涕泪痰涎并出，胸中闷恶也宽，即吐也，盖一嚏实兼汗、吐之法，不必服葱豉汤也"。他如喉风、赤眼、牙痛等亦可用此法，使病在上从上出也。其他上焦病的外治法还有涂顶、覆额、擦项等。"中焦之病，以药切精末炒香，布包缚脐上为第一捷法"。如治痢以平胃散炒缚脐上。另外，还有熏脐、填脐等法。"下焦之病，以药或研或炒，或随症而制，布包坐于身上为第一捷法"。他认为坐法泻肾，可决下焦之渎，通地气而疏卫气以司开合。此法尤其对内服药不能达至病所，又恐伤胃气者或上病宜釜底抽薪者更优。

非药物外治法常以针灸等刺激经络传导达到治疗目的，这一方法已被广为运用。他如结扎法，利用线等物的紧力，通过结扎，使瘤、赘疣、痔、血栓闭塞性脉管炎等患病部位经络阻塞，气血不通，结扎部位的病变组织失去营养而逐渐坏死脱落，从而达到治疗目的。毒蛇咬伤肿势迅速扩散且毒水不出者，一般治疗往往效果不佳，但采用药筒拔法治疗，借助药筒具有宣通气血、拔毒泄热的作用，往往可以达到毒血自出、毒尽伤愈的目的。非药物外治法还有许多，如腰痛，则左右转腰；肾虚，用左右拳头捶背；三叉神经痛，用手按摩太阳穴；脑血管障碍，用双手指腹梳头；肛门下垂，每天坚持做提肛运动等。

第五章　中医制方用药思维

　　制方用药是中医临床的重要环节，制方用药的思维过程经历了一个从无意识到有意识、从简单到复杂，将理法方药贯通一体的过程。在这一过程中，中医临床用药逐渐摆脱了单味药物的单方用药，发展为多味药物有机组合的复方用药，使中医临床制方用药思维趋于成熟。中医制方思维是从医者思考处方用药的思维过程，这一思维过程在中医辨证论治理论指导下，密切结合临床四诊等有关资料，选择方剂配伍用药，包括经方、时方、经验方的选取，方剂配伍原理及构比思路，五味化合、相辅相成、相反相成、升降相因等一系列思维方法的应用。同时，处方用药过程中还应考虑专方、类方、合方、自拟方的创制及应用思路，注重中药的应用技巧，注意思考药味的选择及用量，以达到用利远弊、祛疾复康的目的。这一系列思维方式的培养与建立都是中医制方用药思维的具体体现与实践。

第一节　方剂配伍原理

　　配伍是指在中医理论指导下，根据病情和药物性能的需要将两味或两味以上的药物配合使用。配伍是中医临床制方用药的核心思维，掌握配伍原理，对于提高临床疗效有重要意义。《医学源流论》谓："圣人制方以调剂之，或用以专攻，或用以兼治，或相辅者，或相反者，或相用者，故方之既成，能使药各全其性，亦能使药各失其性。操纵之法，大有权焉，此方之妙也。"方剂的配伍思维充分体现了系统思维的非加和原理。所谓非加和原理，是指若干事物按某种方式相互联系而形成一个系统，就会产生出它的组分和组分总和所没有的系统质和整体质，而且这种性质只能在系统整体中表现出来，一旦把系统分解为它的组成部分，便不复存在。换而言之，整体具有部分或部分总和没有的性质，方剂配伍后所发挥的作用，并非药物功效的简单相加，方剂通过配伍，可以综合药物的性能，调控药物性能方向的发挥，亦可纠其偏性，抑制或消除药物的毒性，使药物的组合形成新的有机整体，从而达到减少毒副作用，增强疗效，或产生新的功效，扩大治疗范围，适应复杂病情需要的目的。

一、五味化合

　　五味是指酸、苦、甘、辛、咸五味（某些药物还具有淡、涩二味，习惯上仍称为"五味"）。五味是药物的基本属性之一，是阐述药物功用的重要理论。药物的功用因气味而有异，《素问·至真要大论》曰："辛甘发散为阳，酸苦涌泄为阴，咸味涌泄为阴，淡味渗泄为阳。六者或收，或散，或缓，或急，或燥，或润，或软，或坚，以所利而行之，调其气使其平也。"五味理论对临床制方用药有重要指导意义，将药物的五味相合配伍，可以充分发挥药味的协同作用，或衍化为新的功效，有效调控方药的作用方向，提高临床疗效。五味化合配伍主要有以下几种形式。

1. 辛甘合用法　辛甘发散法是将辛味药物与甘味药物复合应用的一种配伍方法。辛能发散邪气，甘能补虚缓急，辛甘相合，常用于治疗风寒表证及寒凝经脉证，又能辛甘化阳治疗脏寒气弱证。同时辛甘相合，散不伤正，又能延长辛散药效。

针对风寒表证，常用辛甘温散之法，如麻黄汤、桂枝汤，以辛温之麻黄、桂枝配伍甘缓之甘草，组成辛甘发散之配伍结构，既可峻汗散邪，又可顾护正气，祛邪不伤正。针对寒凝经脉证，常用辛热温经散寒与甘温益气养血之品配伍，如当归四逆汤中桂枝与当归的配伍，乌头汤中川乌与黄芪、甘草的配伍，阳和汤中麻黄、炮姜与熟地黄的配伍都属辛甘相合，温经散寒之法。此外，对于外感风（燥）热证，亦可用辛甘化合之法，如银翘散、桑菊饮、麻杏石甘汤、竹叶石膏汤、清燥救肺汤等方剂，以银花、连翘、薄荷等辛凉之品与甘寒之芦根、竹叶、麦冬、甘草配伍，以辛凉宣泄，清热生津。

辛甘合用，又可化生或辅助阳气，治疗脏寒气弱证。如桂枝甘草汤、甘草干姜汤、苓桂术甘汤、小建中汤等方剂，以桂枝或干姜与甘草或饴糖配伍，辛甘化阳，温运脾土，治疗中上二焦阳气虚弱之证。而针对脏寒甚或亡阳证，亦可用辛甘化阳之法，如理中丸、附子理中丸、大建中汤、吴茱萸汤、四逆汤、参附汤等方剂，用辛热温里之干姜、附子、蜀椒、吴茱萸等与甘温益气健脾之人参、白术、甘草等配伍，以温脏祛寒，回阳救逆。

2. 辛苦合用法　辛开苦降是以辛味药与苦味药为主组方，常用于治疗脏腑功能失调，气机升降失常而见脘痞腹痛、恶心呕吐、肠鸣泄泻或口咽溃烂等病证的配伍方法。辛味药如厚朴、枳壳、姜半夏、橘皮等，能行散开通，升清健脾；苦味药如黄连、黄芩等，能泄热燥湿，降逆和胃。辛开苦降法是在对脾胃升降的生理病理特点、药物升降浮沉特性的认识基础上提出的。

张仲景针对脏腑气机升降失调、寒热互结或痰湿内生、蕴结中焦的病机采用辛苦合用，既解寒热之邪，又可寓开于泄，通而有降，从而为辛开苦降法的理论和实践确立了准则，张仲景泻心汤系列方剂堪称辛开苦降运用的典范。《伤寒论》中栀子干姜汤、附子泻心汤、干姜黄芩黄连人参汤、黄连汤、乌梅丸等方剂中以半夏、干姜、生姜等辛味药与黄芩、黄连、栀子等苦味药合用，构成调和胃肠、燮理阴阳的药对，一直沿用至今，疗效确切。

张仲景辛开苦降法的临床实践对后世影响深远。以李东垣为代表的金元医家充实了辛开苦降法，创立了诸如升阳益胃汤、补脾胃泻阴火升阳汤等方剂，创造性地运用防风、羌活等风药作为辛开的配伍结构，以升发阳气；苦降配伍则多受仲景影响，用黄连、黄芩、黄柏等药物。温病学派认为湿为阴邪，非辛热不能宣通，热为阳邪，非苦寒不能清解，故临证每用黄芩、黄连清降邪热，用生姜、半夏温通化湿，形成辛开苦降法，灵活变通，随证加减，广泛用于湿热阻结中焦的多种病证，代表方剂如连朴饮、苏叶黄连汤、加味人参汤等。

3. 辛酸合用法　辛散酸收是将辛味药与酸味药复合应用的一种配伍方法。辛能散能行，可解表散邪，又能疏理气机；酸能收敛，又可益阴，二者合用，一散一收，相辅相成。辛散酸收法主要用于邪气（如风寒、痰饮、气滞）郁而不散，单用辛味药以疏散邪气，或疏理气机，又恐辛散之品伤及正气，故配伍酸敛益阴之品，以祛邪不伤正，酸敛不留邪。

如针对外感风寒表虚而营卫不和，因卫阳不得外固，肌表疏松，单以辛散之品，解肌发表，则汗出营阴更伤，专以酸敛益阴，则恐表邪留滞难去，故组方遣药时将二者合用，散中有收，解表不伤阴，敛阴不恋邪，桂枝汤中以辛温之桂枝与酸寒之芍药的配伍即是这种配伍方法的典型方剂。又如治疗外感风寒内有痰饮的小青龙汤，方以辛散之麻黄、桂枝解表散寒，宣肺平喘，合用酸收益阴之芍药、五味子，既可制约麻黄、桂枝发散太过，伤及阴液，又能收敛肺气，防止麻黄、干姜、细辛、半夏等宣肺化痰之品使肺气开宣太过，如此配伍则散中有收，开中有合，方能相反相成。苓甘五味姜辛汤中干姜、细辛与五味子的配伍，二陈汤中半夏、陈皮与乌梅的配伍皆属辛散酸收的配伍方法。

辛散酸收法也是调和肝脾方剂常用的配伍方法。这种配伍方法是基于肝"体阴而用阳"的生理特点及肝气疏泄易太过和不及的病理特点在临床用方思维方面的体现。如四逆散、逍遥散、柴胡疏肝散中以辛散疏肝解郁之柴胡、薄荷、香附、川芎与酸敛益阴之白芍配伍，既补肝体助肝用，又能制约疏散解郁之品疏泄太过。又如治疗肝旺脾弱的痛泻要方中用酸收敛肝之白芍与辛散升浮之防风配伍，寓散肝于抑肝之中，可防白芍抑肝太过，又复肝气疏泄之常。

4. 酸甘合用法 酸甘化阴是将酸味药与甘味药（包括甘平、甘寒、甘温）复合应用，借以养阴生津，常用于治疗阴津亏虚或气阴两虚病证的一种配伍方法。酸味药如白芍、乌梅、山茱萸、五味子、木瓜、酸枣仁等多入肝经，功能敛阴生津；甘味药如甘草、人参、熟地黄、石斛、麦冬、白扁豆、山药等多入脾胃经，功能滋阴养胃，二者敛滋协同，养阴生津力雄厚。

酸甘化阴法最适宜肝阴不足、胃阴亏虚，尤其是肝胃同病的病证。如肝阴不足，筋脉失养所致手足挛急，或腹中拘急疼痛，苔少脉弦者，常用芍药之酸，合甘草之甘以养阴柔肝，缓急止痛，代表方剂如芍药甘草汤。成无己释云："酸以收之，甘以缓之，故酸甘相合，用补阴。"同时，温病后期，或胃痛日久，或其他慢性消耗性疾病后期等，常致胃腑失养，胃阴耗竭，酸甘化阴也是临床常用的配伍方法。酸味药常用白芍、乌梅、木瓜、山楂等；甘味药则须根据病情选用，如见胃脘灼热嘈杂、口干咽燥、大便干燥、舌红少苔者，配伍生地黄、石斛、麦冬、花粉、知母等甘寒之品；如有胃阴不足，又见神疲气短、乏力、大便溏薄等气虚证候者，则配伍党参、黄芪、白术、山药等甘温之品，对于气随津脱者尤宜。此外，即使单纯表现胃阴虚证，用酸甘柔润法而阴不复者，只要没有虚火现象，亦可根据"阳生阴长"之意，配伍甘温之品。对有口苦而干，渴欲冷饮，烦热，舌偏红，苔少等阴虚火旺见症者，可配伍黄芩、黄连等苦寒之品，意在酸甘化阴的同时，兼以苦味坚阴，符合《黄帝内经》"酸苦涌泄为阴"之意，以收阴复火折之效。对于胃阴损伤，又见胸脘痞满，泛呕欲吐等湿浊中阻者，则需将酸甘化阴与苦温坚阴兼施合化，配伍制半夏、陈皮等苦温之品，以求滋胃不碍脾，燥脾不伤胃，两得其宜。

5. 甘苦合用法 甘补苦泻是将甘味药与苦味药复合应用，治疗实邪（痰饮、寒热等）内阻，或（和）脾胃虚弱病证的一种配伍方法。《素问·五脏生成》谓："脾苦湿，急食苦以燥之。""脾欲缓，急食甘以缓之，用苦泻之，甘补之。"甘苦合用，补泻兼施，祛邪不伤正，扶正不恋邪。

金元医家李东垣善用甘补苦泻法，对脾胃虚弱，湿浊下流，阴火上冲的病证，常用黄芪、人参、甘草等甘味药物益气健脾，配伍黄芩、黄连、黄柏等苦寒之品清热燥湿，甘苦合用，以补脾胃、泻阴火。代表方剂如升阳益胃汤、补脾胃泻阴火升阳汤等方剂。

对于里实积滞，而正气亏虚者，常用大黄、芒硝、大戟、甘遂、芫花等苦味药荡积祛邪，同时以人参、大枣、当归、麦冬、生地黄等甘味补益之品扶助正气，寓攻于补。代表方剂如黄龙汤、新加黄龙汤、增液承气汤、桂枝加大黄汤、调胃承气汤等。对于一些峻烈，或有毒性的苦味荡积祛邪药物，方中配伍甘味补益之品，可缓和其峻烈之性，又能顾护脾胃，佐制其毒性，如十枣汤为逐水之峻剂，方中大戟、甘遂、芫花都是苦泄逐水之峻药，且都有毒性，易伤脾胃，故用味甘之大枣，共奏甘补苦泻、下不伤正之效。

五味化合中诸如辛润、辛敛、酸通、苦发等在临床组方遣药中的运用，是对五味间接作用的认识，对中医治法和临证组方思维也有重要启示。如"辛润"之说，《素问·脏气法时论》指出："肾苦燥，急食辛以润之，开腠理，致津液，通气也。"后世逐渐发展演变成一种"辛润"的药性功效。辛能散、能行；而辛润，则是通过辛味药的行散作用，间接产生的润养效果。如治疗外感凉燥证之杏苏散未用润燥养阴之品，只是以辛散之品轻宣凉燥，理肺化痰，使外邪去，津液敷布正常而燥证自解。此外还需注意的是五味化合配伍原理必须与药物的"四气"，即温热寒凉结合，才能准确把握中医临床制方用药思维，诚如缪仲淳所言："气味互兼，性质各异，参合多少，制用全殊，所以穷五味之变，明药物之能，厥有旨哉。"

二、相辅相成

相辅相成是指将性味、功能相似的药物配伍，以增强或综合药物的作用，互相补充或促进，提高原有疗效的配伍方法。一般来说，药物的性能既有一定的共性，也有一定的特殊性，这种配伍方法主要是利用药物的共性加强药效，同时也适当利用各自的特殊性，使病证特殊情况得以兼顾，从而增强治疗效果。需要指出的是，五味相合与相辅相成及相反相成之间存在着相互交叉的关系，是不同角度的认知思维，五味相合可应用于相辅相成与相反相成中，反之，相辅相成与相制相成也可通过五味相合来实现。

1. 协同配伍以增效　协同增效属"七情"配伍中的相须、相使的方法，这种方法强调药物之间的主辅相依、协同增效的关系。许多临床疗效卓著的经典名方，多用协同增效的配伍方法。如麻黄汤中麻黄与桂枝的配伍，白虎汤中的石膏与知母的配伍，四逆汤中附子与干姜的配伍，大承气汤中大黄与芒硝的配伍，黄连解毒汤中黄连、黄柏、黄芩、栀子等配伍方法。此外，还有许多药对，多属协同增效的配伍方法，如乳香与没药、芍药与甘草、当归与川芎、羌活与独活、黄芪与当归等。在临床制方用药中，这类配伍方法被广泛应用。

2. 协调搭配可生新效　协生新效是指将性味、功能不同的药物配伍，通过互补或协同，产生各自药物不具备的新功效的配伍方法，也就是部分不具备整体的性质。这种配伍方法主要用于特殊性的病证，很难用药物的某一方面功效治疗，需要一种特殊的功效治疗。如对营卫不和病证治疗，桂枝汤中将桂枝与芍药配伍以调和营卫；再如少阳证，小柴胡汤中将柴胡与黄芩配伍以和解少阳；对心肾不交证，交泰丸中将肉桂与黄连配伍以交通心肾。这种配伍方法多用于和解方剂，故有"有和解方而无和解药"之说。

三、相反相成

相反相成是指事物内部或事物之间相互对立、排斥的两个方面相互补充、促进，既对立又统一。相反相成的配伍方法是在中医阴阳对立统一观的指导下，将性效属性相反的药物组合成方，从而提高或调整方剂的整体效能。这种配伍方法常用于治疗病机错综复杂、互相对立的病证，如寒热、虚实、表里、阴阳等矛盾并见。相反相成配伍是一种特殊的反向用药思维，是中医临床特有的思维方法。对于相反相成的配伍有多种类别，认定尚不统一，按照同种属性或从属关系归并为类的原则，总结为以下四类，以相互区别定性，便于临床掌握和应用。

1. 寒热并用，温清结合　寒热并用是指将寒凉药与温热药相伍以温清结合，主要用于治疗各种寒热错杂病证的一种配伍方法。如治疗表寒里热证的大青龙汤，将辛温之麻黄、桂枝与甘寒之石膏配伍以解表散寒，清泻里热，后世创立的定喘汤、九味羌活汤等均属于此类配伍思维。又如治疗寒热错杂于中焦的泻心汤类方，方中取黄芩、黄连苦寒清热，干姜、半夏辛温开痞，后世治疗脾胃虚寒、湿热内蕴的连理汤，亦属此类配伍思维。这类制方思维被广泛应用于临床所见的各种表现为中焦寒热错杂的疾病。又如治疗胆热脾寒、气化不利的柴胡桂枝干姜汤，以寒凉之柴胡、黄芩清解胆热，辛温之干姜温脾散寒、桂枝温阳化气。在痹证治疗中，寒热并用更为常用，如治疗阳虚热郁的桂枝芍药知母汤，就是用辛温之麻黄、附子、桂枝温经散寒止痛，配伍寒凉濡润之知母、白芍清热除烦、滋阴润燥。现代医家常仿此寒热并用，相反相成之配伍思维，或用附子、桂枝配石膏，或以附子、桂枝配羚羊角，或川乌、草乌配生地黄、知母，或桂枝配桑枝等治疗各种寒热兼杂之痹证，取得良好效果。

此外，针对某一病机中寒证或热证过度偏盛，可能发生阴阳格拒趋向，在不改变全方或清或温主治方向的基础上，选择少量与主药药性相反，而与病性一致的药物，寒热并用，形成反佐，消除格拒，引领温热药物，或寒凉药物发挥应有的作用。如治疗阳虚阴盛证的通脉四逆加猪胆汁汤及白通汤，方中以温热药附子、干姜为主，为防阴盛格阳于外，又配伍少量苦寒猪胆汁，或咸寒之人尿以"甚者从之"，即顺应病机中寒极之趋向，消除格拒，引领附子、干姜温热药物发挥温里散寒，回阳救急的作用。

2. 刚柔相济，润燥结合　刚柔相济是指将辛温刚燥之品与阴柔濡润之品相伍的一种配伍方法。刚柔相济主要针对既存在阳虚有寒或湿痰不化，又有阴血受损的矛盾病机。炙甘草汤治疗阳气虚弱、阴血亏虚的心动悸，脉结代证，方用人参、桂枝、生姜、清酒刚燥之品，益气温阳，以宣通脉道；又配伍生地黄、阿胶、麦冬、麻子仁等阴柔濡润之品，滋阴养血以充盈脉道，刚柔相济，相反相成。治疗湿痰内盛、肺肾阴虚证的金水六君煎，方中以阴柔濡润之熟地黄、当归滋阴养血，配伍半夏、陈皮刚燥之品燥湿化痰，润燥结合。对于温病后期湿阻气机，又有阴津损伤，温病学派常以藿香、半夏、厚朴等苦温燥湿药，配伍石斛、麦冬等甘润生津之品，润燥结合，既能理气化湿，又能生津护阴。

现代临床一些杂病，常存在阴血受损与痰湿或阳虚并存的病机，此时最宜润燥结合。如在糖尿病的证候演变中，阴虚与湿浊对立并存，宜养阴润燥与燥湿运脾结合，施今墨治疗糖尿病的著名对药苍术配玄参，苍术突出燥，玄参突出润，二者相伍，燥不伤阴，润不留浊，相互促进。如妊娠恶阻的中医临床观察表明，由于妊娠阴血下聚以养胎，体内阴血相对亏虚，常见双目下陷，咽干口燥，舌红少苔，同时由于脾虚不运，易酿生痰湿，形成阴虚与痰湿并存的病理机制，常用太子参、沙参、麦冬等阴柔濡润之品益气养阴，配伍刚燥之半夏、生姜、陈皮等以燥湿化痰。临床用治疗Ⅲ度房室传导阻滞既有心阴虚之候，又有脉来缓迟之心阳不济，证属阳微阴弱者，常以附子与生地黄配伍，刚柔相济，阴阳并补，生地黄又可兼制附子之毒性，不仅可提高心率，而且对胸闷、纳减等症状的消除和全身情况的改善均有明显效果。

3. 升降相因，畅达上下内外　升降运动是自然界的基本规律，《素问·六微旨大论》云：

"升已而降，降者为天；降已而升，升者为地。天气下降，气流于地，地气上升，气腾于天，故高下相召，升降相因，而变作矣。"升降运动也是机体脏腑生理功能的基本形式之一。升降相因即是基于对机体脏腑气机升降互为因果的生理特点和药物升降沉浮认识基础上提出的一种配伍方法。这种配伍方法主要针对肺、脾胃、肝胆等脏腑病变，利用升浮药物向上向外，具有升阳举陷、宣肺解表、透疹排脓、升发肝气等作用特点及沉降药物向里向下，能和胃降逆、肃降肺气、泻火通便、利水消肿等作用特点，将二者配伍，达到恢复肺、脾胃、肝胆等脏腑生理功能的作用。

对肺失宣降所致咳嗽、咳喘、水肿、小便不利等病证者，可用开宣肺气的药物与肃降肺气之品相伍，达到宣降肺气、止咳平喘、通调水道的作用。如麻黄汤、麻杏石甘汤、大青龙汤均以辛温宣发的麻黄配伍苦降肺气的杏仁，桑菊饮中桔梗配杏仁，杏苏散中苏叶配杏仁等，均能使肺气宣降复常，则咳止喘平。此外，对于风邪乘袭，肺失宣通，水道郁滞导致的水肿、癃闭等水湿内停病证，常在辨证基础上选用麻黄、桔梗、苏叶或浮萍等宣肺之品，以宣通肺气，气津自降，水道通而浮肿消，此乃升降相因的特殊配伍方法，代表方剂如越婢汤等。

对脾胃升降失常所引起的恶心呕吐、泻利、脘腹胀满、嗳气呃逆等症，健脾升清，和胃降逆是临床常用的配伍方法。正如叶天士所言："脾胃之病……其于升降二字，尤为紧要。盖脾气下陷固病，即使不陷，而但不健运，已病矣。胃气上逆固病，即不上逆，但不通降，亦病矣。"并强调"脾宜升则健，胃宜降则和"。临床常用辛散升发、健脾升阳的药物，如柴胡、升麻、羌活、独活、防风、干姜、黄芪、白术、人参等；苦降下气、和胃降浊之品，如黄连、黄芩、枳实、厚朴等，代表方剂如枳术丸、升阳益胃汤、补脾胃泻阴火升阳汤、半夏泻心汤、中满分消丸等。对肠腑闭阻之便秘，常用升清药与降浊之品相伍，通降腑气，如济川煎中升麻配伍枳壳，具有"寓降于升之内"的配伍特点。现代临床研究表明，升麻配伍枳壳，治疗胃下垂、直肠脱垂、子宫脱垂等脏器下垂病证，疗效显著。

临床采用升浮或沉降药物组方配伍时，常用到与之相反的药物，此种配伍思维并不是基于机体脏腑升降互为因果的生理病理特点，而是寓降于升，防止升浮太过，如川芎茶调散中配伍清茶调服，以清茶苦降之性，制约川芎、荆芥、防风等升散药物升散太过之弊；或寓升于降，防止沉降太过。

4. 虚实夹杂，补泻兼施　补泻兼施是指将补益药与祛邪药相伍以补泻兼顾，常用于虚实夹杂病证的配伍方法。对于虚实夹杂之证，纯补虚则闭门留寇，独攻邪则更伤正气，唯有补泻兼施方可祛邪而不伤正、补虚而不留邪。此类配伍的方剂甚多，如以败毒散为代表的扶正解表剂、以黄龙汤为代表的攻补兼施剂、以健脾丸为代表的健脾消食剂、以黄连阿胶汤为代表的"泻南补北"剂，以及治疗热病后期余热未清气津两伤的竹叶石膏汤、治疗阴虚火旺的当归六黄汤等方剂都蕴含有补泻兼施的配伍思维。

临证实践中，补虚可根据气血阴阳不足或脏腑虚损选用相应补益之品，祛邪则可根据风寒暑湿燥火或痰饮瘀血食积等选用相应祛邪之品，而其关键在于根据虚实的侧重分清补益与祛邪的主次。如治疗气虚外感表证，若气虚之体，外感风寒湿者，祛邪为主，扶正为次，代表方剂如败毒散，方以羌活、独活、柴胡、薄荷等解表散寒为主，配伍人参益气扶正为辅；若气虚与外感风寒并见者，则以人参与苏叶、葛根等解表之品并重，代表方剂如参苏饮。

五味合化制方思维中的甘补苦泻法是补泻兼施相反相成配伍方法的重要内容之一，只是不同角度的认知思维。在相反相成中的散收结合配伍方法，其本质就是将辛散药物与酸敛之品配伍，与五味合化中的辛散酸收完全一致。

第二节　方剂构比思维

每一首方剂的组成要根据病情，在辨证立法的基础上选择适当的药物，妥善配伍，但药物在应用过程中，为了凸显其不同作用和地位，必须通过严密的处方结构和组方比例来实现。这样才能主次分明，全面兼顾，扬长避短，提高疗效。方剂构比是方剂内部各组成药物之间相互联系、相互作用的重要方式，特定的方剂必须谨守一定的构比模式，以维持方剂的相对稳定。同时方剂构比又有极大的灵活性，可据证调整构比，适应病情变化，提高临床疗效。中医传统制方用药的君、臣、佐、使原则，其本质就是一种方剂的构比思维，既强调了方中药物的组成结构，更重要的是通过君、臣、佐、使的类比符号，强调每类结构的主次之别，具有相当的科学性，含义深刻，为现代临床探讨制方思维奠定了基础。

一、处方结构特点

处方结构是方剂组成的重要形式，也是剖析方剂的重要工具及临床制方用药的基本原则和重要思路。为了便于临床实用，将传统方剂配伍的君臣佐使理论与中药配伍的"七情"理论结合，方剂的处方结构分为单元式结构和多元式结构。

1. 单元式结构，协同以增效　单元式结构是指由一味或两味，或两味以上具有相同或相似作用的药物组成的处方结构。一般来说，单元式结构的方剂，其组方思路简单，一般用于病机比较单一的病证，或病证虽较为复杂，但病情较重、病势较急，在治疗时只需解决主要矛盾。借鉴中药七情配伍理论，单元式结构又可分为单行式和相须式两种。单行式由一味药物组成，这类方剂较为少见，在临床应用并不多见，代表方剂如独参汤。相须式则由两味或两味以上药物组成，传统经典方剂较为普遍，代表方剂如黄连解毒汤、五味消毒饮、二至丸、失笑散、海浮散、参芪膏、二冬膏等。其中二至丸由女贞子、旱莲草组成，女贞子滋肾养阴，补肝明目，旱莲草养阴益精，凉血止血，两药合用则滋补肝肾效果更佳。失笑散由五灵脂、蒲黄组成，两药均有良好的化瘀止痛作用，效用相似，合用活血散结、化瘀止痛之力增强。单元式结构的相须如若运用方剂配伍的君臣佐使理论解释，则有生搬硬套，牵强附会之嫌。

此外，可以把一首方剂作为一个整体，看作一个构成单元，为了协同增效，把两首或两首以上相同或相似作用的方剂复合构成新方剂，这种处方结构亦属单元式结构。如二陈平胃散，方中二陈汤燥湿化痰、理气和中，平胃散燥湿运脾、理气和胃，二者作用相似，为单元式结构。

2. 多元式结构，配伍以相成　多元式结构是指由两味或两味以上作用不同的药物组成的处方结构。根据组成药物之间相互联系、相互作用方式的不同又可分为主辅式和复合式。主辅式是指组成方剂的药物中，有的药物是发挥主要作用，而另外一部分药物发挥的是减副增效的辅助作用。这类方剂占方剂的多数，是君臣佐使理论的阐释范围。主药是针对主病或主证起主要治疗作用的药物，在方剂中起决定性作用，占主导地位，相当于君药；辅药包括增效辅助药和减副辅助药，涵盖了君、臣、佐、使的内涵。

　　复合式结构是针对单一证或复合证，采取复合的治法而形成的方剂。这种方剂的处方结构各单元之间没有主次之分，而是互相配合，或者各行其是。不同于主辅式结构的是，这类方剂很难用君臣佐使理论阐释，特别是方中的每一个单元都是针对特定证候不可或缺的组成部分。如交泰丸，按照主辅式结构阐释，黄连泻心火，用量独重，为君；肉桂用量仅为黄连的十分之一，引火归原，既制约黄连苦寒伤阳，又无助火之弊，为佐使。如果肉桂只是佐使，那么去掉它，应该也是可以的。但其实不然，该方主治的心肾不交是复合证候，而交通心肾也是复合治法，故黄连清心火，肉桂助气化，两者同等重要，互相配合，没有主辅之分，是复合式结构。又如金匮肾气丸之"君臣佐使"历来有争议，有以干地黄为君，也有以附子、桂枝为君。其实本方是一种典型的复合式结构，不适宜用君臣佐使来解释。试想，若附桂是辅药，那去掉辅药可以吗？不行，这样成了六味地黄丸。同样，若另外六味药是辅药，那去掉行吗？只剩下附桂，同样不再是金匮肾气丸了。所以不妨把小剂量附桂看成一个单元——"少火生气"，另外六味药看成一个单元——"滋补肾阴"，本方是针对肾阳不足这个单一证，根据"阴中求阳"理论，大剂量滋补肾阴药与小剂量温肾壮阳药复合而成的方剂。

二、组方比例

　　方剂配伍不仅体现在药物的组成，更重要的是反映于药物剂量的配伍变化。所谓"汉方不传之秘在量上"，已为医家共识。组方比例属于方剂药量变化的范畴，这种变化可从两个方面来认识，一个方面是方剂绝对量的变化，二是相对量，即比例量的变化。前者强调方中某一味药物的剂量变化所引起的功效变化，即量效相关性。这种量效相关性或为线性关系，如麻黄汤中麻黄量加大，则发汗、平喘作用增强，否则减弱；或为非线性关系，如柴胡小剂量升阳举陷，中剂量疏肝解郁，大剂量透热外出。组方比例则属于相对量的变化，即方中药物不变，调整某些相互联系药物或单元结构的比例，使配伍关系发生改变，以至影响整个方剂的主治和功用。对于传统经典方剂的组方比例，在临床应用过程中不能任意引申或轻率否定，一定要结合具体证候确定。

　　证候是患者复杂状态的反映，是机体病情的客观存在，医者为了追求最佳疗效，必须尽可能准确认知特定的机体状态，根据所治病证病机的不同，制定用量策略，确定组方比例。许多经典名方无不组方精炼，比例合理，疗效卓著。如治疗肾阳不足证的金匮肾气丸，根据肾藏精、内寓阴阳的特点，方中滋阴益精结构（熟地黄、山茱萸、山药、丹皮、泽泻、茯苓）与温阳生火结构（桂枝、附子）的组方比例约为10∶1。如此配伍制方，意在"阴中求阳""少火生气"，诚如《医宗金鉴·删补名医方论》所言："此肾气丸纳桂附于滋阴剂中十倍之一，意不在补火，而在微微生火，即生肾气也。"其他如左金丸（黄连∶吴茱萸 =6∶1）、六一散（滑石∶甘草 =6∶1）、完带汤（山药、白术大于柴胡、荆芥穗）都是据证定比的代表方剂，寓意深刻。

　　相同的处方结构，调整组方比例，则可适应临床复杂证候的变化。如古方佛手散中川芎、当归的用量比例达6种以上，敦煌遗书古医方、《外台秘要》方、《太平惠民和剂局方》方皆为1∶1；其他文献还有2∶3、1∶4等不同用量比例。这些用量比例多为古代医家根据临床病证变化的调整。有学者对川芎、当归配伍应用的数据分析研究表明，二者1∶1配伍频次最高。

川芎用量大于当归主要用于虚劳、脾肾虚损、中风等内科疾病的治疗；川芎用量小于当归主要用于妇科疾病的治疗，突出当归养血活血之用。又如以麻黄与石膏组成的方剂，随着病证的变化，二者比例亦随之变化，在越婢汤中二者用量比例3∶4，用于治疗风水夹热证；在大青龙汤中二者用量比例1∶1，用于治疗外感风寒，内有郁热证；在麻杏石甘汤中二者用量比例1∶2，用于肺热咳喘证，现代临床则又据证调整用量比例，如邪热闭肺、无汗、表有大热者1∶3，如邪热壅肺，汗出，表无大热者，二者用量比例1∶5，张锡纯则调整为1∶10（麻黄1钱，石膏1两；或麻黄1钱半、石膏1两半）。

第三节　方剂基本类型与择用思维

方剂是中医临床治疗疾病的主要手段之一，是中医临床思辨过程中理、法、方、药四大环节中承上启下的关键一环，也是实现医者意图的主要途径。利用方剂的组方结构理论及独特的配伍技巧，通过单味药或者多味药的有机组合，从而达到防治疾病的目的。根据组方特点、理论结构、时间性和历史性，方剂可分为三大类：经方、时方和经验方。

一、方剂的基本类型

（一）经方特点与应用思路

经方主要指张仲景《伤寒杂病论》的方剂，有以经论方、标准规则之方的含义。《伤寒杂病论》中的方剂并非张仲景一人所创，而是张仲景总结了秦汉以前先贤的经验，在前人基础上进行系统的总结、分析和升华，将东汉之前的方药精华汇聚成《伤寒杂病论》，使经方具有了独特的方证理论体系，且应用于伤寒及杂病的辨治。但由于诸多历史原因，如今只能见到部分经方，即《伤寒杂病论》所载之方。因其立法严明，配伍严谨，制方合度，方无虚设，药无虚用，药简效宏之特点在临床上屡起沉疴，故流传两千年而弥加珍贵。后世不断涌现出众多的著名经方大家，而且还逐渐形成了相应的方剂派别——经方学派。经方学派提出使用经方的原则一是有是证，用是方；二是不加减，即使加减，亦应遵仲景法度；三是原方药量不动。

经方的应用正如经方派提出的使用原则所论"有是证，用是方"。这也是经方最基本的使用法则，即仲景原文所论症、证、法、方与药。临床患者就诊，经过医生的初诊，判断其为何经方方证范畴，即可应用原方治疗，应用经方应尊重仲景原意、原法，用散还是用汤，用熏还是用洗，顿服还是频服，还是日2或3次服用。由于时代的变迁，人类的疾病谱发生了明显的变化，经方的应用也应随之发生改变，如按需要对经方进行原方合方或者拆方，为"有是证，用是方"的深层次应用。此外，在"有是证，用是药"的同时，要仔细揣测仲景原意，分析经方病机，参透病机即可扩展经方的适用范围，从而异病同治，在《金匮要略》中肾气丸治疗五种疾病即为典型的代表。

经方的临床应用还包括临证加减，即药量和药味的变化。虽然经方学派认为不应进行加减，但后世医家总结了仲景的类方，每类经方即为仲景自身加减变化之范例，如《伤寒杂病论》中厚朴三物汤、小承气汤、厚朴大黄汤，三方药物组成相同，但由于药量不同则主治不同。因此在当代临床应用经方应随临床之变而变，适当的调整经方药量和药味，从而更加全面的适应临证之需。在上述的基础上，即便我们完全参透了仲景原意，恐也无法应对千变万化的临床需要，因时代更迭，仲景时代多兵荒战乱，百姓食不果腹，衣不遮寒，而现今羽绒裘皮御寒，个个大腹便便，临证方药随之而变，因此仲景之经方不能完全应对今之临床，例如仲景在中风病的证治中以外风立论，但后世医家陆续出现了以虚、以痰、以瘀立论，逐渐完善了中风病的证治。因此经方虽以经、简、效、廉著称，但亦有未能尽善尽美之处，故在临证时如若经方无法辨治，则应考虑后世之时方。

（二）时方特点与应用思路

时方是相对经方而言，是张仲景之后的古代医家创制及方书中所记载的方剂。时方在经方基础上有很大发展，补充和完善了前人未备而又有临床疗效的方剂。关于时方起源说法很不一致，金元时期医学上分了刘、张、李、朱四派，学术争鸣空前热烈，此时人们不再盲目崇经遵古，勇于提出新的主张与见解，其中先行者张元素明确提出："运气不齐，古今异轨，古方新病，不相能也。"在这种"古方不足以治今病"新观点的指导下，他们亦各自提出新的方剂及治疗上的学术观点，因此认为时方应起于这个时期。亦有人认为明清之际，温热学说兴起，叶、薛、吴、王等人的治温病诸方才算时方，而与伤寒的经方分庭抗礼。明确提出时方之名者，有学者认为源自陈修园、黄元御。此处时方系指仲景之后历代名医名家所创之方药，善用时方愈病者称为时方派。

时方派认为，仲景所处时代与当今的气候环境不尽相同，人们的禀赋厚薄亦古今有异，因此治病不能一成不变地照搬古方，必须根据临床实际，详参病机、辨证论治、三因制宜确定治疗方法与方药。例如，关于治疗风寒外感所用方，经方派善用"麻桂剂"，时方派喜用"羌防剂"，其代表用方经方派有张仲景《伤寒论》的麻黄汤、桂枝汤，时方派代表方有张元素《此事难知》的九味羌活汤、大羌活汤。此两类方明显的区别在于"羌防剂"治疗的是外感风寒湿邪，在风寒的基础上多了湿邪，临床上头身困重、头痛等表现明显。其用药也明显体现出针对湿邪的特点，如九味羌活汤当中用羌活、防风、苍术等药都兼有祛除湿邪的功用。这与不同时代、不同气候环境是分不开的。时方并非如陈修园和徐大椿所谓的荒谬者甚多，它有自身的优势与特色。首先，时方是在经方的基础上发展起来的，它补充了经方的不足和未备，在理论上多有创新。仍以"羌防剂"为例，九味羌活汤里加用川芎，体现后世"治风先治血，血行风自灭"的治疗理论创新。其次，在历史发展过程中，时方是劳动人民和疾病做斗争的经验总结，它来自多方面而不限于一家一派，所以在数量的方面比经方多，从临床的角度更适合当时的需求。再次，时方在实践中不断整理提高，去伪存真，临床疗效并不逊于经方。

（三）经验方特点与应用思路

经验方又称验方，从广义上说，所有用于防治疾病且有一定疗效的方剂都可称为经验方。《简明中医辞典》谓："验方是指有效验之方药"。因此经方、时方亦属广义经验方范畴。这里所论经验方包括临床经验方和民间验方。

1. 临床经验方 临床经验方指近现代名老中医的临床经验方药，在治疗某种专病方面有确切的疗效，来自近现代名医名家长期临证实践，有着较高的实用价值和广阔的应用前景，区别于古代医书上的流传方。虽说临床经验方未载于古医籍之内，但它与经方、时方亦有一定的渊源。如岳美中教授以柴胡加龙骨牡蛎汤去铅丹加白芍治疗痫证，取得了较满意的疗效。又如有学者在升降散的基础上加入全蝎、琥珀、胆星等药，治疗痫证亦有卓效。以上两首经验方就是在经方或时方的基础上变化而来。祝谌予教授倡用的过敏煎（防风、银柴胡、乌梅、五味子、甘草）治疗各种过敏性疾病，堪称当代经方。干祖望教授研制的脱敏汤（紫草、茜草、墨旱莲、蝉衣、地龙）治疗过敏性鼻炎亦疗效显著。这些方药均为著名医家自创而成，在某些疾病的诊疗方面疗效堪比经方，但其组方原理亦不脱离经典理法。

2. 民间验方 民间验方指民间广为流传的，出处或研制者不详的验方，包括效验方、单方、偏方等。民间验方在某些病证的治疗上有独特疗效。有些疾病经名医诊治不愈，但试以单（验）方，往往可获效。"单方一味，气煞名医"，正是对此的写照。民间验方临床多有简、便、廉、验和易学的特点，即使在医学高度发达的今天，亦不可偏废，尤其在偏僻的山区和农村。历史上有很多名家对此非常重视，如清代赵学敏所著《串雅内外篇》，就是收集流传在民间的验方而成。已获诺贝尔医学奖的屠呦呦教授治疟新药青蒿素的发现，即是受《肘后备急方》"青蒿一握，以水二升渍，绞取汁，尽服之"的启发，改变了提取工艺才发现。张亭栋教授与其同事从一位民间中医的治疗方药及方法中受到启示，经过科学的研究从而创新性地研究出白血病的砷剂疗法。民间验方是历代医家和人民与疾病斗争过程中不断积累沉淀得到的宝贵财富。

经验方治病虽然针对性强，但缺乏灵活性，故应配合辨证论治才更为妥当，当病情顽固、复杂疑难时，更应如此。清代名医赵晴初在《存存斋医话稿》中对验方的运用提出了精辟的看法，认为"世之所传经验单方，往往仅标治某病，而不辨别脉证，其间清和平淡之品，即不对证，试用尚无大碍，若刚暴猛烈之药，用者尚其慎之"。提出"殊不知效于此者未必效于彼，以病有深浅，体有强弱，证有寒热虚实，断不能执一病之总名，而以一药统治之也"。解释了单验方治病局限性的原因所在。民间验方多数未经过理论探析和本草论证，且其临床疗效未经过系统地分析，多为民间口口相传或片纸相授。效验方、单方多经过民间广为流传和应用，疗效相对稳定，且安全性尚可；而偏方的诊疗范围相对较窄，疗效并不确切，且安全性尚无法保证，临床上一部分肝肾功能损伤的药源性疾病即服用偏方所致。因此，当经方和时方不效的情况下，经验方的应用，首先要准确的辨识疾病，择用临床经验方，如若不得不择用民间验方，尤其是偏方，首先要详审病机，充分辨识药性，仔细揣度药性与病性是否相应；其次要审明药方中是否含有毒性药物，如果有毒性药物则仔细辨识药物的功效、毒副作用及药量等问题，科学合理的运用；第三要仔细检查用药剂量，如有剂量过大者，要慎重择用，或者适当的加减应用。否则，用民间验方不仅没有治疗效果，反而还会引起诸多药源性疾病，对此切不可不知。

二、方剂的择用思维

1. 方剂择用原则 中医在选方用药之时，实际上是另一段思维的开启，这段思维是从治则和治法制定后开始的。在具体方剂的选取过程中，医生的大脑始终都在对各种备选方剂进行筛选，比较各个方剂的效力，争取最大的疗效，如对一个阳明经证的治疗，如果所选方只能清热，则不能达到满意的效果；如果能清热生津，效果也不甚理想；只有既能清阳明气分热，又能引热外达的白虎汤才算是获得最佳效果的治疗方剂。所以说经方、时方、经验方原为方剂学术名词，本无优劣、好坏、上下之别。临床选用也并无定法，以中病为本。

2. 方剂择用方法 在方剂择用之时，首要考虑的是方剂与疾病的对应关系，无论经方、时方、经验方，在应用过程中总以治疗疾病疗效好而副作用小为原则，同时结合三者的特点，以及从医者对三者的理解及习惯。总体而言，经方经历代之施用，得到医家推崇，自有其显著疗效，且其药味少，具有简便效廉的特点，可结合医家的注解，广泛应用于临床。时方作为后世医家临床行之有效的方剂，在临床中亦具有广阔的应用空间，诸多方剂耳熟能详，深受推崇，如六味地黄丸、补中益气汤等临证具有与经方同样的疗效及范围。经验方多用于民间，而少载于古籍，却是经方与时方的源泉，当其被规范化后则可上升为经方与时方。

经验方经过充分的理论分析和大量的临床研究后，可列为时方之列；经方为时方的创立提供了模板与范本；时方的创新与纳新之能又补充了经方之不足，故而三者并非绝对的独立，更不可能对立，它们之间应是相互包容、取长补短、相辅相生的关系。临证之际是单用经方、时方或验方，或者经方与经方合用，时方与时方合用，经方与时方合用，经方或时方与验方合用，当相机制宜，以契合病情，提高疗效为主。三种方剂的择用一般遵循以下程序和原则：①针对经方的优势病证（如痰饮病、水气病等）和特殊病种（如百合病、狐惑病、阴阳毒、血痹病、奔豚气等），或病机较为单一的病证，优先选择经方，即经方之有是证用是方，这也是经方应用最简便易行同时疗效卓著的方法。②对于常见病、多发病，病机单纯者，经方首选，时方次之，先不考虑经验方；病机复杂者，可根据病机进行经方合用、拆用加减变化，若经方加减诊疗不效者，考虑择用时方进行辨证治疗。需要注意的是：经验方中当代名家之验方可以作为时方进行应用，且其对现代疾病的论述有颇多对应之处，更易应用于临床，但对于一些疑难病症，详审病机，审机参变，择用经方，常常出奇制胜。③经方、时方治疗不效者，可考虑经验方，用药如用兵，兵法有"以正合，以奇胜"之论，故而治病也应知常达变，方能出奇制胜，验方者奇兵也。

第四节　方剂活用心法

中医处方用药过程中，专方类方与合方具有重要地位，它们作为中医在长期临床实践中发现并总结出来的一种应用方剂的规律，是中医认识并解决疾病的一种处方用药思维方法。在其形成与使用的过程中，与之相应的临床思维也就自然而然地沉淀于其中。

专方、类方、合方的临床应用及创制新方，都体现着中医方剂活用的一个方面。所谓活用，即是建立在中医辨证施治的基础之上，灵活应用的过程。这是在长期的临床实践中，中医先辈们摸索到在"方"与"病""证""症"之间的规律性的联系，但这些联系又因为疾病的复杂性而存在着一定的或然性。因此，方剂的活用，必须是建立在中医已经把握的疾病发生发展与变化的规律之上的，其用方思维就是要引导医者根据这些规律，顺利地找到并确定"方"与"病""证""症"间的对应性连接。临床中医医生遵循这样的规律来论治疾病，就能够提高临床疗效。

一、专方思维

专方思维就是指导如何应用专方的思维原则与方法。所谓专方，是指专门治疗某种疾病的有效方剂。一般要具备两个条件：其一，方剂功效明确，并与其所治疾病之间有比较严谨的对应性；其二，应用该方治疗后，具有较为确切的临床疗效。

专方的来源，从产生的时间来看，主要有两方面：一是古方，如仲景方及记载于后世中医典籍中的方剂。经过漫长的临床实践后，尤其是历经许多医家的反复实践、凝练提高，终至摸索到某一方剂与治疗某种疾病之间存在着比较明确的对应关系，从而确定为专方，如治百合病的百合地黄汤、治奔豚气病的奔豚汤、治蛔厥的乌梅丸、治肠痈脓未成的大黄牡丹汤以及治疗肾着的肾着汤等。清·徐灵胎等医家十分重视专方专药，在《兰台轨范·自序》中道："一病必有主方，一方必有主药……千变万化之中，实有一定不移之法。"同时，"西学东渐"以来，尤其是 20 世纪 50 年代后大力提倡中西医结合，一批经过初筛，又经过实验室药理、临床验证之后所形成的方剂，相应地对某些疾病也有比较肯定的临床疗效，这当中还包含一些现代中医根据临床经验总结的自创方。

应用专方思维指导论治疾病，首先要理清疾病的基本病机和各个病理阶段之间的逻辑关系，也就是"病""证""症"的关系。每个疾病在其发生、发展与变化中都有一个基本病机贯穿于疾病的全过程，它决定着这一疾病区别于其他疾病的基本特征。针对这个基本病机介入论治，就是对病的治疗模式。疾病又在多种内外因素交织的作用下，在不同病变发展阶段表现出各不相同的证候特征，这些证候特征也从不同角度反映着疾病的基本病机，若在这个时机介入针对各个阶段的病机进行论治，就是对证模式。在疾病的全过程中，有时会有一个症状令患者较为痛苦，成为迫切需要解决的矛盾，针对这个症状进行的论治就是对症模式。可以说，只有理清"病""证""症"这三个层次，才能更好地应用专方思维来指导应用专方治疗疾病。

因此，在把握专方思维所强调的"方"与"病""证""症"之间明确指向性与严谨性等特点的基础上，结合前述有关中医思维的内容，这里不再详细地介绍思维的具体应用规律与特点，而只是根据专方所治疾病不同层次的差异性，强调专方思维指导专方论治疾病有以下三种方式。

（一）病机明晰，病证单一，据病治以专方

对于某些疾病，具有独特的病因病机，有较为固定的发生发展规律，而通过临床经验的总结，针对这些疾病具有与之对应的固定方剂，能够取得较好的临床疗效，此类即为专病用专方模式。这一模式所强调的是要把握好病与方之间的对应性。其首要环节就是在确诊疾病后，施以专方，即在四诊后思辨的过程要注意寻找到疾病的基本病机，因为它对疾病的演变及发展起着主导作用，抓住它就抓住了疾病治疗的关键，而针对疾病基本病机的施治才是治本之法。

在应用专病专方时，需要注意几个问题：其一，是专方的组成。专病专方组方要求严谨，一般不要随便加减，尽量保持原方组成的结构。其二，注重专方药物的用量与比例，因为药物剂量是一首方剂的主要元素，通常这个问题在经方中体现得最为突出。专病专方的加减应用宜在不破坏原方整体性和疗效的前提下进行，如不能兼顾，宁可另选他方。这也从另一个侧面说明了专方思维的严谨性。

从"方"所产生的年代而言，专方可以分为古代专方与现代专方，古代的专病专方有治疗肾着病的肾着汤、百合病的百合地黄汤、治疗疟母的鳖甲煎丸等。现代专病专方也有很多，这些专方遍及临床各科，并发挥了重要的治疗作用，受到了诸多医生的认可。尤其是在提倡中医现代化、科学化以后，中医学大力开展科研活动，此类方剂的研发与应用就越来越广泛了。

（二）据证选方，专方治专证

"证"是疾病过程中某一阶段或某一类型的病理概括，包括病变的部位、原因、性质和邪正盛衰变化等，能够揭示病变的机理和发病趋势。在临床中，医患接触实际是受到时间维度限制的，即医生只能在某一时刻与患者面对面地接触，而不能全过程地观察患者的疾病。因此，中医前辈在与疾病做斗争的长期过程中，逐渐总结并凝练出"证"的概念。"证"就是中医依托时间这个维度而进行临床施治的一个切入点。抓住"证"，采取一定的治疗措施，就能对疾病的过程起到一定的干预作用，从而获得一定的治疗效果。专方思维对证应用，首先就是要按照中医理论来界定"证"，根据具体的证采用专方论治。如八味肾气丸证，是专方专证的代表。该方出于《金匮要略》，用于治疗肾气不足证。因此不管是何种疾病，只要诊断为该证，均可用该方论治。所以在《金匮要略》一书中，可用于治疗虚劳腰痛，还可治疗痰饮男子消渴，妇人杂病转胞证及第五篇所载的脚气不仁等，这就是一个典型的对证治疗的专方例子。此外，诸如理中汤用于中焦虚寒、四逆散用于肝脾不调等，皆是传承近两千年的专方对证治疗例证。

（三）随症治之，专症用专方

症是疾病中所表现的各种现象，它主要包括"症状"和"体征"两部分。一般而言，由于"症"所具有的单一性，它在帮助医生论治时的权重是不能与"病""证"相提并论的。但是中医在论治某些疾病时，也不排除将某个单一的症状列为治疗的唯一或首选的对象。在对病模式及对证模式之外，中医很早就发现有部分方药对某些症状具有很好的治疗或缓解作用，而不必进行全面深入的辨证施治。换言之，就是某些方药与具体症状之间，也同样存在着比较直接的对应性关系，而且有时也会十分显效。尽管这些方法不都是绝对有效的，但毕竟是临床实践中应用较多的一种模式。如《肘后备急方》载有：用桃仁（三升，去皮，捣）治疗咳嗽。服法是着器中密封头，蒸之一炊，倾出曝干，绢袋贮，以纳二斗酒中六七日，可饮四五合，稍增至一升，吃之。在《备急千金要方》中，记载治鼻窒（是指以长期鼻塞、流涕为特征的慢性鼻病），用小蓟一把咬咀，以水三升，煮取一升，分二服。用或瓜蒂末少许，吹鼻中，亦可绵裹塞鼻中。又如《千金翼方》治积年口疮不瘥，用蔷薇根（一升）一味，以水七升，煮取三升，去滓，含之。久久即吐之，定更含，少少入咽亦佳，夜未睡以前亦含之，三日不瘥，更令含之。瘥为度，验秘不传也。《圣济总录》则记载了治疗偏头痛不可忍，用乳香（如皂子大）、高良姜（如指头大）二味，于火上烧。迎烟熏鼻。随痛左右用之。至于现代民族民间的单验方的书籍，采用对症模式治疗，更是比比皆是，不胜枚举。而现代药理研究，也促进了此类方法的应用，如用生大黄治疗上消化道出血、枳实治疗胃下垂、马钱子治疗肌无力症等。

总之，专方是中医先辈们发现的一种"病""证""症"与"方"之间存在着的极为严谨的对应性关系。要提高临床疗效，就要在医者意识中建立应用专方思维的模式。张仲景在《金匮要略》一书中反复说"余脏准此""余皆仿此"，正是说明他把握了疾病论治中所存在的一种规律性，也正因如此，中医才具备了理论基础，才能传承千年。所以说，明确专方意识，培养专方思维，把握以上三个模式，再将专病专方与辨证施治相结合，或与对症治疗相结合，灵活运用，方能弥补各种方法的不足。

二、类方思维

类方思维是指导应用类方的思维原则与方法。所谓类方是指治疗某种疾病的一类有效方

NOTE

剂。类方具备的条件：其一，它不是一个，而是两个以上的一组方群；其二，该组方群，虽有若干方剂，其组成可不尽相同，但在方与方之间却有一组或若干组相同的药物结构，这是一组方剂的核心组成部分，并决定着这组方剂的归类属性，可称之为方根。有学者称之为方核，或称为"祖方"。之所以称之为类方，是因这一类方除了在组成上有渊源关系外，在功效、主治病证上也有相类似之处。这类方剂多是由一主方加减衍化出若干不同方剂所构成的，如小柴胡汤加减，可衍化出柴胡加龙骨牡蛎汤、柴胡加芒硝汤、大柴胡汤、柴胡去半夏加瓜蒌汤、柴胡桂枝汤、柴胡四物汤、柴胡清肝散等，可称之为"柴胡汤类方"；还有一类方，相互之间没有源流衍化关系，但它们在某些方面（如功效、主治病证等）极其类似，也称作类方。如朝鲜金礼蒙等所著的《医方类聚》，收集我国明代以前医籍一百五十余种，按所治病证加以分类汇编而成。如在治破伤风诸方条目下即列有朱砂散、追风散等十八首方剂，均治破伤风，被称为"治破伤风类方"；又在发汗汤条目下有桂枝汤、阳毒升麻汤、阴毒甘草汤、阴旦汤、阳旦汤、六物解肌汤、解肌汤、解肌升麻汤、葛根龙胆汤、七物黄连汤、三七汤、五香麻黄汤和雪煎13首方，显然，这些方的组成大相径庭。又如清代医家汪讱庵，吸收前人方剂分类的方法，将方剂按功效分为补养、发表、涌吐、攻里等22类，每类方后列正方、附方，著成《医方集解》，书中在解表类方章目下就列有同类方麻黄汤、桂枝汤、柴葛解肌汤、九味羌活汤、人参败毒散等18首正方，这类方剂均具发表之功，故称"发表类"。此两书均非依据方剂之间的源流关系加以分类，而是紧扣方剂在功效或主治病证上的类同点进行归类。这类方的数量颇为庞大，简单地将其归入类方之列，似是不妥，故本节研究暂不将其列入类方之列。从对类方概念的界定可知，类方与专方不同的地方还有类方所解决的疾病不是单一的，而是复杂的、多变的，在应用类方思维时，就要注意其灵活性、对应性。

　　类方研究延续至今，是因为张仲景所著的《伤寒杂病论》一书的内容、体例奠定了后世研究类方的基础，《伤寒杂病论》中，方的组成蕴含有类方的结构。汪讱庵谓："方之祖始于仲景，后人触类扩而充之，不可计殚。"如《伤寒论》中，麻黄汤类共八方，一是麻黄汤，是发散太阳经表寒邪而设，其证候表现以无汗、恶寒、发热、头身疼痛、气喘等症为主；二是大青龙汤，是外散风寒，兼清阳郁的主方，其证候表现以伤寒不汗出而烦躁为主；三是小青龙汤，是治外寒内饮的主方，其证候表现以咳而发热，或见气喘等症为主；四是麻黄杏仁甘草石膏汤，是清肺平喘的主方，其证候表现以汗出而喘、身热等症为主；五是麻黄连轺赤小豆汤，是外散瘀热、内利湿邪的主方，其证候表现以脉浮、发热、恶寒、一身面目俱黄为主；六是麻黄细辛附子汤，是温经散寒的主方，其证候表现以发热而脉反沉为主；七是麻黄附子甘草汤，是在麻黄细辛附子汤证的前提下，其病已过两三日，此时虽无表证，但正气已虚，故于上方减细辛之散，而加甘草之补；八是麻黄升麻汤，是宣发阳郁之邪，而又上滋肺阴，下温脾阳的主方，其证候表现以寸脉沉迟、下部脉不至、手足厥冷、咽喉不利、吐脓血、泄利不止等症为主。这八个麻黄汤加减方，从其加石膏则清热，加附子则温寒，加赤小豆则利湿，加葳蕤、天冬则生津滋燥，体现了麻黄汤类方可多端变化，并不拘于发汗散风寒之一格。后人若能师其法而推广其义，则非八方所能尽矣。再看桂枝汤，该类方计有21方，是全书最多的一组类方。桂枝汤用途极广，能滋阴和阳、解肌祛风、外调荣卫、内和脾胃，故不惟发汗以止汗，且发汗而不伤正，止汗而不留邪，又能对汗下后的表不解，或太阳中风荣卫不和等证均可起效，故其方所治病证极广。如桂枝汤或加葛根，或加附子，或加厚朴、杏仁等，则属于治疗太阳中风兼证而设，此时仍有风邪在表不解。至于桂枝汤或者增桂枝剂量，或者增加芍药剂量，或减去桂枝，或减去芍药等方，乃是中风表邪已解，为治疗各类杂病而设。

在应用类方治病时，要注意几个问题：其一，保持类方的方根存在，这是选择类方首先要注意的；其二，注意兼症。所谓类方，简而言之，就是相似的方有若干首，但是，绝不是论治疾病可以任意选用这些类方中的任何一首，而是要针对类方所要解决的疾病状况，仔细甄别，选择恰当的类方。

（一）随病之变以处方，类方以应病之变

这一模式与专病模式有所区别，即不像专方专病模式那样要求在思维上有明确而严谨的指向，在用方选择上有专属性或唯一性。本模式所强调的是要在病的复杂性与方组间的多样性之间，把握好对应性连接。在这里，要注意两个问题。其一，所谓"辨"是要辨"病"，因为中医认识疾病的层次是落实在阴阳、脏腑、气机、邪正等，它与西医学讲究微观化是有所不同的。所以一个疾病与另一个疾病之间很容易出现一些临床表现相近的地方。尽管每一个疾病都有其基本病机，但是当患病个体与时间、空间相组合在一起时就会产生很多不可预知的复杂性变化及相似性等。要想获得较好的临床疗效，就要提高施治的准确性。只有在临床施治中努力克服病与病之间的复杂性和相似性等干扰因素，才能保证后续施治的准确性与有效性。正是因为某些疾病之间存在着一定的疑似性，《金匮要略》一书中的很多篇章就将这些疑似疾病归纳在一起进行论述。如第三篇的百合病与狐惑病均有情志症状、第九篇的胸痹与心痛均有胸部或心窝部疼痛、第十篇的腹满与寒疝均有腹部的胀满疼痛等，说明对于病与病要注重鉴别。其二，辨方而用。类方不像专方，明确而单一。类方是一组方，有若干首，但又不是每一首均可随意选用，这就要根据所治疾病的具体情况来决策。如治疗虚寒腹满，张仲景用附子粳米汤、赤丸、大建中汤等；治疗寒疝用抵当乌头桂枝汤、大乌头煎等，重要的是要将辨病与辨方紧密地结合起来。从某种意义上讲，类方与辨病辨证之间强调的就是方剂的活用之法，所追求的是选方的准确性及论治的有效性。

（二）随证施治，据证类方

"证"是中医论治疾病的一个与时间维度紧密关联的切入点，与"证"相对应起治疗作用的是"方"，二者间的关系早为前人所知。宋代孙奇等在《金匮要略方论》序中称"尝以对方证对者，施之于人，其效若神"，认识到若方证相符，则施治于人当有良好疗效。但不是每一证与每一方之间都有十分精确的对应关系，毕竟临床所见疾病过程太复杂。在一个病的诊疗过程中，中医论治时常将病分为若干个证，或因人而异的不同证，或因病而异的不同证，或因时而异的不同证。这些证因为皆属于一个病，故有一定的相似性。如《金匮要略》中第九篇胸痹病的证治，其基本病机是"阳微阴弦"，张仲景所用的系列方剂如瓜蒌薤白白酒汤、瓜蒌薤白半夏汤、枳实薤白桂枝汤等就是类方，尽管皆治疗胸痹。这就需要为医者能够明察其病机的微细差异并加以辨识后，更加具有针对性地选择方剂来治疗，如治"胸痹之病，喘息咳唾，胸背痛，短气"之典型病证，则取宽胸化痰、通阳散结之法，用栝蒌宽胸化痰，薤白通阳散结，白酒煎药以行药性，以助通阳散结之用，是为栝蒌薤白白酒汤证。若胸痹进一步发展而出现"心痛彻背，背痛彻心者"，为痰浊上逆，闭阻胸阳所致，则加半夏以降逆化痰，是为栝蒌薤白半夏汤证。若心中痞气，气上抢心，而致胸痹胸满者，则变易为枳实薤白桂枝汤证，方中除仍沿用栝蒌、薤白外，去白酒，加枳实、厚朴、桂枝。因酒性升散，与气逆相背，故去之；厚

朴、枳实可降气泄满，桂枝可平冲，又可通阳，故加之。三方中皆有薤白、瓜蒌，但因证候有异，需"随证治之"即辨证而治。这样的论治方法是最能体现中医论治特色的。

从逆向思维即可明确类方思维在指导中医论治时"辨证"的重要性。如在《金匮要略》第九篇中的心痛阴寒痼结证，治用乌头赤石脂丸，方用乌头、附子、干姜、蜀椒四味大辛大热的药物配伍，再用收敛固涩的赤石脂，以图缓缓攻逐阴寒痼结之邪。这与第十篇《腹满寒疝宿食病》的"心胸中大寒痛"的脾胃虚寒证治疗迥然不同。本证看似阴寒也盛，当以大辛大热之品治之，但仲景立法却没有简单地用热药来治疗。方中有人参、胶饴、干姜、蜀椒四味药，对于四味药物功效的认识，后世李彣说得很恰当："人参、胶饴甘温，以补里虚；干姜辛热，以散内寒；蜀椒温中下气，以制腹中寒上冲也。方名建中者，建立也，脾主中州，则上下四旁寒邪悉散，阳春舒布矣。"说明本方中，干姜、蜀椒二味热药是居于次要地位的，也说明类方的使用是要考量医者的思维辨识能力。又如《伤寒论》五泻心汤这个类方组。其中的半夏泻心汤、生姜泻心汤、甘草泻心汤组方用药大同小异，均有姜、连、芩、夏、参、草、枣，而大黄黄连泻心汤、附子泻心汤又均有大黄、黄连。五方均有散结消痞之功，治疗以痞为主之病。但因其病机之异，治疗时要辨而用之。半夏泻心汤由半夏、干姜、黄芩、黄连、人参、炙甘草、大枣七味组成，具有和胃降逆、平调寒热、开结除痞之功，其主治的痞证为小柴胡汤误下伤中，邪犯于胃，胃失和降，寒热互结于心下所致，施以寒热并用、和胃散痞的方法。临床以心下痞、口苦、呕利肠鸣、苔薄黄而腻、脉弦数为特征，急慢性胃炎、消化不良、小儿中毒性消化不良等见本证者，均可用之。生姜泻心汤由半夏泻心汤减干姜，加生姜组成。功能调和寒热，散水治痢，和胃消痞。本方减干姜而重用生姜，意在生姜配半夏，长于散水气，止呕吐。其主治的痞证为少阳病误下伤中、水热互结于心下所致。治疗采用和胃散水、泄热泻痞的方法。临床以心下痞、胸中烦热、干噫食臭、下痢而腹中雷鸣、苔薄黄而润滑、脉滑数为特征。甘草泻心汤由半夏泻心汤加重甘草用量组成。功能平调寒热，补胃散结消痞。本方加重炙甘草用量，意在加强补胃益气之功，其主治的痞证为半夏泻心汤证再度误下、胃气重伤所致。治疗采用寒热并用、补胃散结消痞的方法。临床以半夏泻心汤证而见痞证益甚者，以短气心烦、不欲饮食为特征。大黄黄连泻心汤由大黄、黄连组成，功能泻热开结消痞，其主治的痞证为邪热壅滞于心下所致。临床以心下痞、心胸烦热、按之濡、关上脉浮为特征。附子泻心汤是在大黄黄连泻心汤的基础上加黄芩、附子组成。功能泻热消痞，温经回阳。加用黄芩为加强泻热消痞的效力，伍附子意在温经助阳而止汗。其主治的痞证为邪热壅滞于心下，又复阳不足所致。临床以大黄黄连汤证而见四肢厥冷、汗出恶寒为特征。以上五泻心汤临床需辨证准确，方获良效。

（三）症有异而方以应之，据症类方

由于疾病是一个过程，其所出现的一个个"症"，或有单一性，或有集合性，或有连续性。这里的辨"症"，当是指在一个疾病过程中同时出现的若干症，或者连续出现的相关症状，而这一模式是指要用类方来对这一系列症状进行论治。它与前述对症模式所强调的单一对应性有所不同，也不是对若干相似症状辨析的论治，因辨症不同，所提供的治疗是有很大差异的，那就不是应用类方所能治疗的。

辨症模式要解决的问题是对同一疾病过程或是同一证候群的若干症状，应用系列类方进行的治疗，或者是针对某一证候群里的某一症状进行辨治。如在《金匮要略》痰饮病篇的原文

35 条："咳逆倚息，不得卧，小青龙汤主之。"而余下的 36、37、38、39 和 40 条原文均是讨论阳虚患者误用小青龙汤后所发生的一系列的救误论治。如 36 条，因有"气从小腹上冲胸、咽"，遂更方用桂苓五味甘草汤敛气平冲；因有支饮咳嗽、胸满，方用桂苓五味甘草汤加干姜、细辛为苓甘五味姜辛汤以散寒蠲饮；因"呕吐"，前方加半夏为苓甘五味姜辛夏汤去水止呕；因"形肿"，前方加杏仁为苓甘五味姜辛夏杏汤宣肺利气；因"面热如醉"上方加大黄，为苓甘五味姜辛夏杏大黄汤以苦寒泄热，这一连串的症叠更替，药物加减变化，体现的是桂苓五味甘草汤、苓甘五味姜辛汤、苓甘五味姜辛夏汤、苓甘五味姜辛夏杏汤、苓甘五味姜辛夏杏大黄汤这一系列的类方之治，这一模式体现了中医论治疾病始终是紧扣时间这个维度，这也是张仲景在《金匮要略》一书的开篇名曰"脏腑经络先后病脉证"特别加入"先后"二字的深刻寓意。后世医家唐容川说："用药之法，全凭乎证，添一证则添一药，易一证亦易一药。观仲景此节用药，便知义例严密，不得含糊也。"

由于人体生命活动过程的复杂导致中医之病、证、症的复杂，又因为中医传承积淀的庞大方剂库，中医医者常常面临的一个问题就是在确定病、证、症的中医属性后，又如何从众多方剂中选择最为恰当的方剂对接起来，以求得较好的临床疗效。从某种意义来说，方与病、证、症是中医临床辨而施治的基本结构，辨别病、证、症的中医属性是施方用药之前提，择方就是在中医理论的框架内应用中医思维对接方与病、证、症的活动，而这一活动又常常是多元的、多变的，甚至是有一定或然性的。专方与类方就是中医对方与病、证、症之间复杂关系规律性认识的一种体现。

将专方与类方施治的模式确立为病、证、症三种，并以此梳理用方思维，目的也是要提高辨治水准和疗效。正因为方与证间的关系是复杂而有规律的，所以才有专方与类方的出现。要把握好方的应用，就应该把握好专方思维与类方思维。从某种意义来说，专方是单一的，类方是多元的，专方与类方的关系就是中医方剂应用时原则与灵活的统一。尤其是类方所体现的灵活性，是因为方剂的组成变化的意义在于应对临床上病、证、症的变化无穷。例如，麻黄汤与麻杏石甘汤、三拗汤，都只有一味药的不同，但其功用分别为辛温发汗、辛凉清泄、宣肺散邪的区别，说明方剂组成固然有严格原则，但在具体组成中却极富灵活性。更说明在类方应用过程中，要把握类方与病、证、症之间的内在关系，按照类方的思维模式把握应用好这种规律。

中医历代名方以久经临床千锤百炼、疗效卓著而传世，更以其组方法度森严、配伍严谨而著称。近代以来，随着诸多学者对方证相关性的不懈研究，方剂辨证越来越得到中医学界的认可。据不完全统计，自 20 世纪 50～80 年代末的 40 年里，诸多学者已对 650 首方剂从不同的角度进行了不同层次的临床和实验研究，对这些方剂在临床准确有效的应用起到了较好的指导作用。其中对 170 余首传统古方名方的临床和实验研究，更是初步揭示并证实了这些古方名方的功效和作用机理，而且除对各方传统主治病证与西医学病症对应性治疗的药效评估和验证之外，还根据其理法开展了方证证治规律、古方新用及拆方配伍研究等，这种将中医辨证与西医辨病结合，对同类方疗效进行对比研究，既提高了专方与类方的科学价值，也极大地拓展了古方的应用范围，从而形成了一批卓有疗效的中药新制剂。这批方剂作为专方或类方，在临床上发挥了卓越的疗效，也为后续的专方与类方的进一步研究奠定了坚实的基础。为了获得良好的临床疗效，从专方与类方切入，掌握一定量的专方与类方，把握专方与类方的应用思维，明了专方与类方原则性与灵活性的辨证统一，用好专方与类方，无疑是提高中医临床疗效的一个明

NOTE

智选择。

三、合方思维

合方思维是临床诊疗疾病常用的思维方法之一。由于疾病的临床表现是复杂多样的，临床诊疗疾病时，单一方剂的主治功效与疾病的病机和症状表现常常不完全一致，往往需要多个方剂综合使用。

合方思维，是指在中医学辨证论治思想指导下，根据疾病病机要素和证候的具体表现，用两个或两个以上方剂联合应用的临证处方治病思维方法。合方思维的实质就是方与方的联合应用。合方思维主要用于复合病证，是在单一方剂应用思维的基础上发展起来的，合方思维的方法和应用最早见于《伤寒杂病论》。如在《伤寒论》太阳病的辨证治疗过程中，由于太阳病风寒表证多日不解，患者呈阵发性发热恶寒、无汗、热多寒少、一日二三度发、面色发红、周身发痒、证属风寒束闭肌表、营卫不和、卫阳怫郁在表而不得发越者，用桂枝麻黄各半汤。从方剂的组成分析，本方取桂枝汤和麻黄汤各三分之一量，属于合方应用辛温小汗之法。一般认为，桂枝汤用于风寒外束、卫不外固、营不内守而汗出的太阳表虚证，麻黄汤用于风寒外束、卫阳束闭、营阴郁滞不通、无汗的太阳表实证。桂枝麻黄各半汤证为太阳表邪郁闭日久，正气略显不足，邪气亦少，主要表现为发热、恶寒、无汗、面赤身痒，但因邪气郁久而不出，郁于肌表而发痒，不得汗出，非桂枝汤所能解，邪气又微，亦非麻黄汤所可发。故不发表则不可以祛邪外出，若汗出多则又损阴伤阳。故以小剂量之桂枝汤与麻黄汤合方，取麻黄汤疏风开表之功，用桂枝汤和营解肌之效，方取两方之长以合于病机，使疏解肌表，发散小邪而病愈。故桂枝麻黄各半汤是最早的合方思维应用方剂，是在分析疾病病机的基础上产生的。若患者服桂枝汤解表后致大汗出，病不得解，出现发作性发热恶寒无汗，发作次数较少，即所谓"一日再发者"，又用桂枝二麻黄一汤。桂枝二麻黄一汤取桂枝汤原方 2/3 量和麻黄汤原方 1/3 量合方应用，属于辛温微汗之法，其开表之力较桂枝麻黄各半汤更弱。因此证已经大汗，但邪未尽解，以致邪微而卫亦受损，故多用桂枝汤以解肌和营卫，少用麻黄汤微开郁闭之表邪。本方与桂枝麻黄各半汤，药虽相同，但剂量各异，是因风寒邪气之多少不同，正气的虚损程度亦异，故药量亦有所区别，此即合方应用之精髓所在，即证候有轻重，药量亦不同。

乌头桂枝汤主治寒疝腹中痛，四肢逆冷，甚则手足麻痹不仁，身体疼痛，脉沉细弦，证属表里俱寒，阳气被阻者。本方为大乌头煎与桂枝汤合方，大乌头煎主治寒疝绕脐痛，自汗出，手足厥冷，脉沉紧者，为乌头一味，大辛大热，蜜煎后服用，能温散沉寒痼冷以治内寒，桂枝汤辛甘酸而温，调和营卫，外散风寒。本证为内有阳衰沉寒痼冷之腹痛、四肢逆冷之症，外有营卫不和、寒邪痹阻肌表之身痛、手足不仁之候，病属内外皆寒，表里同病，非单纯解表、温里所能奏效，故取合方为用，两解表里寒邪，内以温阳气以祛寒止痛，外以和营卫以散表邪，从而达临床治疗目的。又如桂枝去芍药加麻黄细辛附子汤，用于心肾阳气不足，不能温化水饮所致阴寒水饮凝聚，积留胃中，痞结心下的气分病，症见脘痞结而坚、以手触之则如盘如杯，腹满肠鸣，手足逆冷，身冷，骨节疼痛等。本方为桂枝去芍药和麻黄细辛附子汤合方，桂枝去芍药汤长于治疗心阳不足而见脉促、胸闷之症，麻黄细辛附子汤长于治疗少阴肾阳不足而见脉沉、发热恶寒之症。桂枝去芍药加麻黄细辛附子汤证为少阴心肾阳气俱虚，不能温化水液，阴寒水饮凝结为患，若独通心阳而水饮难化，独温肾阳而心阳难展，故用桂枝去芍药汤温通心阳，用麻黄细辛附子汤温少阴肾阳而下通肾气，二方相合，各取其长，使心阳通、肾阳暖，坎阳与离火相照则寒饮水湿自化。另外，细辛温经散寒，消散水饮；麻黄宣通肺气，通畅水道；生姜、甘草、大枣温脾和胃，调和营卫。两方协调，气机调畅，寒水消散则诸症可除。临床上许多复杂疾病，或某些疾病的证候，往往多个病机共同存在，如果病机符合某些方剂的主治功能，则可多方相加使用。原方相合为用治疗疾病的思维方法，是在疾病过程中出现了完全符合两方主治病机的情况，故而合方为用，但又需根据邪气的多少、病机和证候的差异，或原方相合使用，或原方相合而药量调整后使用，方可达到治疗之目的。

疾病在发展过程中，由于病机发展趋势的不同，可能会出现不同的症状，多组症状同时存在，组成一组较复杂的证候。临证除针对主要病机组方治疗外，亦要使用对症治疗的药物和方剂。如《伤寒论》中黄芩加半夏生姜汤，主治太阳与少阳合病下利兼呕证。本病为少阳邪热内迫胃肠，症见发热，腹痛，下利臭秽，肛门灼热，恶心呕吐，口苦，苔黄，脉数等。本方为黄芩汤与小半夏汤的合方，黄芩汤清热止利，主治发热、腹痛、下利臭秽、肛门灼热等，小半夏汤和胃降逆，消痰蠲饮，主治胃寒水饮内停、心下痞闷、呕吐等症。黄芩加半夏生姜汤证为热利兼呕吐之症，故以黄芩汤清泄少阳邪热，取小半夏汤和胃降逆止呕，为清泄之中佐以温散降逆之法，以达清泄少阳、调和胃肠之功。黄芩加半夏生姜汤中，主用黄芩汤清泄少阳火热之邪而止利，但又出现了胃气上逆的呕吐症状，故用半夏生姜汤降逆止呕以对症治疗，体现了疾病发展过程中多组症状出现而方剂相加使用的思维方法。再如茯苓四逆汤，主治昼夜烦躁，畏寒蜷卧，四肢逆冷，下利清谷，心悸不安，脉沉而微，甚或小便不利，证属阴阳俱虚，水火不继者。本方集干姜附子汤、四逆汤、四逆加人参汤于一体，为回阳救逆、补益气阴、宁心安神之剂，是治疗少阴阳虚、阴液不继、心神失养的主要方剂。因证属阴阳俱虚，且以阳虚为主，并有阳虚神气外浮、阴亏阳无所依之变，而干姜附子汤和四逆汤均为回阳救逆之剂，与病机不甚相合，故加人参组成四逆加人参汤以回阳益阴，再用茯苓宁心安神，以治烦躁，茯苓四逆汤在组方中，既针对病机又兼顾症状。

在临床疾病诊疗过程中，疾病多出现与两方或多方的基本病机相似，但与原方主治病机又不完全相同的情况，这时则可用两方或多方核心药对组方使用的辨证思维方法。如《金匮要略》中的大柴胡汤，主治腹满，按之心下满痛，胸胁满闷，苔黄，脉弦数等，其中既有少阳邪热，又有阳明腑实，采用小柴胡汤与小承气汤合方加减施治。方中柴胡、黄芩、生姜、半夏、大枣以和解少阳之邪，枳实、大黄、芍药以泻阳明热结之实，如此少阳阳明兼顾，和解攻下并用，为合方核心组方加减的方剂。再如《伤寒论》中麻黄升麻汤，用于治疗咽喉不利、吐脓血、下利不止、无汗、手足厥逆、寸脉沉而迟、下部脉不至等，证属阳气郁阻、肺热脾寒者。方中炙甘草、麻黄、石膏发越阳气，为越婢汤主药；炙甘草、桂枝、芍药和营解肌，为桂枝汤主药；炙甘草、桂枝、白术、茯苓温阳运脾，为苓桂术甘汤；炙甘草、白术、干姜温中祛寒，为理中汤主药；升麻、黄芩、天冬、知母清解肺热；葳蕤、当归滋阴养血，并防麻黄升麻发越之弊。本方药味虽多，但重点突出、主次分明，从中不难看出合方思维主治肺热脾寒而阳气被郁的主要方法，即诸多病机存在，且与每方主治病机不尽相同者，则取各方核心组方，以适应不同的病证，后世总结出的许多对药，即是经典方剂中的核心。

临床上许多疾病的病机之间存在着一定的内在联系，如气血之间，气为血帅，气行则血行，气滞则血瘀，气能生血，血能载气等。脏腑之间，脏与脏有五行生克制化关系，脏与腑有

NOTE

表里相合关系等，故临床上可以根据病机之间的相互关系，方剂相合应用。如血府逐瘀汤为活血祛瘀之剂，主治瘀血阻于胸中、血行不畅之证。因气为血帅，气行则血行，故方中用桃红四物汤活血祛瘀，以四逆散（枳壳易枳实）理气行气，以加强全方活血祛瘀、行气止痛之效，即是根据病机之间的相互关系合方应用思维的具体体现。再如《景岳全书》的柴平汤，为小柴胡汤和平胃散的合方，是后世和解少阳、祛湿和胃的代表方。原方主治湿疟，症见一身尽痛，手足沉重，寒多热少，脉濡。由于少阳内合于胆，与脾胃相近，在五行上有相克关系，病机上常出现肝胆之气横逆犯脾、中焦失于和降的情况，而小柴胡汤和解少阳，疏利肝胆；平胃散行气燥湿运脾，两方结合使用，则疏肝和胃见长，故柴平汤主治以肝胃不和为基本病机的多种疾病。再如肝火犯肺的咳嗽，病机上一为肝郁化火，二为木火刑金而致肺失肃降，症见咳嗽阵作、痰滞难咳、量少质黏、胸胁胀满、咳引胁痛、口苦等，在脏腑五行生克关系上存在着相克相侮关系，故临床常用加减泻白散合黛蛤散治疗。加减泻白散长于清肺顺气化痰而肃金气，黛蛤散长于清肝平木而兼化痰之功，两方合用始能与病机相合。以上说明，根据疾病病机之间的相互关系而合方应用的思维方法，是方剂学发展的一个方面。

合方思维方法，亦可根据某一特定的疾病证候进行方剂的相加使用。如外感咳嗽属风寒袭肺，症见咳嗽气急、咽痒、咳痰色白而稀、鼻塞、流清涕、苔薄脉浮者，临床上三拗汤与止嗽散均可选用，但单方应用药力不足，故三拗汤与止嗽散合用，则疏风散寒、宣肺止咳的功效明显强于单方。再如实喘属痰浊阻肺，症见气喘胸闷、咳嗽痰多色白质黏、咳吐不利、苔白厚腻、脉滑者，多用二陈汤合三子养亲汤燥湿化痰，降气平喘。二陈汤长于燥湿化痰而兼理气和中，多用于湿痰咳嗽；三子养亲汤长于降气利膈，化痰消食，多用于温化寒痰。两方合用，既可燥湿化痰，又可降气平喘，较单用二陈汤或三子养亲汤疗效增加。再如胸痹阴寒凝滞，症见心痛彻背、背痛彻心、四肢逆冷而喘息难卧者，临床上多乌头赤石脂丸与苏合香丸合用，以芳香通络，散寒止痛。单用乌头赤石脂丸或苏合香丸则疗效下降。所以，针对某一特定的疾病证候类型，运用两方或多方相合治疗的方法，是目前临床上最常用的治疗复杂疾病的合方应用思维方法之一。

四、新方创制思维

由于疾病受个体体质、地域、气候等多种因素的影响，导致疾病临床表现十分复杂，疾病的病机也是多变的。现有的方剂往往难以完全适合临床实际使用的需要，故需要在实践中不断创制新方。新方创制思维，要求在疾病的诊疗过程中，根据疾病具体的病因、病机、病位和病势发展趋向而创制符合治疗疾病的新方剂。

（一）新方创制思维的基本条件

创制新方的基本条件即现有的方剂已不能完全适应新的病证或疾病。

1. 病证有异而方变，制新方以疗新疾　由于社会的发展和环境的变化，疾病谱也发生了变化，某些病种逐渐减少，而新的疾病又不断产生。如由于食物缺乏所致的营养不良症较少见，而由于减肥等因素所致的厌食症则增加；一些传染病，如流行性乙型脑炎、麻疹、天花等的发病减少了，而新的呼吸道传染病和消化道传染病又产生了，如由 SARS 冠状病毒所致的重症急性呼吸综合征、由埃博拉病毒感染所致的埃博拉出血热、由甲型流感病毒不同亚型感染所致的鸟禽类流行性感冒、由肠道 EB 病毒感染所致的手足口病等。种种因素使中医学现有的方剂不能适应疾病谱的变化，故在客观上需要有新的有效方药出现，以针对新的疾病和证候进行有效治疗。在中医学的发展过程中温病学理论体系形成以前，对于温热性疾病的治疗缺少相应的治法和方剂，以辛温药物为主治疗疾病的方法和方剂已经不能适应临床疾病治疗的要求，需要新的治法和方剂出现，以满足临床实际应用的需要。温病学家根据疾病的临床表现特点，创立了温病初起以辛凉透邪为主治疗温病的治法和相应的大量方剂，从而满足了临床诊疗的实际需要。目前，新病种的出现也要求新时代的医家创立新的方剂以满足临床需要。

2. 病机错综复杂，方随证而制　疾病中新证候的出现和病机发生变化，是用方变化的基本前提条件。当疾病病机发生变化，证候随之而变，原有的经方、时方和经验方均不能适应疾病治疗的时候，医生必须结合临床实际，创制新的方剂，以满足临床治疗的需要。这些新创制的方剂，若经临床验证，对疾病的某个阶段或某些复杂疾病有确切的疗效，即可成为经验方。

（二）新方创制思维的基本方法

方剂是在辨证立法的基础上选药配伍组成的，由于现有的方剂不能完全满足临床使用的实际要求，需要广大临床中医工作者针对不同的疾病灵活组方，以适应临床治疗疾病的要求，这就需要创立新的方剂。但新方创制并不是随意的，其创制方法也有一定规律可循。

1. 调整剂量而成新方　方剂中某些药量的变化会导致方剂作用的方向改变，故通过方剂中药物剂量的变化，即可创制出新的方剂。如桂枝汤方的核心是等量的桂枝和芍药，方中芍药的量倍用之后，即为桂枝加芍药汤，其主治方向亦发生了变化；方中桂枝用量加大后，即为桂枝加桂汤，其主治方向也发生了变化。桂枝汤主要治疗太阳表证之中风表虚，症见发热恶风寒、头痛、汗出、脉浮者，桂枝加芍药汤则主治太阴脾伤络瘀腹痛症，桂枝加桂汤则主治心阳虚的奔豚证。再如小承气汤、厚朴三物汤与厚朴大黄汤，均由大黄、厚朴、枳实组成，三方药物相同，但剂量不同，所以作用方向亦有所区别，临床主治也不一致。小承气汤中大黄四两，厚朴二两，枳实三枚，大黄为主药，以泻热通便、行气除满为主，重在泻下肠胃积滞，主治阳明腑实证，属热实内结，腑气不通，但较大承气汤证轻。厚朴三物汤中厚朴八两，大黄四两，枳实五枚，以厚朴、枳实为主药，行气力强，泻下力弱，以行气除满、泻热通便为主，用于实热内积、气滞不行之积证或气滞腹胀、便秘。厚朴大黄汤中厚朴一尺，大黄六两，枳实四枚，以厚朴为主，重在理气以消满，重用大黄荡涤实邪以逐饮，以理气逐饮、荡涤实邪为主，主治饮热郁肺、腑气不通的支饮腹满证。尽管三方药物相同，但主治方向是有区别的。另外，四逆汤与通脉四逆汤药物完全相同，只是剂量有别；主治方向虽然一致，但病情轻重是有区别的。四逆汤中炙甘草二两，干姜一两半，生附子一枚，附子与干姜的用量较小，以回阳救逆为主，主治少阴病阳气虚衰、阴寒内盛之证，临床以畏寒蜷卧、四肢逆冷、下利清谷、脉微而沉为主要表现；通脉四逆汤中炙甘草二两，生附子大者一枚，干姜三两，附子与干姜的用量较大，以破阴回阳、通达内外为主，主治少阴病阴盛格阳之证，临床以身反不恶寒、下利清谷、脉微欲绝为主要临床表现。故方剂中药物剂量的变化以致方剂的作用方向改变，是创制新方的基本方法之一。

2. 药味加减而成新方　方剂是由药物配伍组成的，药物是决定方剂主治功效的主要因素。当方中药味增加或减少时，则方剂组成中的配伍关系发生改变，由此导致方剂功效和作用方向的改变。在新方创制中，药物的变化主要使方剂更加切合疾病的病机。临床用方思维中，主要有加味方、减味方和既加又减几种方法。例如，麻黄汤主治太阳病外感风寒之表实证，本方重在发汗解表，亦可宣肺平喘，方由麻黄、桂枝、杏仁、炙甘草组成。如果在病变过程中出现咳嗽痰多、胸闷鼻塞、苔白脉浮者，则可去桂枝加生姜而成三拗汤以宣肺散寒为主，而发汗解表之功很弱。若麻黄汤中去桂枝并重用生石膏，则为麻黄杏仁甘草石膏汤，以辛凉宣泄清肺为主，主要用于清泄肺热而无解表之功。若麻黄汤中加白术即为麻黄加术汤，以解表祛湿为主，主治外感风寒湿之身烦痛之证。再如桂枝汤主要作用是解肌祛风，调和营卫，主治太阳中风表虚证，通过加味与减味可变化出一系列的新方剂。如在桂枝汤证候的基础上，由于太阳经输不利，出现项背不适之症，则加葛根，即为桂枝加葛根汤；若由于风寒外束、肺失宣降出现咳嗽、喘息，则加厚朴、杏仁以降气定喘，即为桂枝加厚朴杏子汤；若由于汗出太过，损阴伤阳而表证未解，出现汗多不止、四肢微紧、难以屈伸，则加附子以扶阳解表，即为桂枝加附子汤；若由于汗后损伤气营，出现身疼痛、脉沉迟，则重用芍药、生姜，再加人参以益气养营，即为桂枝新加汤；若由于汗后损伤胸阳，出现脉促、胸满而表证未解，则去芍药以宣通胸阳，即为桂枝去芍药汤；若汗后胸阳损伤较重，出现脉微、恶寒、胸满等症，则去芍药加附子以温经复阳，即为桂枝去芍药加附子汤。所以方剂中药物的变化是改变方剂作用的主要因素，也是临床新方创制的主要方法。

3. 合方相伍而成新方　方剂相加即合方应用，是方与方的结合。方剂结合使用也要根据病情的变化和病机的特点进行结合。如羚角钩藤汤与芍药甘草汤合方使用，可治疗阴虚风动所致的肌肉痉挛。芍药甘草汤，苦、甘、酸相合，可养血缓急解痉；羚角钩藤汤入足厥阴肝经，有平肝息风、凉血舒筋之功，两方相合能增强息风解痉之力，用于阴虚风动所致肌肉痉挛效佳。桂枝汤与玉屏风散相合，用于治疗汗证效果较佳。从方剂主治分析，桂枝汤解肌祛风，调和营卫，发汗而不伤正，止汗而不留邪，有滋阴和阳作用，主治营卫不调所致的汗证；玉屏风散治疗表虚不固的汗证，两方相合则增强固表止汗的作用。小柴胡汤与四物汤相合组成柴胡四物汤，用于肝胆气机郁滞而兼阴血不足之证。小柴胡汤功能和解少阳，治疗少阳证见往来寒热、胸胁苦满、嘿嘿不欲饮食、心烦喜呕、口苦、咽干、目眩，或妇人热入血室及疟疾等症；四物汤补血养肝，治疗妇女血虚致月经不调、头目眩晕、腹痛，或崩中漏下、四肢发麻等症。因肝藏血，体阴而用阳，以血为体，以气为用。若肝郁化火而见口苦、胸满等，可用小柴胡汤；若疾病由气及血，出现阴血不足，症见头晕手麻、腰膝酸软、经血不足等，可用小柴胡汤与四物汤合用，既可疏肝解郁以顺肝胆之阳用，又补血柔肝以滋肝体之阴。所以方与方的结合使用，应根据疾病的特点和脏腑的生理与病理特点进行，切不可无原则或简单的两方相加。

合方相伍也需要针对复杂的疾病，对方剂进行加减变化。如《金匮要略》的大柴胡汤即为小柴胡汤与小承气汤的核心组方，治疗少阳枢机不利、阳明腑气不通之证；麻黄升麻汤为越婢汤、桂枝汤、茯苓桂枝白术甘草汤、理中汤之核心再加养阴清热解毒之品而成，以治肺热脾寒、阳气郁阻之证。鳖甲煎丸为桂枝汤、小柴胡汤、小承气汤加活血化瘀、行气导滞之品而成，本方攻补兼施，寒热并用，行气化瘀，除痰消癥，主治癥瘕痞块之病。柴胡达原饮为小柴胡汤与达原饮合方加减而成，可宣湿化痰，透达膜原，主治痰湿阻于膜原之证。总之，以现有方剂中的核心药物组成新的方剂以适应新的病证，是方剂学发展中的主要创新思想之一。

4. 针对新病证，灵活辨证组方　由于个体体质差异，地理环境的不同，气候条件的变化，出现了许多新的病种。许多疾病的证候表现亦出现了相应的变化，主要表现为在主要证候的基础上出现了兼夹证，从而使疾病的病机复杂化。金代易水学派的创始人张元素就有"古方今病，不相能也"的感叹。所以在临床实践中，面对许多复杂的疾病和证候，或者面对新的不断出现的病种，在缺乏特效药物治疗的条件下，临床医生应根据疾病的特点和中医学辨证论治的基本精神，进行辨证灵活组方，以适应不同疾病的治疗要求。以温病学方剂产生为例，温病初起治以辛凉解表，主用银翘散和桑菊饮；温邪进入气分、邪气弥漫者，主以白虎汤；邪入肠腑者，主以调胃承气汤，并有新加黄龙汤、宣白承气汤、牛黄承气汤、导赤承气汤和增液承气汤等针对不同病机的方剂；热入营分，则以清营汤为治；热入血分，则以犀角地黄汤为治。另外，根据温病的不同临床表现，又有许多加减方。如肺热发疹、卫营同病者，以银翘散去豆豉加细生地黄丹皮大青叶倍玄参方等，均体现了中医学辨证论治、灵活组方的原则和方法。尽管方剂的组成有严格的原则性，但在临证应用中，又有极大灵活性。在组方过程中，具体药物的选择、配伍关系的确定、药量的大小等都与病证的变化、体质的强弱、年龄的大小、四时气候的不同和地理环境的差异等密切相关。临床上，根据这些差异和疾病的证候要素，即可选药制方。因此，新方创制思路要灵活变化，才能制定出符合临床疾病治疗要求的新方剂。

第五节　中医用药技巧

　　临证对每一味中药的应用如何做到得心应手，应讲究其用药思维及方法，临证遣药时用药之精选、用量之轻重、配伍之合理、效能之专攻均应周密考虑。此过程体现着医者丰富的用药思维和临证经验水平，要求每位医者能够充分把握药物的运用技巧。

一、一药多用思维

　　一药多用是在中医理论指导下用药的一大特色，主要是通过配伍、加减、炮制等方法，扩大单味药的应用范围。其主要体现在经方用药上，如张仲景在《伤寒论》与《金匮要略》中共用药174味，其中用过1次的药物仅71味，其余均使用两次以上，多者用至几十次，甚至上百次，可见一味药物可以通过多种途径，而发挥多重作用。中医具有一药多用的特点，在临床用药选择上，一味中药具有多种功效，且符合病机病证越多，则越是首选药物。

（一）归经不一，效能多样

　　人体的病证有脏腑经络、气血阴阳、寒热表里等不同归属，药物又各有不同的四气五味、升降浮沉和脏腑归经等特性，每一味药物都会遵循"同气相求"的原则，有选择性的作用于人体，顺应人体的生理，逆转病理，发挥相应的功效，从而使机体达到阴阳平衡。由于几乎每一味中药都有两个或两个以上的归经，所以单味中药自身的作用就是多方面的，如麻黄归肺、膀胱经，其作用既可发汗平喘，又可利水；生姜归肺、脾经，其作用既可发汗解表、温肺止咳，又可温中止呕。因此，要掌握一味药物多方面的作用，先要掌握药物本身的归经而发挥的多个作用，这样才能做到灵活运用。

（二）灵活配伍，功用多样

　　所谓配伍主要是根据药物的性味、归经、功效等进行配伍，通过药物之间的相互协同、相互制约或相互促进，从而达到更好的疗效。近年来，中药复方中各味药物之间的药理研究表明，中药之间的配伍应用，对于提高疗效、减少毒副作用起着重要的作用。灵活配伍是一药多

NOTE

用的基本方法，其主要的应用形式即同一味药物，由于配伍不同，而适用于不同的病证。如《伤寒论》与《金匮要略》中张仲景对桂枝的使用，其中桂枝配麻黄用于太阳伤寒表实证，桂枝配芍药用于太阳中风表虚证，桂枝配桃仁可用于瘀血病证，桂枝配当归则可养血通脉，桂枝配茯苓又可通阳化饮组成化饮第一方而用于痰饮所致诸证等。桂枝之所以能治疗诸多病证，其作用途径都是通过不同的配伍发挥不同的作用而实现的。其他如麻黄与桂枝相配，可发散风寒，解除表邪，用于风寒表实证，代表方为麻黄汤；与白术相配，可发散寒湿，用于寒湿在表之湿病，代表方为麻黄加术汤；与薏苡仁相配，可轻宣温化、发散风湿，用于风湿在表之湿病，代表方为麻杏苡甘汤；与乌头相配，可逐寒痹，用于寒湿历节，代表方为乌头汤；与厚朴相配，可宣肺泄满，用治咳而脉浮之证，代表方为厚朴麻黄汤；与石膏相配，可解表清里，用治风水、咳喘，代表方为越婢汤、大青龙汤；与半夏相配，可宣肺和胃，平喘止呕，用于水饮凌心之心下悸证，代表方为半夏麻黄丸等。在这些药物的配伍使用过程中又不乏形成药效显著的药对，这就更加扩大了药物的临床应用范围。

（三）加减用量，以应万变

药物的用量可以直接影响其治疗作用，在不同的药量下，药物所体现的功效具有不同的倾向性。通过调配某一药物的剂量，即可决定主治病证的不同。仍以桂枝为例，有学者统计《金匮要略》中桂枝的用量发现，其一两用于阳虚外感、二两用于表邪不重之证、三两常用于解表及温阳建中、四两则多用于痹证和历节、五两用于平冲降逆，这就说明了药物由于不同用量所发挥治疗作用的不同倾向性。药物用量比例的变化也影响着药物的治疗作用，如桂枝与芍药，在桂枝汤中桂枝配芍药用量相等，均为三两，可解肌祛风，调和营卫，治疗太阳中风表虚证；若芍药量大于桂枝，由桂枝汤中的三两加至六两即为桂枝加芍药汤，可温阳缓急止痛，治疗太阴腹痛证；若桂枝量大于芍药，由三两加至五两又为桂枝加桂汤，则可平冲降逆，治疗阳虚寒逆之奔豚病。除此之外，大黄、枳实、厚朴三药，由于用量不同，组成了小承气汤、厚朴三物汤、厚朴大黄汤，分别用于阳明腑实轻证、里实腹满胀重于积者、支饮胸满兼腑实证。以上说明，通过改变药物的剂量，能够更全面地展现药物的多重作用。但是药物剂量的选择与变化有相当的难度和灵活性，需要医者熟谙药物的性能等。

（四）煎法不同，用亦不同

此法是通过改变药物的煎煮方法，从而改变药物的性能，展现药物的多重功效，用于不同病证的方法。以大黄为例，用以治疗阳明腑实证，应后下；若治疗结胸痰饮，先煮大黄，方可达到治上以缓的目的。正所谓大黄生则气锐，熟则气缓，久煎之后则可自上达下尽涤中上焦之痰饮。若取大黄气凉清热之功，治疗胃热气滞，煎之其苦泄之性必出，故仲景以麻沸汤浸渍，则收效。

改变溶剂亦可发挥不同的治疗作用。如炙甘草取其益气补中、调和诸药的作用，多用水煎；取其通行血脉的作用，多用酒煎。

（五）不同炮制，效各不一

炮制是药物在应用前或制成各种剂型前必要的加工过程。炮制可以改变药物的性能，充分发挥药物的治疗作用，使之更能适合病情的需要，而用于不同的病证。如地黄生用凉血，制成熟地黄性转温可以补血；附子生用可以急救回阳，炮制后可温经散寒；甘草生用清热解毒，炙甘草则可补中益气；何首乌生用能泻下通便，制熟后则可补益肝肾；更为典型的是姜的炮制应用，姜生用可散寒解表、温胃降逆，生姜汁偏宣散可舒展气机，晒干或烘干可温中、回阳、温肺化饮，晒干炒至表面微黑又长于温经止血等。现代药理研究表明，经过不同的炮制可发挥多个治疗作用，确有其理。

（六）兼容药理，作用多样

随着中药学现代研究的不断深入，在临证诊疗时出现了兼容中药现代药理研究的思维方式。这种思维方式，大体分为三种情况。

1. 以辨证论治为基础，配伍具有现代药理作用的药物。即利用中药中成分明确、药理作用清楚的生物活性物质，结合中医药理论进行配伍，从而发挥更好的治疗效果。现代药理研究表明，黄芪可以抗胃黏膜溃疡，因此临床治疗胃溃疡，可在辨证论治的前提下，配伍黄芪以减轻溃疡面积的损伤，从而提高疗效。

2. 完全脱离中医辨证论治的前提，直接以现代药理研究作用机制组方用药。如治疗慢性活动型肝炎谷丙转氨酶升高者，可用具有抑制乙肝表面抗原、稳定内环境、促进肝细胞康复等作用的药物组方进行治疗。

3. 以现代药理研究作用为基础，结合中医辨证论治处方用药。如治疗糖尿病，近年现代研究表明具有降血糖的单味中药有几十种，包括枸杞子、覆盆子、五味子、金樱子、女贞子、地骨皮、山药、山茱萸、黄精、黄芪等，临证可在这些药的范围中进一步结合中医辨证去指导选药。

二、专病专药思维

任何疾病都是个体的本质变化，有其发展规律，这种变化发展都是由疾病的根本矛盾所决定的。专病专药的形成，便是针对这种疾病的主要矛盾而言。为提高临床疗效，在遵循辨证论治、调整阴阳原则的基础上，应加强专药的发掘与应用。每个疾病由于基本病因不同，症状各异，治法不尽相同，因此必有相应的专方专药。即某味药若对某病有特效，就称之为专病专药，其具有使用方便、疗效突出可靠的特点。早在《黄帝内经》就有类似记载，如《素问·奇病论》用一味兰草治消渴，《灵枢·经筋》中用川马膏治足趾转筋，《灵枢·痈疽》中用一味连翘治乳痈。专药治专病的特点，在医圣张仲景的著作中也多处提到，如《伤寒论》中用生甘草一味治咽痛。《金匮要略》中用百合治百合病，其病之名也是根据药的专治而得；又如茵陈主治黄疸，茵陈蒿汤即以茵陈命名并作为方中的主药；再如蜀漆，主要治疟，蜀漆是常山的幼苗，张仲景首创以此治疟，现代研究表明，蜀漆截疟之力五倍于常山等。这些经书中有着特效治疗专病的专药，直到目前仍为具有临床实效的药物。

（一）专病专药的根据

古人在长期的临床实践中，认识到不同疾病的不同病程阶段，既然出现有同一症状，就必然有引起这一症状的共同病理基础，处于不同环境中的不同人体，若发生同一疾病，亦必然存在着基本相同的病因和病理变化，因此在遣方用药时进行反复筛选，发现某些药物对某些病证的特定病因或病理变化，能够发挥某种针对性的作用，于是就形成了专病专药。如黄疸，虽然由于病邪轻重、体质强弱不同有着不同的证候类型，但其病因病机都离不开"湿邪"，这就使得具有利湿退黄作用的茵陈，成为治疗这一病证的要药、专药。

NOTE

（二）专药应用的意义

虽然辨证论治是中医理论的主要精髓，但随着辨证论治的不断反复和深化，有关病证本质的不断揭示，结果必将为更多的特定病证找出特定的治疗药物。因此，研究专病专药的重要意义在于借助辨证论治的手段去寻找更多的特效药物。这就要求学者在重视研究复方的同时，也应重视专药的研究。目的其一，中医提高辨证论治水平的重要途径之一，就是要充分发挥专病专药的重要功效。其二，专药的研究将为复方研究奠定一定的基础，而且专药与方剂中君臣佐使的主药有着极为相近的意义，所以研究更多行之有效的专药，是辨证论治内容的引申和发展。其三，以专病专药的思维用药，在于推广和重复疗效高的方药，使后学者少走弯路。

（三）专药应用的特点

专药用量宜大，为一方之主药，其他药必须与之相配，而不得各自为政。即专药必须用量较大而发挥主导作用，其他药不得喧宾夺主。如古代医家张仲景重用百合七枚治百合病。虽然专药用量宜大，但需在充分掌握药性、辨证准确的基础上进行。

专病用专药，每一种疾病在病因病机、临床表现、发展演变等方面都有着其自身的特点与规律，辨病选药要针对疾病的基本病机，即有是病，用是药。如肺胀以肺气郁闭为基本病机，故选用麻黄为专药宣肺；百合病的病机是心肺阴虚内热，故用百合润养心肺。此类即是辨病选药，专病专药。

据证用药，在辨证论治的前提下，与治症药、治证药、治病药等诸药配伍运用，这样就可以避免用药浮泛与偏执的弊端。若漫无边际的辨证施治，常抓不住重心，但对于专病专药的使用，只是体现在"见血止血药、见热攻热药、见痰治痰药"的层面，这便属于低层次的专药专用。由于发病的时间、季节、区域及患者的体质不同等，对专病专药的应用，若不审轻重，不分阶段，则不会收到预期的药效，因此临证时应将专病专药的思维与辨证论治相结合以提高疗效。因为疾病的发生与发展是多因素、多项性综合作用的结果，与内外环境有着密切的关系。临床表现有时为单一性，但更多的是交织性及弥散性，有的呈连续性。而专病专药的应用，更多的时候是在辨证的前提下进行的，当临床上病证处于相对稳定的状态，此时应用好专药才是辨证论治的最佳效果，这是二者的辨证观。如金钱草虽为治尿路结石要药，但由于患者体质各异，所以若辨证为湿热下注者则可与石韦散同用，若为阴虚者则可与六味地黄丸同用，若为阳虚者又可与温阳药同用，以此专药与辨证相结合，则可进一步提高临床疗效。古代医圣张仲景更强调专药与辨证论治相结合，如《金匮要略》中以百合为主结合辨证治疗百合病的不同证情，误汗后则加知母，误吐后则加鸡子黄，误下后则加代赭石；另如以瓜蒌、薤白为主结合辨证治疗胸痹病的不同证情等，此类皆可谓是高层次的专病专药。

近年来，越来越多的药理研究证明，某些药物对某些病证具有特殊的治疗作用，如临床黄芪治肾炎蛋白尿，红孩儿升血小板，生大黄治溃疡病出血，枸杞子降转氨酶，青皮升压治疗休克，薏苡仁抗肿瘤，五味子降血糖，山楂降血脂，靛玉红治慢性白血病，雷公藤治疗结缔组织病等，这些都可称为专病专药。因此，在临床处方用药时，在中医理论的指导下，结合现代药理研究，则能对某一病证的选药更加具有针对性。例如，药理研究表明，水蛭唾液腺含有水蛭素、肝素、抗凝血栓素等，生用研粉口服可作为类肝素的抗凝血药物，在治疗心血管及周围血管疾病方面有着极好的作用，因此针对此类疾病，在辨证论治的同时即可选用此药以增强疗效。

目前临床多见以辨证论治为主，同时参考中药的现代药理研究用药。需要指出的是，参考中药的药理研究用药，应避免单纯按药理作用选择药物，否则可能会产生一定的毒副作用，而且人与实验动物之间存在着本质的差别，对动物有效者不一定对人体有效，这需要医者在临床实践中不断摸索。应将中药的药理作用与其性味功用相结合，在辨证论治的指导下选择适当的专病专药。

在实践中寻找有特殊功效的药物，还要博览群书，由博返约。在学习医者的验案及对疾病的分析中，去总结疾病的分证、证中的用方、方中的用药，从而得知方中的必用药、常用药。若方中只有一药，这药也是重要的。因为前人所集经验，不验不灵，单独一味，必有特效，才加以收录。其次再看方剂，常用于哪些病，少用于哪些病；方中哪些药是主药，哪些是辅佐兼治之药，最后用统计处理得出专病专方专药，进行专治常有特效。如东晋葛洪《肘后备急方》中就已明确记载青蒿治疗疟疾，后来中国中医科学院的学者屠呦呦教授成功地分离制成青蒿素，应用于恶性疟疾和脑型疟疾患者的治疗，具有显著的疗效。除古代医著以外，如何发现和应用当代医著中介绍的专药，还要结合个人的专业去研究和应用。

三、三位一体用药思维

辨证论治是中医与中药之间的纽带，而"药证对应"是中药作为"中医之药"的内在本质，它的体现形式离不开"定性—定位—定向"相结合的三位一体系统用药思维。

（一）定性用药，药性以纠偏性

中药药性理论是在特定自然环境条件和历史文化的背景下，人类社会与自然界相互作用与认知的产物。它是中医药的核心理论之一，是中药的灵魂，是中医、中药衔接的桥梁，是临床应用的纲领，是保持中医特色、发挥中医优势的关键环节。中药药性又称中药性能，是对中药作用的基本性质和特征的高度概括，对临床辨证施治、遣药组方起着最基础、最重要的指导作用。

疾病的发生是人体阴阳失衡，出现阴阳偏盛偏衰的结果。寒热病证，是阴阳失衡在病理上的主要反映，治疗疾病就是纠正这种阴阳之偏，而治疗疾病的主要手段是药物。药物治病的基本作用不外祛除病邪、消除病因，恢复脏腑的生理功能，纠正其阴阳偏盛偏衰的病理现象。药物之所以能针对病情，发挥其基本治疗作用，是因为各种药物都具有自身的若干特性，其特性之一就是药物的四性。它是根据实际疗效反复验证归纳起来的，即以用药反应为依据，从性质上对药物多种医疗作用的高度概括。药物之四性包括寒、热、温、凉四种。由于它是从药物作用于机体所发生的反应概括出来，是与所治疾病的寒、热性质相对而言的，所以药物的"性寒"是因其对热证有效而总结归纳确定的，故寒性药适用于热证，即以药之寒纠证之热，如黄连、黄芩等；反之，药物的"性热"是因其对寒证有效而总结归纳确定的，故热性药适用于寒证，即以药之热纠证之寒，如附子、干姜等。在四性之中，温热与寒凉属于两类不同的性质，而温与热、寒与凉虽具有共性，但又有强度、程度的差异，如温又次于热，凉又次于寒。有些药物又有着大热、大寒、微温、微寒等不同。这些都为临床利用药物的寒、热、温、凉之偏性以纠正疾病的寒热，调整人体的阴阳偏盛，使之恢复平衡提供了依据。因此，确定药物之四性不仅对于认识各种药物的共性和个性，而且对临床用药有重要的实际意义。

除此之外，虽然不同中药在药性和功用上有相似之处，但是即使相似度很高的中药也存在

NOTE

着差异。因此，中药之间的差异是绝对的，相似是相对的，所以应该把握同类药中各自药物的特点。如同为温热药，吴茱萸善入肝经，用治肝经寒邪；干姜善温中阳，守而不走，用治中焦虚寒；附子辛热，色黑入于下焦，既可用于温肾阳，又因其能通达诸经，亦用于温经散寒。同属寒性药，有石膏大寒、知母寒、柴胡微寒的不同，所以表现在清热作用上，就有强弱和适应病证的差异。正是由于药物有着寒、热、温、凉的不同，且各自之间又存在着差异性，所以药物的作用又体现出主治病同而证不同的特点，如治下利的常用药物有葛根、黄芩、黄连、赤石脂、秦皮、白头翁、诃子等。但每味药物有着各自的主治特点，若邪热下迫于肠而利者，主用黄芩；虚寒下利，用赤石脂；肠中湿热下注之血利，主用白头翁；气利滑脱者，用诃子。可见，即使是同一病证，也应据证把握药物的主治特点，进而区别使用以突出药效。

（二）定位用药，用药以达病所

中药归经理论是不同药物发挥作用部位的定位概念，也被称为中药作用的方向性、选择性。归经，即药物作用的定位，就是把药物的作用与人体的脏腑经络密切联系起来，以说明药物对机体某部分的选择性作用，从而为临床辨证用药提供依据。中药归经是随着中医药基础理论的不断发展，特别是脏腑、经络理论的发展，经历代医家在临床反复实践中，通过对药物疗效进行长期观察分析，并逐步积累经验，将各种药物对机体各部分的治疗作用做进一步的归纳，使之系统化，逐渐形成的用药理论。按照归经理论遣药组方，可以保证药物作用的准确性，在提高疗效、降低毒副作用等方面均具有重要的指导价值。例如，病邪侵入体内有脏、腑、经、络之不同，如同是热证，有肝火、胃火、心火、肾火等区别，清胃火之药未必能清心火。如果在掌握性味、升降浮沉等性能的基础上又考虑药物归经的特性，选择与发病的脏腑、经络相吻合的药物，便能取得理想的疗效。反之，不考虑药物归经，虽然所选择的药物切合病情的寒热虚实，却不一定能取得预期的疗效。总之，按照归经理论，可以在辨明不同病证所在部位的基础上有的放矢地遣方用药。

1. 用经络归经理论指导用药　一般而言，专归某经或主归某经的药物，即针对该经病证起主要治疗作用的药物，可视其为方中之君药；而兼归该经或组方配伍后归属该经的药物则多为针对该经病证起辅助治疗作用的药物，可作为方中之臣药或佐药。如六经辨证中，以麻黄、桂枝为君药治疗足太阳经的病变，以柴胡为君药治疗足少阳经的病变。

2. 用脏腑归经理论指导用药　人体的脏腑、经络之间有着密切的联系，五脏六腑与经络归经一样，如一种药物专归或主归某脏或某腑，则多针对该脏或该腑的病证起主要的治疗作用，在以该治疗作用为主导的方剂中，此药多为君药；而方中其他兼归该脏、该腑或经配伍后归属该脏或该腑之药多为方中之臣药或佐药。如喘咳虽属肺系病证，但若是由肾虚所致，可选用入肾的枸杞子等药物。

3. 选用引经药引诸药直达病所　引经药，指药物对机体某部分的选择性作用，即某些药对某些脏腑经络有特殊的亲和作用，因而对这些部位的病变起着主要或者特殊的治疗作用。如川芎辛温走窜，走而不守，能上行至头，为头部的引经药，故各种头痛均可用之；桑白皮是肺经的引经药，在治疗肺燥所致的咳喘方剂中加入桑白皮能引药入肺；香附、柴胡是肝经的引经药，在治疗肝气郁滞、胁肋胀痛时加入柴胡、香附可引药入肝。独活为祛风散寒除湿之要药，性善引药下行，故对下半身肌肉关节疼痛最为适宜。姜黄能引药上行通达上肢，常作为上肢痹证的引经药。由于引经药能够引领方中其他药物直达病所，所以临床正确选用引经药，可起到事半功倍的作用。

（三）定向用药，应升降浮沉之变化

升降浮沉是中药药性理论的重要内容之一。它不但包括了药物作用的趋向性，还包含了药物作用于人体上下内外等不同部位的特性。自其理论形成以来，已成为临床选药组方、防治疾病的基本法则之一，对临床用药具有一定的指导意义。若能对药物的此种性能正确运用，不仅能作用于机体的不同部位，有助于祛邪外出，且能调整紊乱的脏腑气机。反之，由于四时节气、脏腑气机及药物升降浮沉之间有着密切的联系，使用药物若不顾升降浮沉的规律则不利于病情的向愈，甚至会加重病情，这亦是临床用药疗效不佳的原因之一。因此，应将药物的性能与机体的生理功能和对疾病的作用相结合去研究与应用。

人体脏腑的功能和气血津液都反映着升降出入有序的运动形式，只有机体阴阳气血随着四时阴阳升降出入而变化，有升有降，有出有入，相互配合，维持相对的动态平衡，才能保证生命的正常活动。若脏腑气机升降失常，出入无序，则诸病丛生。换言之，一切疾病发生发展的过程，都是在致病因素影响下的邪正斗争、阴阳失衡、升降失调。由于脏腑气机的升降发生紊乱，疾病表现出明显的趋向性，病位有在上、在下、在表、在里的不同。因此，要选用具有纠正病势趋向作用的药物进行治疗，即该药物的作用趋向与病势相反，运用药物升降浮沉之性，调治人体脏腑升降出入之偏。病势下陷者，宜升不宜降，如脾虚下陷、内脏位置下移，宜用升麻、黄芪等升浮之药。病势上逆者，宜降不宜升，如胃气上逆出现呕吐，宜用旋覆花、代赭石等沉降之药。为了能够因势利导，驱邪外出，又应顺应疾病本身所具有的自愈趋势，顺势而治。此时，病位在上在表宜用升浮，病位在下在里宜用沉降。如饮食停于上脘致吐者，病位在上应用瓜蒂等升浮药来助吐；热结肠燥致便秘，虽病位在下但应用大黄等沉降药来泄热通便。在这个治疗过程中，又可用引经药引领他药直达病所而起向导作用。如桔梗系开提肺气之品，"可为诸药舟楫，载之上浮"。如参苓白术散，借桔梗载诸药上浮，引归于肺，益肺利气，借肺之布精而养全身。牛膝性喜下行，常用于治疗身体下部疾病，在独活寄生汤中用其运药直达下焦肝肾，从而更好地发挥强筋骨、壮腰肾的作用。

但是对于病机复杂者，又宜升降并用。如表里同病、上寒下热等，表现为病位或病势的对立，此时即应升降与浮沉并举。如麻杏石甘汤中既用石膏大寒沉降以清肺胃之热，又用麻黄辛温升散以宣肺解表。二药相制为用，既清肺又宣肺。其中，若出现病机升降方面的偏激，则需在方中主体用药时佐以相反性能的药物，或寓降于升，或寓升于降。

一般而言，味辛甘、性属温热的多能升浮，如麻黄等类；味苦咸、性属寒凉的多能沉降，如大黄等类；大凡花、叶及质地轻扬之品多能升浮，子实、质重的多能沉降如牵牛子、磁石等类；但某些药物有其特殊性和双重性，如旋覆花之降、苍耳子之升等。此外，由于药用部位不同，其药物升降浮沉的作用趋势亦不相同。如同是根类药，根半以上，气脉则上行；根半以下，气脉下行。如甘草节以补气而升浮，甘草梢下行利水而沉降。

临床上为适应各种复杂的病证，还可通过炮制、配伍、煎服法体现药物的升降浮沉。一般而言，凡苦寒沉降之药用辛热升浮之辅料炮制后，其沉降之性降低，临床用于治疗在上在表之证；反之，凡辛热升浮之药用沉降之辅料炮制时，可制约其升浮之性，临床用于治疗在下在里的病证。

总之，不同的中药作用于人体后可出现不同的趋向，临床需谙熟药性，审视择药，综合考

NOTE

虑。如果医者能够心明于此，才能更好地使用药物，做到用药如用兵，药到病除。

四、根据脏腑特性用药思维

脏腑特性是脏腑功能的概括，对治疗用药具有高度的指导价值。顺应脏腑的生理特性而治，有利于促进其生理功能的恢复，在组方治疗中具有重要意义。

如肝主藏血、主疏泄，秉春木升发之性，喜条达而恶抑郁，体阴而用阳，故治肝病用药常刚柔相济。肝失疏泄，不能条达，肝体失于柔和，可致肝血不足；肝血亏虚，亦可影响肝的升发条达之性，致肝郁气滞，二者互为因果。故四逆散中以柴胡疏肝解郁、调达肝气，芍药补血养肝，二者相配，疏肝柔肝，亦是适肝体阴而用阳之性。心主血脉而藏神，心气充沛，方能化赤，阴血充盈，方能灌注全身。故治心病，应兼顾其性，在炙甘草汤中以通心阳、补心血二者并用为要，即是此理。脾主升清，胃主降浊，为人体气机升降之枢纽，二者在生理上相互联系，在病理上相互影响。故小柴胡汤中以半夏、生姜降逆和胃止呕，人参、大枣益气健脾，升发脾气，二者相配，升脾之清阳的同时降胃之浊阴，以恢复气机的正常运行。肺主宣发、肃降，若肺气失宣或肺失肃降，出现肺气上逆之喘咳等症，用药宜宣降并用。麻黄汤中麻黄伍桂枝发汗解表的同时，以杏仁之苦降之性肃降肺气，与麻黄相合，一宣一降，即是适合肺的生理特性。肾为封藏之本，其气化功能一可以向上蒸腾津液及元阴元阳，以温煦濡养脏腑；二可以向下渗利气化，以排出水湿和代谢产物。其病机不仅表现有肾精亏损而且有气化功能的失职，故组方治疗时，还应着眼于顺其蒸腾气化之性。大肠主传导糟粕，故槐花散中配伍枳壳宽肠行气，以顺肠胃下行之功。膀胱主贮尿、排尿，其排尿功能的正常与否，有赖于肾和膀胱的气化作用。所以五苓散中以甘淡渗利之品利水之时，配伍桂枝既解表邪，又温通阳气，助膀胱之气化。总之，为提高临床疗效，组方用药时还要充分考虑所治脏腑的生理特性。

五、用量思维

中药剂量是中医处方的一个重要组成部分，是中医辨证施治结果的具体体现。中药剂量稍有变化，处方的功用、主治则截然不同。中药剂量的准确把握对提高临床疗效具有十分重要的作用。古人曾有"中医不传之秘在用量"之说，说明中药剂量大小决定治疗效果。北宋医学家唐慎微提出："凡服药多少……缘人气有虚实，年有老少，病有新久，药有多毒少毒，更在逐事斟量。"明确指出用药剂量需要综合诸多因素，进行辨证思维。实际上，中药治疗的有效剂量存在一个变量问题，虽然《药典》及中药教科书规定了药物用量，但在临床上还要具体问题具体分析。影响中药用量的因素很多，主要包括患者体质、病势、病证、治法、方剂组成、配伍关系、药物性味、质地、产地、用药季节、患者所处地域和所治疾病等。

（一）因人施量

《圣济总录》云："凡服药多少，要与患者气血相依。盖人之禀受有强弱，又贵贱苦乐，所养不同，岂可一概论。"一般体质壮者用量可大些，体质弱者用量小些。青壮年患者，邪盛正亦实，剂量可重，以图速愈。如《伤寒论》载四逆汤："甘草二两，附子一枚，干姜一两半。"方后则注："强人可用大附子一枚，干姜三两。"老年人由于脏腑机能衰退，婴幼儿脏腑娇嫩、形气未充，故攻补药物剂量均应小。特别是攻伐及有毒之品，用量必须依据患者体质而随证加减。如大黄，大苦大寒，能荡涤肠胃、下燥结而除瘀热。若体质弱或老年人，患肠胃燥结、大便不通之实热证，大黄用量则不宜过大，一般用量以 3 ~ 8g 为宜，婴幼儿则慎用。此外，还应注意体质的差异，《金匮要略》非常重视体质与治法方药。在体质类型方面不仅强调"男子"与"妇人"体质有别，且把不同人群体质分类与病证联系起来。书中常用"某某家"表述。如疮家，因津血耗伤复感风邪，易患痉病；衄家、亡血家，因营血亏虚，若误汗，易致阴虚阳浮之证；失精家，多致虚劳病之阴阳两虚证。无论疮家还是衄家、亡血家、失精家均可归为阴虚体质，多由疮毒伤津、亡血竭阴、房事失精所致，这种体质每易化热伤阴，而常见阴虚或阴虚火旺证候。因此，在应用附子、肉桂等温热药时，用量宜小。书中还载有"中寒家"，即素有中焦脾胃阳虚而内寒重的人每易感寒，应用附子、肉桂时，用量宜大。

因特殊生理而形成的体质差异，用药剂量亦应不同。如妇人正处于月经、妊娠、产褥、哺乳等阶段，其体质可有某些暂时变化。《金匮要略》分立妊娠病、产后病、妇人杂病（主要是月经病）三篇论之。妇人妊娠，因气血养胎，一般肝脾常有不调，且因逐月分经养胎，在妊娠的不同月份体质可能出现某些差异，故有"怀身七月，太阴当养不养"之说，此时应用健脾药物宜大剂，攻伐药物量要小。正当产后，则亡血汗出而体虚多寒，或哺乳期中，乳汁去多，若营养较差，阴血每患不足，中气亦虚，此时应用大补气血药物宜大量，攻伐药物量宜小。月经期内，血室空虚，感邪即易深入，应用大量补血药物，攻伐药物量宜小。总之，用药要依人性别、年龄、体质等因素，做到个体化施药。

（二）因病施量

清代名医吴鞠通在《温病条辨》提出："盖药必中病而后可，病重药轻，见病不愈，反生疑惑；若病轻药重，伤及无辜，又系医者之大戒。"一般大虚大实之证，宜药专量大；量小，则杯水车薪，难以起效。病久正虚之证，要重视脾胃的调护，药量宜小，缓缓图功；若大剂蛮补，必致气机壅滞，欲速不达。清代温病大家吴鞠通认为，半夏一两降逆止呕，二两安神催眠。如《吴鞠通医案·卷一》所载李氏医案："六脉阳微之极，弦细而紧，内有饮聚，外有瘰痛，兼之内疝，饮食减少，得食亦呕，乃内伤生冷、外感燥金之气而然，以急救三焦之阳与阳明之阳为要。"处方中以姜半夏六钱至一两，取其降逆止呕之效，后在治疗过程中出现昼夜不寐，给予《灵枢》所载半夏秫米汤，其中半夏用二两以取其安神催眠之效，从而达到治疗不寐的目的。又如张仲景治疗疟疾所用蜀漆散，"温疟加蜀漆半分，临发时服一钱匕。（寒疟）未发前，以浆水服半钱匕"。同样，张仲景治疗奔豚所用桂枝加桂汤，"今加桂满五两，所以加桂者，以能泄奔豚气也"。张仲景用黄连治心下痞，仅用一两（汉制），如半夏泻心汤、生姜泻心汤、甘草泻心汤等；治下利则用至三两，黄连用量为前者的三倍，如葛根芩连汤、白头翁汤等。《医宗必读》谓干姜："血寒者可多用，血热者不过三、四分为向导而已。"药物在不同剂量下发挥的功用有所不同，取其何种功效主要决定于所针对的疾病种类。《伤寒论》第12条："太阳中风，阳浮而阴弱，阳浮者，热自发，阴弱者，汗自出。啬啬恶寒，淅淅恶风，翕翕发热，鼻鸣干呕者，桂枝汤主之。"此时桂枝汤中，白芍三两酸苦微寒，具有敛阴和营之效。《伤寒论》第21条："太阳病，下之后，脉促胸满者，桂枝去芍药汤主之。"本条中桂枝汤去芍药，是因为太阳病误下后胸阳不振，去芍药是为了防止白芍酸敛之性不利于胸阳的伸展。《金匮要略·血痹虚劳病脉证并治》第13条："虚劳里急，悸，衄，腹中痛，梦失精，四肢酸痛，手足烦热，咽干口燥，小建中汤主之。"小建中汤为桂枝汤倍白芍即芍药六两加饴糖组成，专治阴阳两虚，虚劳里急，此时白芍六两和营止痛。又如治疗外有风寒、内有里热的麻杏石甘

NOTE

汤，石膏的用量为24g；用来治疗瘟疫病的清瘟败毒饮一方，以重用石膏为主，生石膏用量为180～240g。清代名医王孟英指出："骇人之病，必服骇人之药。"急重病证，非重剂无以力挽狂澜，重剂速投，方能显效。张锡纯是近代中医大家，在他的著作《医学衷中参西录》所载医案中，所用药物的剂量既有常规剂量，也有大剂量，特别是对于危重症的治疗常常用重剂取胜。张锡纯认为："用药当以胜病为主，不拘份量之多少"、"有所用之药本可除病，而往往服之不效，间有激动其病愈加重者，此无他，药不胜病故也。病足当以其药而绰有余力，药何以能除病乎？"（《医学衷中参西录》）。可见，辨证用药均无误，却疗效不佳，或使病情加重，是由于病重药轻药力不及。如张锡纯重用山药治疗肺痨、重用代赭石治疗顽固性呕吐等，足以看出张锡纯在病重时以大剂量药物治疗而见奇效。

（三）因证症施量

辨证施治是中医的精髓，因证施量是中医治疗疾病的一大特色。因证施量要求在理法方药确定后，对药物的量必须准确把握。同一种疾病，症状重者，用量要大；症状轻者，用量要小。《伤寒论》中大青龙汤证、小青龙汤证均有表寒症状，然大青龙汤证"脉浮紧""身疼痛""不汗出"等表寒症状较小青龙汤证更重，故大青龙汤麻黄用六两，而小青龙汤麻黄用三两。药物组成相同的处方，由于治疗症状不同，同一药物剂量也会不同。如厚朴三物汤、厚朴大黄汤和小承气汤，三者药物组成相同，均为厚朴、大黄、枳实，但厚朴三物汤证以痛而闭症状突出，故以厚朴、枳实为君，行气除满为主，方用厚朴八两，枳实五枚，大黄四两；小承气汤证以便秘为主症，故以大黄为君，荡涤积滞，方用大黄四两，厚朴二两，枳实三枚；而厚朴大黄汤证以胸满症状为主，治疗更偏重理气，故以厚朴一两为君，大黄六两、枳实四枚为臣。同一个处方，由于主治证不同，主药改变，用量也随之增减。如《医宗金鉴》之颠倒木金散由木香与郁金两药组成，适用于气滞血瘀之胸腹胁肋疼痛病证，应用时可据气滞、血瘀两者的轻重程度增减其量。"属气郁痛者，以倍木香君之；属血郁痛者，以倍郁金君之。为末，每服二钱，老酒调下"。因此，有是证，用是药。证变药量亦随之而改变。

（四）因方施量

一般使用单味药或药味较少的方剂，用量应大些，药味较多的复方，用量就应相应地减少。如独参汤仅有一味药物组成，人参用量30g，用以补气固脱。主治诸般失血与疮疡溃后，气血俱虚，面色苍白，恶寒发热，手足清冷，自汗或出冷汗，脉微细欲绝者；补中益气汤由八味药物组成，方中人参用量仅为6g，用来治疗气虚发热、清阳下陷、中气不足证。此外，在大队的同一类药物中，药物用量宜小，在与不同功能的药物配伍时，用量相对偏大。如举元煎中参、芪、术同用，黄芪用量小，而升陷汤中黄芪用量则大。如《金匮要略·血痹虚劳病脉证并治》中治疗疟母用鳖甲煎丸，全方由23味药物组成，但药物用量很轻，方中药物最大用量仅12分，最小用量1分。同样是张仲景的方，《伤寒论》317条用来治疗少阴病，手足厥逆的通脉四逆汤由3味药物组成，方中药物最大用量为三两。可见，制方大小决定用量。又如《伤寒论》中抵当汤和抵当丸两方药味组成完全相同，但剂量不同。抵当丸中虽然增加了5个桃仁，却把具有破血逐瘀作用的虫类药物水蛭和虻虫较抵当汤减少10个，且抵当汤的煎服方法"以水五升，煮取三升，去滓，温服一升。"抵当丸的煎服法为"捣为四丸，以水一升，煮一丸"。即使在两方剂量完全不变的情况下，抵当丸服用剂量则约为抵当汤的1/4，故抵当丸攻逐瘀血的作用较抵当汤缓和，变成了逐瘀泻热的平和之剂，说明处方剂型决定用量。因此，药随方变，以方定量。

君药或臣药剂量改变，整方近似比例调整药物剂量，均会对原方的功效产生影响，或完全改变。一般说主药较辅药的用量要大。如小承气汤与厚朴三物汤药味组成相同，小承气汤偏重于泻热通便，故大黄之量重于厚朴；厚朴三物汤偏重于行气除胀，故厚朴之量重于大黄。再如治疗下焦湿热癃闭之通关丸（滋肾丸），是由知母、黄柏、肉桂三味药组成，其中知母、黄柏清下焦湿热是主药，肉桂助膀胱气化为辅药，所以肉桂的用量只有知柏总量的1/40。如果用量偏大，就难免助火伤阴之弊。如有学者治疗肝源性糖尿病，以小陷胸汤加味，方中黄连和生姜的配伍比例为5:2，重用黄连45g，以降糖为主，兼奏清热泻火解毒之功。治疗浅表性胃炎用枳术汤加味，方中黄连和生姜比例为3:5，黄连用量仅为9g，其旨不在清热解毒，而是与他药配伍，以取辛开苦降之功，调畅中焦气机，因此剂量较小。可见，药物配伍与用量有着密切的关系，配伍关系发生变化，药物剂量亦随着改变。

（五）因药施量

不同的药物，临证用量有很大差异。《神农本草经》上所载药食同源之品，如莲子、淮山药、茯苓、枸杞等，无害用量可大些；有毒或峻猛之品，如马钱子、巴豆、甘遂、大戟等用量大小应慎重，用之不当可伤正气。不少毒性或偏性药物经过适当配伍，毒性降低，偏性纠正，去其性而存其用，此时用药剂量可增大。服药反应可影响药量。临床中，常常需要根据患者服药后反应，调整用量。如不效增量，中病即止或中病即减等。如麻子仁丸方后注："饮服十丸，日三服，渐加，以知为度。"尤其是一些毒性药物根据服药反应调整用量，能够有效保证用药安全。服药方法不同，用量也有差别。分多次服用的药物，用量可以大些。道地药材大多气味浓厚纯正，力大效宏，用量宜小，如云南的三七、西藏的红花、山西的党参、吉林的人参、宁夏的枸杞子等。花叶类质地轻的药物，如菊花、桑叶、玫瑰花等用量宜大；质重的药物，如代赭石、磁石、石决明、龙骨、牡蛎等用量宜大；芳香类药物，如麝香、冰片等用量宜小；同种药物鲜品用量大，饮片用量小。所以，用药必依药物性味、质地、产地施量。

同一味药物，欲使其发挥不同功用时，用量应该有所不同。如《本草纲目》云："地骨皮益肾生髓，断不可少用而图功，欲退阴虚火动，骨蒸劳热之症，用补阴之药，加地骨皮或五钱或一两，始能凉骨中之髓而去骨中之热。"麦芽健脾开胃一般用5~10g，回乳则用120g；附子在四逆汤证用1枚，通脉四逆汤证就用大者1枚，用以回阳通脉；山茱萸用于收敛固涩时5~10g，补益肝肾时30g，如果用于收敛欲脱阳气时，可用120g；山楂用于活血祛瘀，用6g即可见效，治疗慢性胆囊炎用量须15~30g方可取效；桑白皮泻肺平喘，6~9g即可，但利水消肿则需15~20g；槟榔行气除胀消积用6~15g，驱杀绦虫则用60~120g；枳实行气开胸化痰用6~10g，升阳举陷则用60~100g；益母草调经用10~15g，利水消肿则需30~60g等。又如桂枝汤中桂枝与白芍等量，有调和营卫、解肌发表作用，桂枝量加倍则成温阳降逆之桂枝加桂汤，治阴虚心悸或气从少腹上冲心胸，白芍加倍则成了既解表又和里的桂枝加芍药汤，治表寒虚证兼见腹满胀痛。例如，路志正治疗白塞综合征，用甘草泻心汤与导赤散合方加减，重用生甘草50g为君，清热解毒；邓铁涛治疗心肌炎、心律失常，用炙甘草汤加减，方中炙甘草用量30g，甘温补脾益气，通经脉，利血气。通常甘草作佐使药，一般用量为3~6g。而甘草泻心汤和炙甘草汤，甘草为主药，故重用30g以上。可见，同一种药物在不同剂量区间，其功效可能不同。如国医大师张琪用马钱子配补阳还五汤加味治疗脑型麻痹，以马钱子合虎潜丸、三妙散加减治疗急性脊髓炎，因炙马钱子为剧毒之品，用量仅为0.5g，以汤剂冲服，因此，对于一药多效的药物，要根据所治疾病决定其用量。

（六）因地域施量

我国地域辽阔，南北东西温差、光照、湿度等差异巨大，且不同地域风俗习惯、体质特点迥异。因此，药物所用剂量也不同。如寒冷潮湿地区，多用温热、化湿、燥湿等药，且剂量偏大；干燥少雨地区，则养阴润燥药用量较大。如附子，《中药学》规定剂量为3～10g，但是云南、四川等地治疗阳虚里寒证、风寒湿痹证，常用30～60g，或更大剂量，多配伍干姜、甘草等药，附子先煎2小时以上，以不麻口为度，再入他药同煎。吉林、黑龙江地区气候虽寒但燥，附子常用但量不宜过大。可见，地域差异使药物在用量上存在较大的差异。

（七）因季节施量

天人相应，春、夏、秋、冬四时气候变化，处方用药剂量亦应有所增减。《徐大椿医书全集》载四时加减柴胡饮子，由柴胡、白术、槟榔、陈皮、生姜、桔梗组成。冬三月柴胡量稍大，春三月减白术增枳实，夏三月又增甘草，秋三月同冬三月，唯陈皮稍多。四时气候的变化对人体会产生一定的影响，所以治疗疾病时必须考虑时令气候的特点，春夏季节气候由温转热，阳气升发，人体腠理疏松开泄，即使外感风寒致病，也不宜过用辛温发散之品，以免开泄太过，耗伤气阴，因而用量宜小；暑天化湿解暑药量宜大，秋天生津润燥药量宜大；秋冬季节，气候由凉转寒，阴盛阳衰，人体腠理致密，此时若非大热之证，寒凉药物用量宜小，以免寒凉太过损伤阳气。《素问·六元正纪大论》指出："用寒远寒，用凉远凉，用温远温，用热远热。"指出临证用药必须根据四季气候变化加以调整。

总之，衡量用药量大小的标准，应本乎《黄帝内经》"有故无殒亦无殒"的原则。古代医家对于中药剂量的运用，可谓严谨缜密，毫分缕析，容不得半点疏漏，否则便会误一药而毁全方。

六、用利远弊思维

中医治疗疾病，是通过方剂来实现的。方剂是由若干味中药组成的，不同药性、不同气味的药物，其在方中的作用也是不同的。有些药物在方剂的组成中起重要作用，但由于其某些作用不是治疗疾病所需要，或是某些作用会导致人体的阴阳气血损伤，尤其是一些具有毒性的药物，故必须通过适当的配伍、炮制、煎服法等制约药物偏性或毒性作用，去性取用，发挥其治疗之功，纠正某些药物偏胜之性，防止病证由一种病机向另一种性质对立病机的演变。取其有利，远其弊端，是应用中药治疗疾病的重要原则。

（一）通过配伍，制性取用

方剂是药物合理配伍组合，方剂中各味药物在方中既体现出其个体的药性和作用，更体现出药物组合后共同发挥整体的作用。对于有偏性的中药或有毒的中药，可通过配伍制约，达到协调药物偏性、降低药物毒性、减少不良反应、增强药物疗效的作用。《神农本草经》曰："若有毒宜制，可用相畏、相杀者，不尔勿合用也。"如治疗胸痹的薏苡附子散，方中薏苡仁利水除湿降浊，是本方之主药，但性甘淡清凉，有助寒之弊，故用辛热之附子温阳散寒，制约薏苡仁的寒凉之性。治疗"胁下偏痛，发热，其脉紧弦，此寒也，以温药下之"的大黄附子汤，原文既有"以温药下之"之言，且用大黄，说明本证当有大便不通之症。"脉紧弦，主寒主痛，"说明本方主治寒实内结证。方中以大辛大热之附子散寒止痛，与大黄同用去大黄寒凉之性而存其通下走泄之用。治疗肠痈的薏苡附子败酱散，尤怡认为本方证"肠内有痈，营郁成热"，故用"薏苡破毒肿、利肠胃为君，败酱草一名苦菜，治暴热火疮，排脓破血为臣；附子则假其热以行郁滞之气尔"。而在治疗"肠内有痈，营郁成热"的病证时，附子的热性恐助邪热，故用甘淡清凉的薏苡仁、辛苦寒的败酱草制约，去除附子的大热之性而存其用。治疗阳气虚衰、胸阳不运、阴寒凝滞所致胸痹的瓜蒌薤白白酒汤，方中瓜蒌豁痰下气、宽畅胸膈，然其性寒滑利，恐伤阳气，故以辛温之薤白通阳散结、辛温之白酒辛温通阳，并宣行药势，二药去瓜蒌寒凉之性而存其用；治疗痰浊壅盛、闭阻胸阳所致胸痹的瓜蒌薤白半夏汤，方中瓜蒌豁痰下气，宽畅胸膈；薤白辛温，通阳散结；半夏辛温，燥湿化痰、消痞散结；白酒辛温通阳，并宣行药势。其中薤白、半夏、白酒的辛温之性制约瓜蒌的寒凉之性而存其用。总之，通过配伍可达到去除药物的某些偏性，而其主要功用不变，发挥其治疗之功效，从而提高临床疗效。

（二）通过炮制，易性取用

炮制是对中药材进行净制、切制和炮炙等操作，制成一定规格的饮片，以保证用药安全和有效。中药通过炮制，内部成分发生了变化，合理的炮制具有降低和去除中药毒性、改变药性、增强药效等多方面的作用。如附子经过炮制后可减少其有毒成分乌头碱的含量，使乌头碱水解成毒性仅为其 1/2000 的乌头原碱，降低了附子的毒性，而其温里作用不变；生半夏有毒，用生姜汁炮制后，毒性消失，而燥湿化痰止呕的功效倍增；生白芍具有滋阴养血的作用，经酒炒后可以去除其寒性，使其养血活血作用增强；黄连苦寒，具有清热燥湿的作用，酒炒黄连可以去除其寒性，而燥湿作用不变，可用于湿重热轻或湿重热象不明显的病证；栀子具有清热利湿、凉血解毒的作用，其性苦寒易伤胃气，通过酒炒可降低其苦寒之性，而燥湿作用不变，用于胃气虚弱而有湿热的患者。

由此可见，根据临床不同病证的需要，对药物进行相应的炮制，去除药物的某些药性，而使药物的主要作用不变。

（三）合理煎煮，用利远弊

合理煎药是中药减毒增效的一项重要措施，一些有毒的中药，通过先煎、久煎、蜜煎等去除其毒性，而使其主要治疗作用不变。如张仲景治疗阴寒痼结的大乌头煎，"以水三升，煮取一升，去滓，内蜜二升，煎令水气尽，取二升"（《金匮要略·寒疝》），通过蜜煎的方法去除乌头的毒性；如治疗正水的麻黄附子汤，方后注曰："以水七升，先煮麻黄，去上沫，内诸药，煮取二升半。""先煮麻黄，去上沫"，可去除麻黄碱，使麻黄的毒性降低；又如治疗风湿兼表阳虚的桂枝附子汤，其中附子要"炮，去皮，破八片"；"以水六升，煮取二升"（《金匮要略》）。方中附子经过炮制、切割、久煎，降低了其毒性。因此，不同的煎煮方法，可使药物中的某些毒性去除，而功用仍然保留，从而提高临床使用中药的安全性和有效性。

（四）正确服用以减毒

根据病情轻重缓急和患者个体素质等确定合理的服药时间、服药次数、服药量、服药法、用药疗程，充分发挥药物的作用，减轻或减少药物不良反应的发生。

1. 服药方法　一般口服药物每日服 2～3 次，早、晚或早、中、晚各服 1 次。解表药宜即时服用，以免病邪由表入里；镇静安眠药宜睡前 1～2 小时服用；补益药、止泻药宜饭前服。若病情需要大剂用药时，则 1 日之量可分多次服用。

2. 按疗程用药   疗程是合理用药的重要环节。疗程过短难收预期疗效，疗程过长则可能会给患者造成伤害。长期应用某些药物是导致中药中毒的原因之一，故治病用药当遵"无使过之，伤其正也"之原则，即不要剂量过大和服药过久。

七、剂型择用思维

中药剂型的种类丰富多样，常见有汤剂、丸剂、散剂、膏剂、丹剂、片剂、针剂、冲剂、糖浆剂等。剂型是药物使用的必要形式，剂型与疗效有密切的相关性，不同的剂型针对不同的疾病有不同疗效。临床用药时，要根据疾病的性质和药物本身的特性选择合适的剂型，以发挥药物的最大疗效。剂型不当可降低疗效或无效，合理的剂型不仅可增效，也可减小药物的毒副作用。

（一）根据药物的特点选择适当剂型

1. 矿物类药物   质地坚硬，水煎时有效成分难以溶解，部分矿物类药物外治时其有效成分难以吸收，故临床收效甚微。为提高疗效，矿物药一般制成丹剂，如以水银、火硝、白矾、皂矾、朱砂、雄黄、铅等制成的红升丹、白降丹、轻粉等。

2. 动物类药物   不宜水解，故宜制成胶剂，如皮胶类的阿胶、角胶类的鹿角胶、甲胶类的龟甲胶等，如此可使该类不宜水煎的药物发挥较好的临床疗效。

3. 具有刺激味或剧毒类的药物   宜制成糊丸、蜡丸、缓释剂等，这样既能使药物在体内缓慢释放延长疗效，又能防止因刺激造成的胃肠道损害。如用于攻逐冷积的三物备急丸，因含有峻泻药巴豆霜，故选择蜜丸剂型。

4. 有特异臭味类的药物   宜制成丸剂，这样既可掩盖其臭味，又可减少胃肠道反应，如阿魏、败酱草。

5. 易于挥发的药物   宜制成蜜丸，如中医急救药物"凉开三宝"之安宫牛黄丸、至宝丹、紫雪，前二者均是蜜丸制剂，在组方用药上均以芳香走窜、开窍醒神的药物如麝香、冰片等为主药，制成蜜丸，有利于保存，以利救急之用。

（二）根据病证特点选择剂型

1. 根据病势缓急选择剂型   汤剂药力强，适用于各种脏腑急慢性病证；散剂作用不如汤剂强，但比丸剂吸收快，常用于急而较轻的病证；丸剂作用舒缓，常用于疾病后期调理。

2. 根据病变部位选择剂型   对体表的痈疽疮疡，宜用散剂、油膏剂；对深部肌肉形成的瘘管，宜用线剂；局部跌打损伤、风湿痹痛，外用膏药作用直接，取效相对较快；眼疾用滴眼剂；鼻疾用滴鼻剂；肛肠疾病如溃疡、痔疮、瘘管等可用栓剂、膜剂，直接作用于局部而取效。

3. 根据病情病态选择剂型   对昏迷患者，可选用鼻饲或药物吹鼻或舌下含服以求速效。

由于病情的差异，选用不同的剂型以方便服用。例如，对于久病需长期服药者，汤剂服用较为困难，可选用丸剂；对于局部病变于某处关节的疾患，口服药往往波及范围较广，长期服用可能会影响身体其他部分的正常生理机能，可进行局部外敷；对于全身疾患则可进行药浴，或服用汤药等。总之，应根据具体情况灵活调整剂型。

第六章　治疗实施思维与疗效判定思维

治疗通常指采用某种手段干预或改变特定身体不健康状态的过程，疗效则是决定治疗是否有效果和价值的重要评价内容。

第一节　治疗实施思维

在实施医术的过程中，存在着一系列的诊治矛盾，需要我们以辩证的思维方法去认识和解决。实施医术的过程，实际上就是一系列解决诊治矛盾的过程。

一、诊断与治疗

中医学强调四诊合参、辨证论治，在诊断方面包括辨病和辨证两个方面，辨病与辨证的准确与否无疑对治疗效果起到至关重要的影响。正确的诊断是正确治疗的前提，错误的诊断则是误治的思维先导，这符合通常的形式逻辑思维过程，属于一般可预期临床结果。在临床治疗效果不满意的情况下，首先应反思、审视自认为"正确"的初步诊断是否真的"正确"，如发现有误，应及时纠正，确保进一步治疗的准确性。其次应当知道正确的诊断也并不能完全保证有正确的治疗方药，理法的合理和方药的应用之间还有距离，包括医者本身专业水平在内的诸多因素也会对治疗结果产生影响。同时，基于欠准确的诊断引导的治疗也并非必然导致不良后果，有时候甚至会有一定疗效，因为许多治法具有"广谱"治疗效应或是针对部分病机，但是辨治不准确或误治时所取得的疗效是不确定的疗效，是诊断认识与治疗实践相互有所脱离的疗效，其固然有使疾病治愈、好转的可能，却也潜伏着贻误病情、使病情恶化、产生非预期不良后果的危机。因此，对诊断未明确的患者，治疗应审慎选择安全的药物，并进一步密切观察、了解病情的变化，及时做出准确的诊断，选择正确的方药。

二、治病与致病

审证求因、辨证论治是中医学治疗疾病的重要特点，把握疾病的病因病机是保证治疗措施准确性及效果可靠性的关键因素。当然，如在临床中遇到病因病机不明确的情况也应积极予以对症处理，避免延误病情。在治疗过程中，一般针对疾病的主要矛盾进行处理，在主要矛盾缓解的同时，也可能会因辨证不精确、方证不全应、药性药量不适当、个体体质有差异等而伴有一些附带效果的出现，如苦寒攻下剂是治疗胃家实的重要手段，在改善患者主要临床状况的同时，有些患者可能会出现胃脘不适、食欲减退及腹痛腹泻的情况，此时应在保证处理主要矛盾的同时，及时对其方药进行调整，尽量减少其不良作用。医疗手段都具有双重性，既可以治

NOTE

病，又可以致病，应严格把握适应证与禁忌证，既不可因疾病的难治而随意放弃治疗，也不可因疾病可治而失去有利的治疗时机，尤不可犯虚虚实实之戒。

三、自愈与治愈

自愈是指机体通过自身的修复、适应与代偿等能力，摆脱疾病与亚健康状态的过程，是机体依靠内在因素自我调节、平衡、稳定、恢复和痊愈的过程。治愈是指通过医疗手段干预，缩短疾病自然进程、改变疾病发展方向，从而减轻、控制和消除疾病或亚健康状态的过程，是依靠外在干预辅助机体实现痊愈的过程。这个过程表面上是运用外在因素的干预，但归根结底还是需要依靠内在因素实现机体病愈，只是内与外因素所占的比例不同而已。正如《素问·刺法论》所云："正气存内，邪不可干。"机体的自愈能力愈强，往往提示其抵抗力水平愈高，患病概率愈小，即使患病也可以充分依靠内在能力实现机体痊愈。由于个体的差异，自愈能力也不尽相同，同样的病患，有人可以自愈，有人则需要医学手段的介入干预，但两者是相辅相成的。自愈力的先天遗传非常重要，但后天也可以通过改善环境、食药调理、劳逸结合、运动锻炼、情绪调节等养生保健提高自愈力。利用自愈力祛病仅适用于防治"未病"及疾病初起时，更多时候需要运用医疗手段的干预，保护和增进机体的治愈力，充分调动机体的抗病力以获得最佳的治疗效果。随着医学发展，人们越来越依赖药物"代替"机体组织器官的抗病能力，机体自身的自愈力也受到了削弱。增强机体自愈力、帮助机体维持自我调节与自主健康的能力对于疾病防治至关重要。

四、患者依从性与医患沟通

患者依从性是指患者按照医嘱进行诊断、治疗，与医嘱保持一致。影响患者依从性的因素包括医患信任关系的强度、患者对自身疾病严重程度的感知、患者对疗效的预期、治疗与病程持续时间的长短、治疗方案复杂性等，这些因素及患者依从性好坏与医患沟通密切相关。医患沟通是指医患双方围绕疾病、治疗、健康及相关因素等主题交换与了解信息的过程，贯穿整个医疗过程，通过医患沟通所形成的医患关系会影响患者的诊治结果。沟通得力，依从性好，则疗效事半功倍；沟通不力，依从性差，则疗效事倍功半。医患沟通一般以医生为主导，以患者为中心，正如《素问·汤液醪醴论》所指出的："病为本，工为标，标本不得，邪气不服。"此外，医患沟通还需要关注医患双方的精神、心理活动状态及对患者进行健康教育，这对化解医患矛盾、增强患者的依从性具有现实的指导意义。医生在提升自身医学技能的同时，还应注重学习医患沟通技巧，摆正自我位置和心态，以患者为中心，避免医疗过错，调动患者积极性，建立信任合作关系，共同构建和谐的医患关系。

第二节　疗效判定思维

临床疗效是中医药赖以生存与发展的根本所在，疗效判定思维则是疗效判定指标体系的灵魂。疗效判定思维包含有效还是无效、单一疗效还是综合疗效、个别有效还是总体有效、近期疗效还是远期疗效、预期结果与意外结果等系列辨证思维。

一、有效与无效

要判断某项医疗措施是否有效，需要考虑判断的可靠性与依据的科学性两方面问题。

（一）判断的可靠性

判断的可靠性先要排除非治疗因素的好转。

1. 患者的心理作用　心理暗示往往对疾病的治疗产生重要影响，患者一般对威望较高、态度较好的医生具有高度的信赖感，这种信赖感能对疾病的治疗结果产生直接的影响，即使是给予毫无作用的安慰剂有时候也能使病情好转。

2. 疾病的自愈　人体均有稳定和平衡的自我恢复调节机制，某些疾病在这些机制的作用下，可以逐渐恢复健康状态，有时患者就医时恰巧与疾病自愈阶段的终末期重合，从而产生了治疗起效的假象。

3. 疾病的周期性变化　某些疾病发作具有间歇期，其间歇期或长或短，长则数年，短则几日，如痫病、哮喘等，对于此类疾病治疗效果的判定，必须排除疾病处在间歇期的可能。

（二）依据的科学性

判定疗效的依据可以是主观症状，也可以是客观指标，或者两者兼有。单纯依靠自觉症状的减轻或者是消失作为判断疗效的标准，有可能出现误判。其主要原因是：①有些患者碍于医生的情面，会夸大治疗效果，或者在医生的暗示下说出医生所期待的结果。②某些疾病的自觉症状与实验室检查指标出现不一致，甚至相反的表现，此时应对二者进行综合分析判断。

二、单一疗效与综合疗效

临床疾病十分复杂，治疗时往往采用多种治疗手段与方法，患者症状和客观指标的改善，可能是单因素疗效，也可能是多种因素共同作用的结果。若为多因素疗效，又应明确到底是哪些因素起了主要作用，这样可以避免把多因素复合疗效误认为是某因素的单一疗效。同时还要排除那些无效因素，尽量减少药物的种类和数量，以减少毒副作用，并减轻患者经济负担。

三、个别有效与总体有效

某种治疗方法在特定的情况下，特别适合某些患者，但并不是说此种疗法对患有该疾病的大部分患者产生同样的治疗效果，在进行疗效判定时，要注意这种有效的个案，并努力找出有效的原因，推寻这种疗法对某种疾病的总体有效率为多少。

四、近期疗效与远期疗效

有些疾病经治疗后，近期明显好转，但不能仅凭一时症状的缓解就得出患者痊愈的结论。临床很多的应急治疗措施，本身就是解决一时性短期症状的，如止痛等对症治疗的措施，虽疼痛能暂时缓解或消失，但根本病因并没有去除，不能得出"有效"或"痊愈"的判断。虽然如此，临床上仍然追求近期疗效，因为近期疗效可以为远期疗效奠定基础，同时使患者坚定战胜疾病的信心，减轻痛苦，为进一步的治疗赢得更多的时间。远期疗效是患者和医生共同追求的目标，是患者的切身利益，所以应该在巩固近期疗效的同时，积极对因治疗，防止复发，追求远期疗效。

NOTE

五、预期结果与意外结果

预期结果是在实施治疗手段之前，根据现有的医学知识与技术水平，结合医生的临床经验推测出来的结果。意外结果是指实施治疗手段后，得出的结果与预期结果不一致，这种结果可能是疗效的程度差异，也可能得到的不良结果，远远超出医生对疾病原有的认识和估计。医生应全面深刻分析产生这些意外结果的原因，提高和扩充现有的医学知识和自己的实际经验。

临床疗效判定指标的选择应当遵循病证相结合，整体与局部相结合，静态描述与动态观察相结合，传统四诊信息与现代医学指标相结合，软指标与硬指标相结合，近期效应与中远期疗效相结合，有效性、安全性及卫生经济学指标相结合，群体共性与个体特质相结合等评价原则。中医临床疗效的评价既要重视对西医"病"的评价，也要重视对中医"证"的观察；既要重视西医"病理"在局部解剖部位的改善，也要重视中医"证"对整体状况的调节；既要重视现代医学指标调节，也应科学体现中医四诊信息，重视患者症状的改善、生活幸福指数的提升；既要静态评价疾病指标和四诊信息，也应当从四诊信息动态演变中寻找中医诊疗规律；既应重视近期效应，也应重视中远期效果及终点结局。

第七章　中医辨误救误思维

误诊与误治是在医疗实践过程中，经常发生的并可能带来一系列不良后果的医疗过程。无论古今、中医西医、国内国外，误诊与误治的情况均广泛存在，某些疾病的误诊率超过 50%，且误诊与误治绝不仅仅局限于疑难杂病，一些常见病、多发病，误诊误治的比率依然较高，给患者造成了较大的伤害和经济损失，也在社会上造成了诸多不良影响。如何降低误诊误治率，这是每个从医者应该思考的。

第一节　误诊误治思维辨析

误诊误治是指医者对疾病的判断与实际的病情不相符合，从而采取了错误的治疗方案。误诊分为广义误诊和狭义误诊两方面。狭义误诊，是将 A 种疾病诊断为 B 种疾病，将有病诊断为无病，或者将无病诊断为有病。广义误诊分为延缓误诊和漏诊两方面，延缓误诊是相对于及时诊断而言，延缓的诊断也许最后诊断是正确的，但因正确诊断的时间延迟，使患者错过最佳治疗时机而影响了治疗效果；漏诊指对患者诊断不完整，遗漏了诊断以外的疾病，如果漏诊的恰恰是患者的重要疾病，则视为误诊。

临床医疗活动中，导致误诊误治的原因很多。医者的诊疗水平与医学自身发展情况息息相关，诊疗所需的检查手段及仪器设备的先进程度也会影响诊疗的精确性，这些均可成为误诊误治情况发生的客观原因。作为诊疗活动的主体——医生，其临床诊疗思维方法上的偏颇是造成误诊误治的主观因素，但这却可以通过运用恰当的临床思维方法，规避误诊误治思维，最大程度上避免其发生。因此辨析、总结误诊误治思维，明晰其产生的原因及特点，有助于及早纠正和克服不良的临床思维习惯，从而达到减少误诊、提高诊疗水平的目的。

一、思维的固化

思维的固化是指在头脑中形成对事物的某种固定的看法、观点，且不轻易改变。中医在进行临床诊疗过程中，必然需要结合既往的知识体系、理论观点、经验教训，这些是医生从事临床活动所必需的思维资料，不可缺失。但我们不得不承认，人体是一个复杂的巨系统，因此疾病过程相较其他一般事物的发展过程而言也更为复杂。如果在诊疗中，医生一味固守头脑中静态的、孤立的理论或经验，失其思维的灵活性及活跃性，则极有可能与疾病的本质属性及其发展变化的客观规律失之交臂，而导致误诊误治的发生。诊疗过程中，思维的固化主要表现为两种形式，即思维的惯性和思维的僵化。

NOTE

（一）思维的惯性

思维的惯性也可称为"思维定式"，是人们在先前事物连续、反复刺激后，对相应的信息产生的一种特定的思维倾向。当再次面对相同或相近的事物时，人们便会不自觉地将先前形成的思维活动用于对当前情境的反映中。中医临床过程中，医者经过长期的临床实践，针对某一类疾病积累了丰富的临床经验，为诊疗思维活动不断补充"证据资源"，从而逐渐形成一个相对固定的思路。在面临类似病证时，医生便习惯性地受到先前思维方式的引导，而迅速对当下病证做出判断，并构思出解决方案。可见，这种惯性思维若能运用得当，恰可缩短医生思考时间，提高临床效率。如若医生过于依赖这种惯性思维，便容易滋生医生思维的惰性，会使诊疗思维缺少活跃性而固步自封，甚至会成为限制思维范围的枷锁，减低诊疗思维的敏感性，忽视对当下疾病本质的探求，而造成误诊误治。王纶在《明医杂著》中记述的一则医案恰为惯性思维容易对临床诊疗产生不良影响的明证。某医生依照既往经验为两手麻木的产后患者处以愈风丹及天麻丸以祛风通络，却忽视了患者有产后气血大虚的病理基础，愈用辛散之品，愈加耗伤气血，因而患者服药后症状加重，遍身皆麻，又增神思倦怠、自汗盗汗等症，后经他医辨证审机，依证用药，以十全大补汤治愈。

除了既往临床经验会促使惯性思维形成外，医生的知识结构和理论体系也是影响思维定式的重要因素。对于经验积累较少的年轻中医而言，更倾向于搬用书本中的理论知识或经典条文以解决临床实际中复杂多变的病证。此时其临证思维往往受到其认知水平、认知角度、认知深度等因素的影响，因此在这个过程中形成的思维定式，难免会具有机械性、局限性、片面性、封闭性等缺陷，这也是思维定式导致误诊误治的又一重要原因。如午后潮热为阴虚发热的特征性症状之一，若患者见有午后潮热，一些临床医生可能会习惯性地将病证与阴液不足构建联系而诊断为阴虚火旺证，却对湿郁热蒸亦可见有午后身热之湿温潮热有所疏忽。如果医生屈从于其惯性思维，草率诊断，极易导致误诊误治。

（二）思维的僵化

思维的僵化表现为医生在诊疗过程中，思维方式单一而静止，缺乏灵活性，不能以发展变化的动态眼光审视疾病的客观变化过程而一味固守某法某方，或盲目依从于某些医学理论，或他人的经验、诊断而不能变通对待和运用。如某患者头痛时作，伴眩晕、呕哕等，医者唯念"高颠之上，惟风可到"之论，诊为"肝风上扰，胆胃不和"，方用天麻钩藤饮合温胆汤化裁，但药后诸症不减而反增。该医即盲从于某一医理而不做具体分析，以致未能对患者"头痛每于月经后发作，伴月经量多如崩"这一重要信息引起足够重视而误诊，继而重用柴胡、白芷等温升耗散气血之品于血虚气弱患者而误治。又如某患者发热，午后尤甚，伴口渴心烦、昏蒙谵语、大便不下、脘腹胀满、舌红苔黄、脉滑数等，医生便与《伤寒论》小承气汤证（第219条"阳明病，谵语，发潮热，脉滑而疾者，小承气汤主之"）相对应，判断该患者证属阳明腑实证，治用小承气汤。结果药不效而并增呃逆之症。后又详查病证，发现患者口虽渴而不欲饮水，苔黄而不燥却腻，神昏但时明时昧，方知此证当为湿热酿痰、蒙蔽心包所致，又处菖蒲郁金汤加减而愈。可见，医生机械地盲从于医理医论，按图索骥，却不能透过现象探求本质，忽视了对疾病本质的思考，难免会将诊治带向错误的方向，这也是思维的惯性给临床诊疗带来的不良影响之一。

缺乏"问题意识"往往是思维僵化的重要原因之一。面对患者的病证，医生没有努力探求病因病机，不具备提出疑问的思考意识和能力，大脑不能处于"活跃状态"，以至于在临床诊疗过程中思维被固定化，从而出现误诊误治。"问题意识"的缺乏与医者的理论知识不系统、不深入关系密切。不完善的知识结构，必然有碍于对疾病的辨识和处理能力的培养，且难以做到触类旁通，而缺乏思维的敏感性。因此，只有具备扎实而深厚的中医理论知识，不断拓宽知识的维度，不断学习扩充新的理论知识，并结合临床实践主动探索和积极思考，使思维维持在活跃的状态，才能最大限度地降低误诊率。

二、思维的窄化

中医诊疗是在整体观的指导下进行的，然而面对复杂的、多层次的人体和错综变化的疾病过程，医者的临床思维容易被疾病的某一方面或某一阶段表现而局限，而对其他方面的表现或同时存在的其他疾病有所忽略，不能以全面的、整体的、联系的视角统观全局，一叶障目，以蠡测海，从而导致误诊误治。这种思维上的局限即为思维窄化的主要表现。如见咳嗽，只知宣降气机以治肺，却不明"五脏六腑皆能令人咳，非独肺也"之经旨，失去治疗的准确性。如某患者劳累汗出淋雨后出现右下肢拘挛疼痛难忍，伴肌肤麻木、烦躁、口苦、便秘、溲赤等症，医生据其热象表现，按湿热痹阻经络论治，但未见效。后经细审病因病机，方悟初诊所关注的诸热象乃疼烦引动心火所致的疾病之标象，未抓住患者下肢拘挛疼痛乃汗出淋雨受凉以至寒湿闭阻经络所致这一疾病之本质，本末倒置，势必造成误诊误治。思维的窄化，失去全局意识是导致该案初诊时医者标本不分的主要原因。

随着西医学对临床分科越来越细，各科医生针对各自专科疾病的特点有其思维方式与方法，其对于专科专病诊治水平的提高无疑有着重要的临床意义，但这种分科形式却容易将医生的临床思维局限于其专业范围内，而整体的综合分析被弱化，从而导致误诊误治的发生，这也是现代中医临床易于出现思维窄化的原因之一。诚如《医宗必读》所言："见痰休治痰，见血休治血，无汗不发汗，有热莫攻热；喘生勿耗气，精遗勿涩泄，明得个中趣，方是医中杰。"中医在临床诊疗中，不应缩窄思维，而应广开思路，立足整体观，根据疾病的整体过程及病证在机体的整体表现展开全面的综合思考，以更好地发掘疾病之本，避免"头痛医头、脚痛医脚"，以偏概全的局限性思维，从而提高临床诊疗效果。

三、思维的泛化

思维的泛化是指医生缺乏具体的、精确的、深刻的临床思维。尽管人体的生理病理变化，以及疾病的发展、转归等存在共性的特征及规律，但不同的病证有各自的病机特点，即便同一疾病出现于不同个体也会有其个性特征，因此临证诊疗必须具体问题具体分析，详审细察，在对共性特征认知的同时，还要进一步探求个体化差异对疾病诊疗的贡献，避免临床思维泛化而使诊疗笼统粗浅以致误诊误治的发生。如同为腹泻，既有脾虚不能升清、肾虚不能温煦、小肠不能泌别清浊、湿邪过盛或寒湿为患、暑热为患等，还有热结旁流之大承气汤证、阳气不足之黄土汤证、中焦不足之甘草泻心汤证、热毒蕴结之白头翁汤证等。若不能具体地辨证分析，则可能药不对症而造成误诊误治。又如辨证同属脾阳虚，但有以泄泻表现为主者，亦有主要表现为水肿者，二者在温脾阳以治本的同时，亦当对其症而精确选药，否则失其诊疗的针对性，不仅容易错过最佳的诊疗时期，甚或变生他证。

四、思维的依赖性

思维的依赖性是指医生不能独立完成临床诊疗，需要依附于他人的诊疗观点，或为他人观点所左右，是临床思维缺乏独立性和自信性的表现。医生作为独立个体，必然存在知识、经验等方面的不足，因此处理临床病证时，不免需要借鉴前辈先贤的经验，这无可厚非。但临床病证是不可完全复制的，他人之经验理论只是教人以办法，授人以思路，而绝非束人以模板。若盲目崇拜，过分依赖，照搬套用，而没有自己的主张和见解，其临床诊疗不免会与现实病证之间存在偏差，从而导致误诊误治的发生。

此外，一些医生，特别是年轻的中医师，对自己的诊疗能力缺乏自信，诊疗思路常常受到专家、权威或者上级医师的影响，不敢提出质疑或否定，依赖其制定的诊疗方案而不加思考及论证；或过于依赖他人提出的诊疗意见，使诊疗重心失衡，迷失了自己的诊疗方向，这些都是临床医生因思维的依赖性而造成误诊误治的原因。

五、思维的倒转

所谓思维的倒转，即是有违临床思维的一般规律，不是以客观事实为依据进行分析判断以形成诊疗方案，而是在收集疾病资料时，先入为主地根据病史或四诊所得的某一方面资料即形成诊断，并以这个诊断为前提，将其他临床资料强行与之建立联系，或对其他临床资料进行随意取舍，抑或主观臆想、推测病情病证，甚至诱导、暗示患者描述出有助于该"诊断"的临床资料。这样一个片面的、主观的诊断，采取的是用客观迎合主观、以主观验证主观的不良思维方式，必然将诊疗带向一个错误的方向。

综上可见，医生作为医疗活动的主体，在临床诊疗中占据主导地位，其不良的临床思维方式极易使诊疗偏离正确的方向，即便不是误诊误治产生的必然原因，但却是降低诊疗准确率、影响诊疗效果的核心因素，亟须广大临床医生关注并引起重视。误诊误治思维可以出现于临床诊疗各个阶段，上述引起误诊误治的不良思维彼此之间也非孤立存在，往往相兼并见，综合作用于临床诊疗的各个环节而导致误诊误治的发生。一个准确的临床诊疗方案并非轻而易举就能获得，不仅需要医生具有坚实雄厚的理论知识，还要具备科学的思维，只有了解并正视临床思维上的不良习惯与缺憾，才能在诊疗中正确地、积极地、理智地运用临床思维解决临床问题，提高临床诊疗水平和质量。

第二节　中医辨误救误思维的形成

中医药学历经几千年发展，积累了丰富的经验，误诊误治作为医疗实践的问题如影随形，从未间断，促使医学家们从各个角度对中医学进行整体反思、总结和探索，使中医药学理论与实践不断提高、日趋成熟。早在《伤寒杂病论》即有中医误治的系统论述，并在后世被不断完善补充，《医学心悟》开篇《医中百误歌》即对医家误、病家误、旁人误、药中误、煎药误等做了详尽的分析，虽然历代医家对辨误救误有所探讨，但中医辨误救误尚未形成体系，对误诊误治却缺少有组织的、系统的讨论，多限于医家个人经验的整理，失于探讨，辨误思维难成模式；辨误思维因缺少量化依据，医籍个案无规可循等，都导致中医对误诊误治的问题讳莫如深，影响了中医药学理论和实践的健康发展。《伤寒杂病论》等医籍中所分析的误诊误治的常见原因，以及提出的各种救误之法，至今对中医临证实践仍具借鉴和指导意义。

一、中医辨误救误的思维理论基础

中医误诊误治，多与不能完整、准确运用中医四诊技术，全面了解病史和症状，不善于灵活准确运用八纲辨证、脏腑辨证、三焦辨证、卫气营血辨证等辨证方法去分析病情有关。错误的诊断又直接影响治法治则的确立和遣方用药，所以误治的主要原因在于误诊，而误诊所导致的直接结果就是误治。中医误诊、误治常发生在同一时间，或同一个思维方法之中，误诊与误治在某种情况下有因果关系，所以误诊和误治共同研究，有利于阐明失误的真正原因和本质。

中医误诊、误治的记载大多数来自《伤寒论》。《伤寒论》398 条原文中，有 120 余条谈到误治。例如，"伤寒五六日，呕而发热者，柴胡汤证具，而以他药下之，柴胡汤证仍在者，复与柴胡汤。此虽已下之，不为逆，必蒸蒸而振，却发热汗出而解，若心下满而硬痛者，此为结胸也，大陷胸汤主之；但满而不痛者，此为痞，柴胡不中与之，宜半夏泻心汤"。其详细论述了误治之后可能的变证，并提出相应的治法与方药。《伤寒论》不仅列举了多种误治、失治所引起的变证、坏病，并且提出了"观其脉证，知犯何逆，随证治之"的救误原则。而称"救误法"者，始自清代徐大椿《医学源流论》一书。论曰："正治之法，一经不过三四条，余皆救误之法。"又针对《伤寒杂病论》曰："此书非仲景依经立方之书，乃救误之书也。"明确了仲景书对辨误救误的理论与临床价值，由此可见辨误救误法在中医学中的突出地位与重要作用。

二、中医辨误救误的主要内容

中医学属经验医学范畴。疾病的诊断必须根据疾病的病名、病因、病位、病性、病程、病势、患者的体质、发病所处的地域环境、饮食习惯、情志等诸多因素，结合医师扎实的中医理论基础，机圆法活的临证思维，知常达变的临床应变能力，胸有成竹的处方排兵布阵，取舍有度的大局观念，四诊合参，才能达到"见病知源"的目的。古代医家在长期的临床实践中对误诊误治的现象，以及误诊后如何救治，如何进一步改进诊治方法，防止误诊误治的发生等进行过较多研究，创立了具有中医特色的辨误救误思维。

辨误救误作为诊治疾病的一个重要方面，在临床中具有非常重要的意义。通常认为，中医诊断治疗学的主要内容包括四诊、鉴别诊断、病证诊断、治疗方案和病案撰写等。古代医家的大量临床实践表明，在诊治过程中除了辨别一般的症状、体征外，医者还需辨别误治变证，对各种复杂的病证，往往需要通过治疗后患者出现各种反应来辨别，方能认清疾病的本质。从大量误治病例总结出来的救误法，本身就具有客观、真实的特点，因而在临床思维中学会辨别误治变证，将一般疾病的辨证与变证的辨别密切结合起来是非常必要的。以《伤寒论》为例，"本太阳病不解，转入少阳者……尚未吐下，脉沉紧者，与小柴胡汤。若已吐下发汗温针，谵语，柴胡汤证罢，此为坏病，知犯何逆，以法治之。"前者未经误治，柴胡证尚在，故以小柴胡汤；后者经过误治，柴胡证已罢，就非柴胡汤所能主治，故知犯何逆，以法治之。又如甘草泻心汤证，心下痞硬满，因类似结胸证，故条文中增设"医见心下痞，谓病不尽，复下之，其痞益甚"的内容，从而推论出此非结热，而为"胃中虚，客气上逆，故使硬也"。与太阴病提纲证末尾"若下之，必胸下结硬"意同。由此可见，《伤寒论》中的救误是一种特有的临床思维形式，在诊断思维中起着支持或否定的作用。如果把辨病、辨脉、辨证作为正向的临床思维，那么辨误就是逆向的临床推理，正向与逆向思维的密切结合，互为补充，相辅相成，才能提高中医诊治效果。

三、中医辨误救误的特点

制定"随方立禁"，临证处方需重禁忌。为减少临床失误，古人在实践中制定了许多带有强制性的规范性条例，如"随方立禁"就是十分有效的方法。随方立禁是根据某方的配伍组成、作用部位和病机等特有属性，明确指出其禁用于某些病证，这也是《伤寒论》辨证遣方中一个不可或缺的组成部分。仲景制方，随方立禁，使得后世运用者受其功而不蹈其弊。如应用发表药时，规定了一服汗，止后服，若脉紧发热汗不出者，不可与桂枝；脉微弱汗出恶风者，不可服青龙；脉浮、发热无汗、表不解者，不可与白虎；诸亡血、虚家，不可用瓜蒂；病患旧微溏者，不可与栀子；阳明病汗出多者，不可与猪苓；外未解其热不潮者，未可与承气；呕家不可与建中。如此种种，不胜枚举。再如清代喻昌的《医门法律》，对临床疾病诸证分门别类，每一门类下先阐述病因病机及证治，接着即为法律，最后才是附方。法在这里主要是探讨辨证施治的原则性和灵活性，律则主要是讨论误诊、误治的原因和医生所应负的责任。全书纲目清楚，论理透彻，论据充分，观点新颖，对误诊、误治的理论研究有很高的参考价值，对减少医者的临床失误、提高临床疗效大有裨益。可见，订立规矩、了解治疗禁忌，能够有效减少误诊、误治的情况。

第三节　中医辨误救误思维的应用策略

临床上如果已经发生误诊误治，必须重新进行辨治，以减少临床失误带来的各种危害。误治变证的辨别，称为辨误；误治后重新辨证论治的方法，古代医家称之为救误法。

程门雪先生说：临证自非十全，岂能无过。一个医生不可能一生中无误。从主观因素来看，一个人的精力和临床时间毕竟有限，因此，他的临床经验也必然受到时间、地域、知识结构等方面的局限，对于变化多端的病证并非都可以慧眼独具，手到病除。客观上，疾病毕竟是错综复杂的，有的病由于症状还不明显而不够典型，有的则各种症状交织在一起，加上中医的辨证规范尚未健全，对证候、症状、疾病的认识很难统一标准，还有舌、脉辨证无客观指标等，都给辨证论治带来了很多困难。因此，既使是具有一定临床经验的医生，甚至学术水平较高、临床经验丰富的名老中医，也难免出现在一些复杂的疑难病证面前把握不准的情况。误诊误治是每个临床医生都可能遇到的，如何防范误诊误治、减少医疗差错或事故的发生是每个医者必须思考的问题。

一、重积累，勤临证

清·喻昌在《医门法律·明络脉之法》中云："凡治病，不明脏腑经络，开口动手便错。"

作为中医师，应有深厚的理论功底，应牢固掌握中医的基本知识，在临证中还需透过现象看本质，注意辨别疾病的表象和本质。例如，假热证的面赤是在面色㿠白的基础上，仅在颧颊上浅红娇嫩，时隐时现，而里热炽盛证的面赤则是满面通红，揭衣蹬被；假寒证的四肢厥冷伴有胸腹灼热，阴寒内盛的四肢厥冷则是身体蜷卧，恶寒喜暖。前贤有言："医者意之，思虑精则得之。"所以说，丰富的积累，能够辨别细微处的差异，多积累临床经验，才能够做到见多识广而少犯错，不失误。

二、四诊合参，重视沟通

在诊疗疾病过程中，要重视四诊合参，见微知著，对四诊收集到的症状表现进行全面分析，方不至于遗漏。随着医疗事业的不断发展和人们法律意识的提高，患者对疾病的认知权、知情权，以及对检查和治疗方案的选择权日益被重视，医患矛盾日益突出。因此，掌握医患沟通技巧，进行有效的医患沟通，可使患者对医师的信任度提高，为正确辨证诊断提供更全面的相关资料，误诊误治的发生概率也将随之减少。

三、明辨病机主症，掌握疾病规律

病名总体上是疾病症状的抽象归类体系，同一病名表现在不同患者身上的症状可以千差万别，可出现同病不同症，同症不同病。把握疾病过程中某个阶段或即时状态的本质性病理机制，即是抓住了与主症一致的病机。清代名医喻嘉言教门人"先议病，后议药"。所谓议病，就是抓住临床主症，此为辨证之要点。在诸多症状中首要的是抓住主症，把主症的病机、病性、病位辨析清楚，同时参辨次症，为临床诊断、立法、处方、用药提供依据。这就是"治病必先识病，识病然后议药"。这一诊疗顺序，既符合中医辨证论治的精神实质，也符合中医认识和治疗疾病的思维过程。所谓识病就是把疾病发生发展和变化的病因、病机辨识清楚，然后才能"法随证立，方对证施"。如主症不明，辨证不精，思维僵化，草率用药，难免发生失治误治。

四、遵循治疗原则，掌握治疗方法

明代张景岳在《景岳全书·药饵之误》中云："有是病而用是药，则病受之矣；无是病而用是药，则元气受之矣。"强调应遵循治疗原则及诊疗常规，不可违反常规而另辟蹊径。中医治疗的重要治则有"寒者热之，热者寒之；虚者补之，实者泻之……"，如果违反，将加重病情，使疗效与预期相去甚远。如何遵循诊疗常规及治疗原则，古人提出了如下几点经验：

1. 必须掌握药物配伍禁忌、副作用、安全剂量等，参考《药典》等规定，使用正确的配伍及安全的剂量。《脚气钩要》说："药者毒也，世俗不解药之为毒之过也。"是说凡是药物都是双刃剑，既有益于身体康复的一面，也有伤害人体健康的一面。犹如"水能载舟，亦能覆舟"的道理一样。医生用药，是以药物的偏胜来矫正人体的偏差，达到救人的目的。要掌握药物的治疗作用，做到有的放矢，还要了解各种药物的负面效应，牢记"十八反""十九畏"，这样方可避免有配伍禁忌的药物被临床误用。

2. 对证用药，轻重得宜。治病用药，务求切病。《近代中医流派经验选集》对用药切病，提出四要："一切见证，二切病因，三切气候，四切体质。"要求做到"轻药亦切，重药亦切，

NOTE

曲折亦切，概括亦切"，这样才能做到"战无不胜，攻无不取"。

3. 根据患者的体质用药。患者体弱，宜先补正，后祛邪，或攻补兼施。若体质偏盛，则可先议攻邪、邪去正复。仲景治病十分注重患者之体质，有盛人、尊荣人、强人、赢人等区别。

此外，还应该知常达变，掌握救误方法。理、法、方、药之顺序是中医临证的常态，医生常用的操作顺序是先议病，后议药，但是救误是对错误治疗的补救，不属常态，可以先议药，后议病。这种思维顺序是解决救误问题的关键，是《伤寒论》校正辨证论治偏差及确定续治方案的基本手段之一。

五、不断反思，综合分析

作为一名临床医生，应该不断剖析和发现临床诊疗中的不足，提倡学术争鸣，并以此为借鉴，从中得到启发，如此方有利于中医学术的发展和临床疗效的提高。在临床诊治中应注重思考，在辨证的过程中应强调辨误，对治疗过程和治疗效果进行思考。例如，临床中遇到患者以胃脘胀满为主诉，单纯以中医思维分析，首先应考虑的病机为气滞为患，想到的治法为理气为主。然而随着问诊的深入，患者表示此证已出现 1 年有余，辗转治疗于各地，此时应考虑治疗 1 年未愈，说明理气之法尚未奏效，后根据辨证考虑建立中气或泻心之法，或治以陷胸汤之属。同时可以查阅患者前期治疗的处方，以了解治疗思路。此即辨误思维的具体应用，通过对疾病前期治疗辨误的思考，做到有效更新思路，不重蹈覆辙。

在临床中，首先应加强正反两方面的经验总结，从失误的教训中找到成功的路径。其次，临床中通过对误诊、误治医案的研究，不断进行反思，提高诊疗水平。如果出现失误，应从以下方面进行思考。

1. 辨证的方向是否正确。

2. 望、闻、问、切四诊的内容是否完备、真实。

3. 病机分析是否正确，病因、病位、病性是否判断有误。

4. 立法与辨证是否一致。

5. 组方用药是否符合立法原则。

6. 方中药量是否恰当，各药用量是否协调。

7. 剂型、服法是否适合病情，是否有利于药效发挥。

8. 病程长短、疗程是否符合实际。

9. 饮食宜忌、七情对疾病的影响。

10. 体质、地理环境、气候等。

误诊误治出现后，应及时发现，尽早纠偏，避免病情进一步恶化，减少对患者的损伤。

针对治疗之后的反思能够有效地指导下一步临床，同时在今后的临床过程中积累经验，面对疗效不佳的患者，医生需要对前期的治疗进行思考，进而确定下一步的治疗。

六、建立疗效评价监测系统

中医诊断、治疗一般是在疾病的动态发展变化中逐步完成的一个过程，病案记载多是个案经验的积累，高度重视疾病所处状态及阶段性辨证结论，有清晰的辨证论治思路、合理的遣方用药方案，特别是对误诊误治问题进行准确判断与及时补救等。同时，应对中医临证疗效进行评价监测，客观、真实、完整、准确地收集患者信息，包括诱因、症状、体征、治疗方案、疾病预后，以及误诊误治等，进行阶段性辨证论治回顾总结，对疗效进行客观性评价，对是否有西药干扰、随访情况、愈后转归等进行评估，使误诊误治问题得以用科学的方法进行研究。建立中医临床疗效评价监测系统，对及时发现误诊误治病历，及早纠偏救误，防止再次误诊误治，具有重要意义。

NOTE

第八章　中医临床思维的培养

　　思维是人的主观形式，是主观见之于客观的过程，是人们认识客观世界的主要途径。中医临床思维是指医者在临床诊疗过程中，应用掌握的中医理论和自身的实践经验，在判断和分析疾病本质、发病规律，制定治疗、预防疾病的原则及处方用药过程中所表现的思维活动。在中医学由远古到现今的发展过程中，理论思维发挥着极其重要的作用。中医学的理法方药中无处不凝聚着卓越的思维能力，任何一位著名的中医学家身上都闪烁着思维的光芒，都是进行中医临床思维训练和培养的学习对象。中医学的临床思维又有哪些特点呢？中医学是在中国传统文化影响下形成的具有浓厚人文特征的一门科学，虽然亦是治病之术，具有一定的自然科学的属性，但其所具备的人文属性更为突出，尤其在中国传统哲学的思维方式影响下，中医学的临床思维尤其重视思维形式中的体悟性、直觉性、圆通性、思辨性及广泛的联想性。

　　这种思维形式与以还原论为指导原则、强调严密逻辑推理的西医学思维模式截然不同。在以西方教育方式为主导、中国传统文化教育相对不足的情况下，所培养的青年人自然而然地形成了以还原思维为主的现代思维方式。这不免会出现中医药院校的学生难以理解在中国传统思维方式影响下的中医药理论知识，进而影响中医药人才的培养与建设。因此，加强中医临床思维能力的培养必要而迫切。

　　培养中医临床思维要在基本理论、基本知识和基本技能学习的基础上，鼓励医学生敢于质疑性思考、批判性思考和继承创新性思考，在学习中善于发现问题、提出问题，不刻板、不教条、不因循守旧。由于历史的局限，古人在认识上难免有所偏颇和错漏，对此医学生要在提出质疑的基础上去粗取精，去伪存真，批判地继承。中医学又是一门常新的科学，随着不断的实践，其理论也需要不断丰富、发展和创新，同时还要汲取现代科学的成就，中西医结合，兼容并包，为我所用。只有这样，医学生的中医临床思维才能不断强化，不断修正，不断巩固。

第一节　中国传统哲学的修养

　　哲学使人智慧。希腊语直接称哲学为"智慧学"。哲学是人类对历史、社会和自身的思维升华，能够反映出一个民族和国家特有的思维方式和思维特点。中国传统哲学源自古代人民以农业为重的生产生活实践，农业经济形式过于依赖自然界的风调雨顺、四季和合，于是便产生了顺应自然、"天人合一"的自然哲学观念，进而形成了阴阳五行的哲学理论，并成为中医学理论框架的哲学基础；又基于农业社会对四季天象的关注，酝酿出元气论的整体观念和不断运动的发展观。尤其在元气论的整体观念指导下，中医学形成了对人体司外揣内的整体探查方法，以及人体内外上下不可分割、普遍联系的生理观，进而决定了中医学对生命和疾病的理解非常重视直觉体悟；重视"天人合一"，天象自然还促使中国人形成了观物取象、天人类比的思维特点，表现在中医学理论中就是大量理论内容均由天人关系推衍而来。由此可见，不懂得中国传统哲学的内涵和精髓、不懂得中国传统哲学所折射出来的中国人特有的本体论和辩证法，就无法深刻理解中医学的临床思维方式，就不能成长为一个合格的中医。

　　传统哲学与传统中医的关系密不可分。在传统哲学发展完善的同时，中医学也在渐渐发展。人们积累了大量的医疗经验，但这些医疗经验是散在的、不成系统的，这既不利于医疗经验的传播、传承，也不利于医疗事业的发展，亟须借助一种哲学理论去整合这些零散的经验。于是秦汉之际中国唯物主义传统哲学的成熟恰恰满足了这一需求，人们自觉或不自觉地运用传统哲学思维去解释这些医疗现象，整合分散的医疗经验。由此以元气论、整体观念为核心灵魂，以阴阳五行学说为理论框架，以直觉体悟的思维特点为工具构建起来的中医学学术体系随之成熟，中国传统哲学思维便是这个体系的精神内核。

　　法国哲学家、科学家和数学家笛卡尔曾说：意志、悟性、想象力，以及感觉上的一切作用全由思维而来。正是在古人长期与大自然和谐相处、不断磨合的历史中，中国传统哲学思维逐渐沉淀下来，从而决定了中国人的意志、悟性、想象力，以及感性认识等思维特性。这种思维特点也自然而然地渗透到中国人对待生命和疾病的理解中，这也就是中医学思维特点的哲学根源。我们常说学术要追根溯源，学习中医学更应该如此，所以说，加强中国传统哲学修养是不可缺失的培养内容。要提高中国传统哲学修养，首先，要培养对传统哲学的兴趣，深刻领会"天人合一"、阴阳五行等最朴素的中国传统哲学思维观念。其次，要广泛涉猎传统文化知识，尤其是对中国传统儒、释、道文化精髓要加以仔细研究并掌握。再次，要多读中医经典，切实体会中国传统哲学对中医学的深刻影响和重大指导意义。

一、中医的思维特点

（一）元气论下的中医整体观念

　　元气是中国古代的哲学概念，指产生和构成天地万物的原始物质。在中国古代哲学史上，元气学说是人们认识自然的世界观，属于本体论范畴。元气学说以元气作为构成世界的基本物质，以元气的运动变化解释宇宙万物的生成、发展、变化、消亡等现象。元气论宇宙观不仅具有比较完整的思想体系，而且渗透到中国古代科学认识的诸多领域，成为中国古代说明、理解各种自然现象的思想工具。尤其元气论对中医学、气功学理论体系的形成和发展都产生了极大的促进作用。

　　元气论从根本上来说属于唯物主义范畴，是中国人对世界本体的认知结晶。元气论的哲学特点包括化生性、连续性和整体性。元气化生万物，正如哲学家韩邦奇所说："一元未辟，浑浑沌沌，太极之未形也，是天之性也。一元既动，二气五行，化生万物，无一息之间，河岳奠，动植遂，无一物之欠，此天之事业也，是天之道也。"（《苑洛集·正蒙拾遗》）元气论对万物如何产生给出了初步的论证说明，即元气是以聚和散的方式化生万物的，这是以直观的凝

NOTE

聚和疏散的物理方式说明事物的同异。显然这是由同质的元气试图说明不同质的万物，同质的元气如何生出了不同质的万物。虽然聚和散也可以看作是某种结构性作用，但是这里缺少元素多样性和结构多样性的要素，所以这种说明的依据是不够的。正是由于这种特点，所以元气论仍属于生成论思想而不是构成论思想。既然事物是整体生成的，那就意味着以元气为本体的万事万物是连续不断、不可分割的整体，如此对于事物性质的把握就只能从事物的整体上去把握，这也就是中医整体观念的哲学基础。

生命的整体观念是古代元气唯物论和辩证法思想在中医学中的体现，它贯穿到中医生理、病理、诊法、辨证、治疗等各个方面。中医学认为，气是维持人体生命活动的根本物质，人体生命活动亦表现为气的运动变化。人体的生长发育、脏腑经络的生理活动、血液的循行、津液的输布都需要气的激发和推动，方能保持正常。如气虚推动无力则可致血行滞缓、瘀血阻滞及水液滞留，甚至出现生长发育迟缓、脏腑经络功能衰退等病变。药物或针灸的治疗也是通过调节元气虚实和气机运动来起效的。在这个元气生成的整体中，任何一个局部有形、无形的微细变化，都可因一气相牵而引起整体的相关反应，这个整体的本质或基础就是气的变化流衍，因此，元气整体具有不可分割性。整体若作分解，失去联系的各部分均不具完整性。只有在天然的、不可分割的状态下才可准确把握事物的完整本质。由此中医学不仅从整体上来探求生命活动规律，在探查疾病和分析病症病机时也着眼于整体表现，利用望、闻、问、切四诊和整体辨证方法判断疾病性质。

（二）阴阳五行观下的中医辨证思维

阴阳五行学说是中国古代民族朴素的、自发的辩证法思想，认为世界是在阴阳二气作用的推动下发生、发展和变化，并认为木、火、土、金、水五种最基本的元素是构成世界不可缺少的条件，而且五种特性之间相互资生、相互制约，处于不断的运动变化之中。这种哲学思想有着深远的影响，如对古代天文学、气象学、化学、算学、音乐和医学都产生着重大影响。

中医运用阴阳对立统一的观念来阐述人体上下、内外各部分之间，以及人体生命同自然、社会这些外界环节之间的复杂联系。阴阳对立统一的相对平衡是维持和保证人体正常活动的基础，阴阳对立统一关系的失调和破坏则会导致人体疾病的发生，影响生命的正常活动。故《素问·阴阳应象大论》说："阴阳者，天地之道也，万物之纲纪，变化之父母，生杀之本始，神明之府也。治病必求于本，故积阳为天，积阴为地。阴静阳躁，阳生阴长，阳杀阴藏，阳化气，阴成形。寒极生热，热极生寒；寒气生浊，热气生清；清气在下，则生飧泄，浊气在上，则生䐜胀。此阴阳反作，病之逆从也。"在承认世界的本源是物质的基础上，中医学提出一切事物不是一成不变的，不是孤立的，而是紧密联系、相互制衡的。自然界一切事物都是阴阳矛盾的统一，人体始终处在气化运动过程之中，人体的生命活动就是阴阳对立双方在矛盾运动中不断取得统一的过程。人体本身也是一个整体，全身各脏腑器官也是紧密联系的，生理上相互影响，病理上彼此相关。

中医运用五行学说（即用木、火、土、金、水五个哲学范畴）概括客观世界中的不同事物属性，并用五行相生相克的动态模式说明事物间的相互联系和转化规律。中医学认为，人体是一个整体，运用五行学说阐述五脏六腑间的功能联系及病理影响机制，也用来指导疾病的治疗。五脏的相生相克应保持相对平衡和稳定，如果出现太过、不及或相反、相侮均会导致疾病的发生，且应用五行学说还可推断疾病的预后、治疗方法是否得当等。

所以说，阴阳五行学说既是哲学理论，同时亦是医学理论，中医学极其普遍地应用这一理论阐述生命的运动规律和机体的辨证联系。如果不能深刻理解阴阳五行，也就意味着无法学好中医学知识，这也是培养医学生传统哲学素养的重要意义所在。

（三）"天人合一"下的中医比类思维和"治未病"思维

"天人合一"最早由庄子阐述，后被汉代思想家、阴阳家董仲舒发展为"天人合一"的哲学思想体系。其认为天是自然，人是自然的一部分，天人本是合一的。如《庄子·达生》说："天地者，万物之父母也。"《易经》中强调"三才"之道，将天、地、人并立起来，并将人放在中心地位，这就说明人的地位之重要。天有天之道。天之道在于"始万物"；地有地之道，地之道在于"生万物"。人不仅有人之道，而且人之道的作用就在于"成万物"。构成人类社会的植物、动物和人的本身，其生长衰老和变化都无法逃脱天的支配。《黄帝内经》反复强调人"与天地相应，与四时相副，人参天地"（《灵枢·刺节真邪》），"人与天地相参也"（《灵枢·岁露》《灵枢·经水》），"与天地如一"（《素问·脉要精微论》），认为作为独立于人的精神意识之外的客观存在的"天"与作为具有精神意识主体存在的"人"有着统一的本原、属性、结构和规律。因此，《黄帝内经》的"天人合一"观是《黄帝内经》天道观的目的所在。

具体而言，天地四时之气的运动变化有着相对一致的特性，人体生理功能节律也随天地四时之气运动变化而改变。由此，《黄帝内经》根据天地同律原则创建出独特的"五运六气"历。这种历法特别注意气候变化、人体生理现象与时间周期的关系。就一年四时而言，"春生、夏长、秋收、冬藏是气之常也。人亦应之"（《灵枢·顺气一日分为四时》）。人的生理功能活动随春、夏、秋、冬四季的变更而发生生、长、化、收、藏的相应变化。就一日而言，"阳气者，一日而主外，平旦人气生，日中而阳气隆，日西而阳气已虚，气门乃闭"（《素问·生气通天论》）。随着自然界阳气的消长变化，人体的阳气亦发生相应改变。

天人同构是"天人合一"观最粗浅的层面。《黄帝内经》认为，人的身体结构体现了天地的结构。例如，《灵枢·邪客》说："天圆地方，人头圆足方以应之。天有日月，人有两目。地有九州，人有九窍。天有风雨，人有喜怒。天有雷电，人有音声。天有四时，人有四肢。天有五音，人有五脏。天有六律，人有六腑。天有冬夏，人有寒热。天有十日，人有手十指。辰有十二，人有足十指、茎、垂以应之；女子不足二节，以抱人形。天有阴阳，人有夫妻。岁有三百六十五日，人有三百六十节。地有高山，人有肩膝。地有深谷，人有腋腘。地有十二经水，人有十二经脉。地有泉脉，人有卫气。地有草蓂，人有毫毛。天有昼夜，人有卧起。天有列星，人有牙齿。地有小山，人有小节。地有山石，人有高骨。地有林木，人有募筋。地有聚邑，人有䐃肉。岁有十二月，人有十二节。地有四时不生草，人有无子。此人与天地相应者也。"这里把人体形态结构与天地万物一一对应起来。人体的结构可以在自然界中找到相对应的东西，人体仿佛是天地的缩影。其目的在于强调人的存在与自然存在的统一性。

只有深刻了解"天人合一"观念，才能更好地理解中医学的理论构成和内涵，才能更好地指导临床实践。

NOTE

二、中国传统哲学修养的意义

（一）有助于了解中医学理论生成的哲学根源

追本溯源，学术之基。只有充分了解一种学术生长之起源，才能深刻地理解其内涵。中医学植根于中国传统哲学的思维土壤，并成为中国传统文化的重要组成部分，中医学形成完整理论体系的过程是以中国传统哲学思想贯穿始终的。所以，中国传统哲学思想是完整的中医学理论体系的根本指导思想，离开了中国传统哲学思想的指导，中医学理论体系的完整性就会被破坏，就会失去中医学的根本和精髓，中医学就不能成为中医学，而只是一团松散的原始经验。古人云："一引其纲，万目皆张。"中国传统哲学思想就是中医学的纲，只有在这个纲的统领下，中医学的实践才能组成完整的体系；同样，也只有经过这个纲的贯穿，新的实践和新的事物才被不断地纳入中医学体系，使中医学不断向前发展。在中医学的历史上，这种不断进步的过程从来没有停止过，从历代编撰的本草典籍到不断出现的各家学说皆是如此，在中医学实践中各种新的事物、经验和知识被不断地归纳、总结，在传统哲学思想的指导下提炼、升华，进入中医学体系，成为不断发展完善的中医学体系的有机组成部分。

在中医学的发展过程中，中医学的一些理论是源于某部哲学经典或者某种哲学理论形式的。比如，先秦起源、秦汉受到重视的养生观念，实际上就是受到当时的战国稷下学派黄老哲学影响而形成的，历史上"医乃仁术"的思想来源于传统儒家哲学等，了解儒、释、道哲学思想对于中医学的具体影响，对加深中医学的理解具有重要意义，如此方能在头脑中构建起中医学术的整体面貌。

（二）有助于构建传统哲学思维方式

思维方式是人们思维活动中用以理解、把握和评价客观对象的基本依据和模式。列宁曾说："人的实践经过千百万次的重复，它在人的意识中以逻辑的格固定下来。这些格正是（而且只是）由于千百万次的重复才有着先入之见的巩固性和公理的性质。"这些"逻辑的格"就是人们固定下来的思维方式，中国传统哲学诞生于中国传统文化之中，其蕴含了古人逐渐固定下来的思维方式，这种思维方式同样深刻影响着中医学的形成和发展。

在现代科学思维模式背景下，学生在初高中阶段所接受的传统哲学训练较少，一入中医药院校学习，面对古奥晦涩的中医理论往往会无所适从、一头雾水。所以说，作为中医药学的继承人，补充自身传统文化知识的不足，尽量构建传统哲学的思维模式将对中医学的学习影响极大。然而如何用传统哲学式的思维去学习中医，去分析、理解中医的理论和实践呢？这就要求认识并理解中国哲学的本体论、辩证法、伦理观、价值观、生死观；了解阴阳五行的哲学性质及实际应用意义；认识到元气论与西方原子论的区别与联系；思考中药药性理论；了解中医司外揣内的特点等。

中国传统哲学的思维方式特点鲜明，不同于西方哲学思维方式，中国哲学注重应用整体思维、直觉思维、类比推理思维等来认识中医中药问题。中国哲学中的道、气、太极等范畴就是代表整体的基本范畴。直觉思维是无须凭借概念、推理等逻辑思维而直接把握对象本质的一种非理性思维形式，它是对事物本质的直接洞察和领悟，具有直观性、整体性、直接性、非逻辑性和突发性，是逻辑思维的中断，利用直觉体悟的思维，中医学由机体的外部表现可以体悟出人体内在的变化，从而对疾病性质做出判断。类比推理也是中医常用的思维方式，通过天人的类比，中医推衍出人体生理和病理规律、药物的性能与功效、顺时养生的理念等。

中医临床不同于西方医学，它不存在固定的诊疗方案和治疗手段，不是一种程序化的操作规程，而是一种治疗思维的体现。中国传统哲学对中医诊疗思维的形成具有至关重要的作用，是提高中医临床疗效的关键。中国传统哲学作为中医学产生和发展的本源之一，贯穿中医诊疗始终。如我们临床诊治患者，除了参考一些现代科学检测手段之外，最主要的还是要通过中国传统哲学的思维去辨识患者的阴阳、五行属性，并通过脏腑、三焦等辨证方法去确定患者疾病的名称和类型，并据此依据五行生克乘侮原理遣方用药，达到最佳的临床疗效。

在中医药学的教育学习及临床实践过程中，中国传统哲学发挥着重要的作用，培养并加强传统哲学思维对中医学的学习及进步具有重要意义。

当代大学生普遍存在对传统文化认识及了解缺失的情况，为此应不断提高对传统哲学的兴趣，注重提高自身的传统哲学修养。一方面多阅读中国传统哲学名著，如《易经》《尚书》《道德经》《中庸》《庄子》《四书章句集注》等，并在阅读传统哲学著作之后，以读后感及心得体会的形式进行交流，以学习小组的方式进行探讨，营造浓厚的中医哲学学习氛围。另一方面努力思考中医学各种理论及应用背后的中国哲学因素和中医理论产生的根源。

第二节 现代科学思维方法的培养

中医思维方式在现代化的背景下既有其优势，又难免显现出一些纠结之处，比如直觉判断的偶然性、经验结论的非标准化等，如此便要求学生必须在巩固传统思维的基础上，配合并强化现代科学思维，在思维方式上使中西医学能够达到互补共进，取长补短。关于现代科学思维方法，目前学术界并没有形成共识，究其原因，是因为科学思维方法是与科学探索、科学实践和科学研究共同发展的，它随着科学的发展而时有变化。不过，我们可以从一般意义上去理解科学思维方法，所谓科学思维方法，可以理解为进行科学探索、科学实践、科学研究的一般方法。基于这样的理解，科学思维方法可以分为具体科学思维方法、一般科学思维方法和关于科学的哲学思维方法。就这三种科学思维方法的相互关系而言，具体科学思维方法是基础，一般科学思维方法是中间环节，关于科学的哲学思维方法是最高层次的科学思维方法。现代科学思维方法的特点主要有系统性思维和对象性思维。

一、培养现代科学思维方法的意义

学习现代科学思维方法是完善中医思维的题中之意，固步自封、盲目排外都不是真正的中医。真正的大医是上知天文、下知地理、中知人事，学识广博而精。正如想学习好中医要加强中国传统哲学修养一样，学习现代科学思维方法也应该溯本探源，加强现代科学思维方法的训练，中西互通以达互补。

1. 养成良好的思维习惯　掌握正确的思维方法，可以避免出现一味复古或一味西化的现象。在现代科学活动中，精密的仪器和先进的实验手段有着重要的作用。但是最重要的仍然是人的大脑。人们花费了大量的时间和精力，通过学习，训练和武装自己的头脑，以便少走弯路，取得成功。研究现代科学思维方法不仅可以帮助人们提高科学素养，提高科学的鉴别能力，以认识当今医学科学发展的主流和趋势，还可以指导我们运用自己的智慧，进行创造性的研究和发展中医学术。总之，训练传统哲学思维是为了更好的继承中医，而训练、建立现代科学思维是为了更好的发展中医。

2. 拓宽中医思维，促进中医现代化　中医传统思维既有优势又有不足，在中医现代化的时代背景下，尤其要求突破传统非对象化思维的束缚，引进现代科学思维和科研方法，拓宽中医思维领域，促进中医现代化的发展。

中医在临床上十分注重适应现代发展潮流，强调不断创新。如诊疗过程中在传统四诊基础上，融入现代科技的检测手段对四诊辨证进行辅证，并在治疗上通过现代生物技术，在君臣、佐、使的配伍上增加靶向治疗方案，使临床效果更为明显。

证候本质研究方面，近些年在现代科学思维的影响下也取得了十分可贵的成绩，如对脾虚证、肾阳虚证等证候本质的研究均取得了一定进展，如此一来，可以避免传统辨证的模糊性和不精确性，揭示出证候的本质，从而在临床上通过生物检测手段和指标精确确定证候性质，进而确定治则和方药。

现代解剖学对组织器官的定位非常准确，中医在辨证的过程中也强调病位的确定，是在脏在腑，还是中经中络，抑或在气在血，因病位不同、病理有异，治疗亦当有别。中医以外在表现来确定病位，有时难免显得模糊，不够准确，如果借助现代解剖学的思维方式一定程度上可以弥补其不足。如胃脘和脐周的病变治疗是不同的。胃脘为胃所在之处，胃为消化器官，生理上多血，病理上多实证；脐周处为肠所在，肠为吸收器官，生理上多气，病理上多虚。胃脘疼痛多餐后痛，拒按，治以理血去实为主；脐周疼痛多饥饿痛，喜按，治以理气补脾为主。中医的辨证是通过症状、体征来辨的，如果症状、体征不明显则常无证可辨，或者辨证感到棘手，而西医的检查常能补中医之未逮。

又如肺部听诊，闻及气过水泡声，往往可以加泻肺利水药；血常规检查见白细胞、红细胞低于正常范围可以加生脉散、四物汤等。中医和西医的药理研究也给中医许多提示。对于过敏体质者，常可选用药理研究有抗过敏功用的药，如防风、乌梅、五味子等，如祝谌予就有经验方过敏煎（银柴胡、防风、乌梅、五味子、甘草）。对于咳嗽痰多、胸憋气短者，可以加葶苈子，因为葶苈子不仅有很好的泻肺作用，药理研究表明还有强心作用。对于消化系统的疼痛、呼吸系统的支气管痉挛均可加延胡索，因药理研究表明延胡索有解痉作用。黄煌认为，五苓散是一个能调节人体水液分布异常的方剂，不仅水蓄下焦可以使用，而且水蓄中焦、上焦、肌表也可以使用。

二、现代科学思维方法的学习

在科学不断发展的今天，西医学的思维方法已越来越得到重视。虽然提倡中医思维的建立，但事实上现代科学的思维方法早已在医疗实践中存在，如何将其与中医思维进行有机结合，是值得深入思考的。然而科学思维方法与中医思维方法的关系类似于中医学与西医学的关系，既要相互了解、相互借鉴，又要区分明确，不可混为一谈，合理借鉴现代科学思维方法大致有以下三个阶段。

1. 以了解和掌握为前提　想要借鉴现代科学思维方法，一定要以了解并掌握为前提。科学思维方法可分为具体科学思维方法、一般科学思维方法和关于科学的哲学思维方法。可以说，科学的思维方法是层次明了、概念清晰、推理严密的思维，具有与中医象思维、经验思维等不同的特点，亦是在校学习过程中主要接触的思维方法，认真学习科学思维方法、建立科学思维模式是对其理解、认识和借鉴的前提。

2. 补充与完善中医思维方法　现代科学思维方法与中医思维方法既有区别又有联系，现代科学思维方法强调物质性、客观性、实证性，中医思维方法具有主观性、功能性、经验性等特点，所以在临床过程中，如果能够应用科学的思维方法对中医学进行梳理，对中医学的客观化、国际化均有积极意义。例如，现代各种实验以物质基础、实验数据研究中药，以广泛的循证医学数据验证疗效，这些均是科学思维方法对中医学的补充与完善。在这个阶段，虽然对科学思维的掌握程度较高，但可能出现以科学思维判断中医思维、以科学标准衡量中医实践，甚至进入以科学否定中医的误区。此阶段是两者碰撞与融合的过程，会有激烈的质疑与批判，甚至出现全盘否定而舍此逐彼的现象。

作为中医从业者，应坚持中医临床实践，不断深入思考中医思维方法与科学思维方法的不足，思考两者的区别与联系，坚持中医思维为本、现代科学思维为补充与完善的原则。

3. 正确处理两者关系　中医思维模式是对中医学实践的最好指导，经验总结、取类比象等思维方法在中医学的医疗实践中具有重要的临床价值。其应以现代科学思维作为充实，将整体观念的应用与局部疾病的认识相结合，既要对整体进行辨证，又要以科学思维从疾病本身分析其发生发展规律；既要个体化的辨证论治，又要找到疾病的统一性，进行群体化的干预与治疗。作为医者，要了解现代科学思维，补充与完善中医思维，在中医实践中坚持以中医思维为本。

第三节　中医经典中的临床思维与锤炼

中医经典原称医经，是具有权威性的中医药著作，是可作为"准则"的"重要文献、简册、书籍"。中医经典是古代中医学家以文字形式保存下来的学术思想、学术观点及医学经验，承载着中医临床思维的精华，一方面充实、发展、创新了中医理论，使之更加完善和丰富；另一方面又为后学者提供了学习的蓝本，可以让习医者较快地深入领会，融会贯通，灵活运用。

"师法古人"是中医学习过程中重要的认识论原则，强调回溯古代权威的思想观点，因此历代医家都将《黄帝内经》《难经》《伤寒论》《金匮要略》《温病条辨》等经典著作奉为研习中医的圭臬和临床实践的典范。可以说，中医经典是中医几千年来发展、创新的历史见证。若能从这些中医经典中汲取精华，不仅可以明了中医的发展历程、知晓中医的学术渊源，还能洞悉中医的基础理论、培养纯正的中医临床思维。

一、中医经典中的临床思维

孙思邈在《备急千金要方·大医习业》中开篇明义，指出"凡欲为大医，必须熟谙《素问》《甲乙》《黄帝针经》……张仲景、王叔和……等诸部经方"。可见，借助中医经典著作的学习，是将中医理论转化为临床诊疗活动的重要途径，是促进中医理论深化，以及中医临床思维形成的基石，是成为具有切实临床疗效的中医师的前提保证。

中医经典著作，其论言简意赅，其旨博大精深，能够有机整合中医基本理论与临床医学，以整体观、衡动观、自然观揭示疾病发生发展及病机动态演化规律，并通过理法方药的内在联系，综合概括中医临床思维的全过程，从而建立中医诊治疾病之范式，对临床具有普遍性指导意义，不仅是千百年来辨治疾病的规矩准绳，而且至今对指导临床实践仍具有很强的权威性、科学性和实用性，为后世习医者树立了光辉典范，且留给后学一个广阔的思维空间。

医圣张仲景在《伤寒杂病论》序言中提到"勤求古训，博采众方"，一语道破中医临床思维的渊源。"求古训"即是在古人所积累的丰富经验和所总结的理论知识中探求知识体系的建立，"采众方"即通过方药疗效采撷具有临床价值的组方以用于临床实践。中医经典所蕴藏的中医理论是防治疾病、维系健康的基本准则，同时中医经典中所提供的防治疾病的手段和方法具有极高的实用价值，正是临床思维将"古训"之奥义与"众方"之实效联结起来，因此中医经典蕴含着丰富的中医临床思维，是启发临床思维的源头活水，有助于提高医生的临床思维水平。

二、中医经典临床思维的锤炼

中医学是一门实践性很强的学科，理论基础与临床运用同等重要。中医经典作为医理的载体，同时也是诊疗实践的范例，是促进中医师临床辨证能力及提高方药临床疗效的重要工具，洞晓如何借助经典构建中医辨证论治与理法方药一线贯之的临床思维，对于临床具有积极的指导意义。

1. 熟读诵记是前提　任何一种思维的形成都是以足量知识为前提的，如果没有知识，就很难形成思维，更不可能熟练运用；知识越丰富，相应地在此基础上建立起来的思维也就越完整。因此，知识要素决定着思维功能的强弱。知识的掌握是以记忆为基础的，有了丰富的记忆储存，才能进行创造性思维活动。熟读背诵是记忆储存的基本方式。无论是《黄帝内经》等医著中关于基本理论的原文，抑或是《伤寒杂病论》《温病条辨》等医著中关于证与方的原文，都是在记诵的基础上而日趋熟练。熟读诵记中医经典原著是学习经典的基础，也是培养中医临床思维的前提。

2. 体悟、理解是核心　学习经典的目的是掌握其理论思想，并能运用它指导临床实践。因此，在熟读诵记经典条文的基础上，更要体悟、理解其理论奥旨，如此方能知晓病证之渊源、用药之法义。如《伤寒论·阳明病篇》中涉及调胃承气汤的条文云："太阳病三日，发汗不解，蒸蒸发热者，属胃也，调胃承气汤主之"（第248条）。文中"蒸蒸发热"表明邪热虽已入肠腑，但尚未与有形实邪相结，仍能向外蒸腾，且此时发热当伴有汗出，说明邪热尚未内结，且津伤不重。若单就此症状而言，很难与阳明热证相鉴别。然而从其病机趋势角度理解，并结合第207条条文的"阳明病，不吐、不下、心烦者，可与调胃承气汤"分析当知，太阳病发汗转为阳明病的前提是津伤，津伤易燥，势必成实。而邪热入于阳明肠腑，燥热与糟粕结聚，故"不下"；腑气虽未通，但未逆而上行，故"不吐"；肠中邪热上扰心神，故"心烦"。因此，泻热和胃的调胃承气汤所治之证，就病位而言，当为燥热之邪已入肠腑，可与辛寒清热之白虎汤相别；就病程阶段而言，燥热邪气尚未与宿食糟粕结聚，仍能向外蒸腾，可与荡涤肠腑之大承气汤相别。如此精读深透，悟其精髓，才能深刻理解调胃承气汤的选用原理，将其恰当地用于临床实践之中。

源浚而流长，根深而叶茂。只有仔细分析经典条文的潜在含义，辨析其所治病证的病机，才能领会古人方证相应之原理，才能体悟古人构建临床思维之精粹。若仅停留在字面意义，却不探求经旨，则很难揣摩古代先贤的辨证之理，用方之义，更无从谈及以之指导临床治疗。

3. 融会贯通是目标　学习经典，当"思求经旨"以深化理论基础，尚需"演其所知"以博大见闻，拓展临床思路。在理解中医经典深层含义的基础上，应师古、法古而不泥古。不硬搬硬套原文，而是体悟其中蕴藏的中医临床思维，继而方能触类旁通，纵使时移世易，病证几多繁杂变化，仍能灵活应对，洞中肯綮，切中核心。如金元医家对于以《黄帝内经》为代表的中医经典用功甚深，可谓熟悉经文，深悟经旨，阐扬经说。在此基础上他们更是密切联系临床实践，融会贯通，形成了蕴含着中医临床思维的医派学说，如刘完素的亢害承制论、张从正的情志相胜论、李杲的脾胃论等，使得经典研究与学术创新相辅相成，理论发展与临床疗效比翼齐飞。可见，强调中医经典中理论的原则性的同时，也要重视其思维的灵活性，从而更好地锤炼自身的临床思维，更有效地为临床服务。

第四节　中医临床实践与中医临床思维培养

中医药是中华民族几千年来与疾病做斗争的智慧结晶，经过数千年的发展，中医药积累了丰富的经验，形成了系统的理论体系。中医药之所以能够历经数千年而不衰，对中华民族的繁衍昌盛做出巨大贡献，关键在于临床实践。而培养中医思维的关键也在于临床实践，理论知识只有应用于临床实践才能加深对其理解，同时临床实践也可以拓宽临床思维，因为建立在书本理论学习基础上的思维是有局限的，而临床是复杂的、多变的，通过临床实践可以补充理论学习之不足。"学以致用"应用的基础是"学"，因此要打好扎实的理论基础。中医历代名家辈出，各有其特色，注重临床就是要注重汲取前人的经验，尤其注重师承教育。在实践中要注意理论与实践的联系，注意四诊的收集，注意总结分析病机的思维过程，注意临床辨证处方用药及用药规律的总结，细到每味药的加减，用量的多少及药物的煎煮和服用方法等。临证之后要注意病例的总结，尤其是治疗失败的病例，对于特殊的病例要做好相关笔记以便今后自己查阅。疑难病症要多查阅相关文献资料，注意向同行请教与交流。只有不断临床并不断总结，培养中医临床思路才能落到实处。

一、中医临床实践的意义

中医学是一门实践性很强的学科，培养合格的医学人才离不开临床教学的积累。临床实践教学的目的就是通过对学生临床能力、临床思维和临床基本技能的培养，完成医学生向临床医师的转变。学生在进入临床实习前，经过基础理论和临床知识的学习，已经掌握了一些系统疾病的总论知识及单一疾病的诊断和治疗方法，但这些知识都是相对独立、分散和纵向的，相互之间缺乏有机的联系。当医学生进入临床实习阶段才真正接触到患者。在接诊患者时，部分医学生就会暴露出许多问题，如问诊内容颠三倒四，无连贯性、逻辑性，采集病史不完整，缺乏系统性、准确性等。所以在临床教学中，应重视医学生临床实践能力的培养和中医诊疗思维的建立，不断加强临床思维及临床技能的训练，以适应现代医学发展和实际工作的需要。

二、临床实践与培养中医临床思维的关系

1. 思维在实践中检验   思维是实践的基础，只有有想法才会动手去实践，中医思维也是如此。我们只有建立诊疗的思维体系，才能在临床实践中有针对性地对患者开展治疗，思维方式的正确性决定了临床疗效是否显著。实践是检验真理的唯一标准，只有通过实践才能检验思维的正确性，并及时根据实践需求进行调整，达到满意的治疗效果。

2. 思维在检验中开阔   通过临床实践，我们检验了思维的方向性和准确性，但实践是不断变化的，因此思维也必须跟着调整，通过变化的临床实践，我们的临床思维在应用中不断开阔，并在实践中对开阔的中医思维进行检验，使之保持正确的方向和维度，如此循环，不断完善我们的中医思维体系，为临床治疗奠定良好的基础。

3. 思维在开阔中升华   随着临床思维能力的不断开阔，我们对临床问题的思考节点逐渐向多维度和深层次发展，与之相伴的就是中医辨证思维体系的升华与飞跃及诊疗效果的不断提升，进而会使我们临床接触面变广，见到更多的患者，遇到更多的问题。周而复始，临床思维就会与临床实践紧密结合。思维以实践为本，实践以思维为根，二者相互促进，不断提升中医诊疗水平。

4. 思维在升华中创新   《伤寒杂病论·序》云："观今之医，不念思求经旨，以演其所知；各承家技始终顺旧。"医学是一门关乎生命的科学，作为医者当有医者思维，不可因循守旧，人云亦云，要注重质疑性思考和批判性思维，这在临证中尤为重要。对于患者主诉与临床不相符合的，或症状与症状之间相互矛盾的要进一步详细问诊，做好体格检查，仔细思考分清病机，是舍证从脉还是舍脉从证，切不可"省疾问病，务在口给，相对斯须便处汤药，按寸不及尺握手不及足，人迎跌阳三部不参，动数发息不满五十"。临床跟师，对老师的辨证处方用药也要大胆提出疑问，不懂之处当详细了解缘由，不可不懂装懂，更不可把老师或他人的经验奉为圭臬，不加思考和验证。对于前人和老师的经验要辨证看待，批判继承。由于每人所处历史社会的局限，谁的观点都不可能至臻至善，更应在质疑的基础上批判继承。对于积累的理论方法、临床经验要加以总结和创新。这是培养中医思维的重要方法。

三、中医临床思维培养的实践教学

基于对临床思维概念的理解，并参照世界医学教育联合会（WFME）的《本科生医学教育全球标准》和国际医学教育研究所（IIME）的《医学教育全球最低基本要求》，我们要学习国内外的先进经验，从临床教学计划设计开始，多渠道、多方面加强医学生的临床思维培养。

（一）教学计划设计

将临床医学专业的课程分为综合教育课程、文理基础教育和医学专业教育三个课程模块。综合教育课程强调德智体美相互渗透，注重课程内容的综合、交叉与渗透。文理基础课程按照基础性、公共性和学术性原则，具有完整规范的知识体系，使学生获得严格的学科基础训练。医学专业教育由专业主干课程加专业选修课程构成，遵循基础医学教育规律，强调专业前沿信息。

（二）临床思维专题教学

通过组织临床思维讲座、讨论会、辩论会等形式的临床思维教学，促使纵向推理与横向推理相融合、基础教学与临床教学相结合、生物医学与人文科学相结合培养临床思维。

1. 临床思维讲座　众多学术成就卓越、医术高超的院士、专家等临床医生，他们在临床思维方面的思考与经验都是宝贵的财富。开展临床思维讲座为这些专家与学生提供了交流的机会，可以使学生从中吸取临床的经验教训，使之临床实践思维更全面，更有利于积累临床经验，并最终服务于临床。

2. 临床思维讨论会　讨论会由一名临床科室的教授和多名学生参加，围绕一个临床问题如症状、中医辨证分型、治疗方法等，根据事先准备的病例资料边提问边讨论，在交流中提升医学生的临床诊疗能力，建立临床诊疗思维。

3. 临床思维辩论会　有些临床问题的处理，不能简单地说对与错，决策的对错应因病而异、因人而异、因时而异、因地而异，同一种病不同的患者其处理可以不同，同一种病在不同阶段其处理也可以不同，并且临床问题处理上还会有矛盾或两难的情况，故如何思维、如何判断、如何决策是临床思维培养的重要方面。组织临床思维辩论会，可以针对存在的问题和疑点进行辩论，集思广益，对于有争议的临床问题处理大有裨益，同时也可增强学生多角度考虑临床问题的能力。

（三）加强床边教学

床边教学是培养临床思维能力的重要途径。医学生进入临床前，必须先在临床技能学习中心的模型或模拟人上进行相关训练；进入临床的第一课是告知医学生复习医学基础知识、尊重患者、注重与患者及家属的沟通等。床边教学需改变查房时学生当观察员、记录员的状况，对临床诊断和处理向学生提问以形成互动，充分调动学生的积极性，增强其独立诊断和治疗疾病的能力。

（四）临床思维评价

临床思维评价是对医学生临床思维的考查，可实施综合性的客观结构化临床考试（OSCE）评价，学校可招聘并培训一批内、外、妇、儿等科的标准化患者（SP），考试中 SP 根据医学

NOTE

生的表现客观地予以打分，引导学生平时注意临床思维的培养。

第五节　探究式教学与中医临床思维培养

在临床医学专业迅速发展、信息知识量不断增加、教学时数压缩的情况下，如何使医学生专注于临床、更好地将理论知识融入实践、提高临床效果是当前面临的突出问题。以病例为中心的探究式教学是在多年教学研究的基础上开展的师生共同参与、多角度、全方位进行交流学习的方法。

探究式教学又称发现法、研究法，是指学生在学习概念和原理时，教师只是给他们一些事例和问题，让学生自己通过阅读、观察、实验、思考、讨论、听讲等途径去独立探究，自行发现并掌握相应的原理和结论的一种方法。它的指导思想是在教师的指导下，以学生为主体，让学生自觉地、主动地探索，掌握认识和解决问题的方法和步骤，研究客观事物的属性，发现事物发展的起因和事物内部的联系，从中找出规律，形成自己的概念，以培养学生发现问题和解决问题的能力。随着我国中医临床课程改革的不断深化，探究式教学既顺应了时代发展需要，体现了课程改革的新要求，也满足了学生探索科学知识的强烈愿望。以病例为中心的探究式教学将中医基础、诊断、中药、方剂等知识融会贯通，有利于促进医学生积极思考，促进其中医临床思维的形成。

一、探究式教学的内涵与特点

1. 探究式教学的内涵　探究式教学的内涵主要表现在教师精心设计教学目标、教学内容和教学策略，让学生通过探究学习，逐步养成自主学习的方式和思维习惯，从而掌握知识，增长才干，发展智能。探究式教学打破了学生对书本知识的盲目迷信，可以极大地促进医学生的情感、性格和精神等方面的完善，使其不断获得自我实现和自我超越，达到个人的全面发展。

2. 探究式教学的特点　临床教学中如何培养医学生的中医临床思维，是中医教育界不断探寻的问题，探究式教学作为现有教学模式的补充，具有以下特点。

（1）有利于开发和拓展思维　探究式教学为医学生思考和探寻临床问题提供了空间和维度，能够使学生充分发挥自身的主观能动性，思考临床上遇到的问题，并通过探究式自学解决所遇到的问题，培养中医临床思维。

（2）有利于培养终身学习的能力　一个人不可能掌握所有知识，要使学生掌握终身学习的方法、具备终身学习的能力，对成为一名合格的中医师至关重要。探究式教学为医学生终身学习能力的培养提供了途径，不仅可以锻炼医学生的自学能力，也为中医临床思维的确立奠定基础。

（3）有利于中医临床思维的建立　中医临床思维建立的过程也是探究式教学的过程。在临床中发现问题、解决问题，再发现问题、再解决问题，这一周而复始的过程是中医临床思维建立的必由之路，也是培养优秀中医师的过程。

二、探究式教学对中医临床思维培养的意义

1. 探究式教学有利于形成创新性个性和提高临床能力　探究式教学一般采取分组形式，学生的活动通常是独立的。由于学生之间存在着差异，学习内容又相对开放，面对同样的问题学生会出现各种各样的思维方式，产生各种不同的结果。比如，在对某些临床问题的分析上，探究式教学可以用问题引导学生进行思考，在教师最初提问的激励下，学生会提出自己的问题，讨论、交流他们的观点，还可以根据自己的观点，通过探究活动进行事实证据的收集。这种方法能够让学生在独立自主的基础上进行交流、讨论，满足学生展示自我的心理需要，并能使学生看到问题的不同侧面，对自己和他人的观点进行反思，从而提高创新意识。在探究过程中，医学生可通过对自己感兴趣的问题进行探究，在一种平等、自由、和谐、无拘无束的氛围中逐步建立自己的中医辨证思维体系，完成学习过程，达到获取知识并将知识内化的目的。

2. 探究式教学有利于建立中医临床思维　要培养学生的中医临床思维，必须要有与之相适应的教学方式。我国传统的教学方式多是"一般－特殊"的演绎式教学，通常是教师先给出定义，然后根据定义讲解实例，向学生证明该标准的正确性。这种教学方法有利于聚合思维的培养，但不利于发散思维的培养。探究式教学符合归纳法的"特殊－一般"的教学思路，教师先提出问题，然后引导学生交流，通过临床实践，探索问题背后的规律，从而得出正确的结论。探究式教学重视并正确对待学生已有的观点，在教学过程中鼓励学生大胆猜想，使每个学生都有机会表达自己的观点。观念的正确与否以临床实践和疗效为准。探究式教学强调学生主动思考，大胆猜想，交流合作，多方寻求答案，有利于中医临床思维的培养。

美国的艾伦·柯林斯对探究式教学的评价是："这是一种费时的教学，但如果我们的目标是培养学生能创造性地解决问题和发现理论，那么这是我们所拥有的唯一方法。"

第六节　中医学术流派、师承教育与中医临床思维培养

流派，《说文解字》曰："流，篆文从水。""水别流为派。"《中文大辞典》谓："水之支流曰流派。今谓一种学术因从众传授、互相歧异而各成派别者，亦曰流派。按此与流别略同。"国家中医药管理局重点专项课题——中医学术流派研究课题组提出："中医学术流派是指在中医学同一个学科内，因不同的师承而形成的以独特的研究旨趣、技艺、方法为基础的不同学术派别。"2012 年国家中医药管理局启动全国中医学术流派传承工作室建设项目，共 64 家，其中既有地域性的，也有以学科或治法或技术为要素的。

不同的中医学术流派在本质上体现了共同的中医思维，然而又有不同的特点，是中医学的重要补充。了解各流派的学术特点有利于取长补短、构建中医临床思维。

一、中医学术流派与中医临床思维培养

中医学术流派是在实践中产生的，各流派都有自己的思想和特长。各流派之间不断吸收他

NOTE

派之长，互相渗透，是中医学的一个重要组成部分。

（一）医经学派

医经学派是致力于基础理论方面研究的学派。汉代时曾有医经七家，代表著作有《黄帝内经》《黄帝外经》《扁鹊内经》《扁鹊外经》《白氏内经》《白氏外经》《白氏旁经》，但仅有《黄帝内经》一书传承下来。该学派所讨论的主要是基础理论和临证治疗两个方面，从脏腑、经络、病机、诊法、治则、针灸、制方等方面对人体的生理活动、病理变化、病症辨识，以及诊断治疗等各方面进行探讨，并结合当时自然科学的成就进行客观的认识，做出比较系统、全面的综合论述。《黄帝内经》为中医学的理论基础。历代均有研究《黄帝内经》和发挥《黄帝内经》的医学家及其著作，主要有梁代全元起著《素问训解》；唐代杨上善著《黄帝内经太素》；宋代林亿等著《素问释文新校正》；元代滑寿著《读素问钞》；明代马莳著《黄帝内经灵枢注证发微》与《黄帝内经素问注证发微》，张景岳著《类经》；清代张志聪著《素问集注》《灵枢集注》等。医经学派以理论探讨为重心，体现了完善的中医临床思维特点，后世各家的注解阐释更是把这种中医临床思维表现得淋漓尽致。学习医经学派诸家思想，是提高医学生中医思维的最根本途径。

（二）伤寒学派

伤寒学派是围绕东汉名医张仲景所著《伤寒杂病论》，探讨张仲景论治伤寒的学说和辨证论治规律，以及研究张仲景本人、《伤寒论》版本流传的一批医学家所构成的学派。自从汉末张仲景著《伤寒论》以来，历史上对其研究的有四五百家之多。该书最早的编次者是晋代的王叔和，他尤其重视从治法研究《伤寒论》。唐代医学家孙思邈在六经分类条文的基础上，又采取突出主方、以方类证的方法整理《伤寒论》，以利临床验用。北宋校正医书局校正的《伤寒论》为学者提供了定本。整理者之一的林亿，率先提出《伤寒论》113方、397法之说。《伤寒论》研究厥功甚伟的是金代的成无己，成氏《注解伤寒论》，首次博引《黄帝内经》诸说，以释张仲景辨证施治的道理，开引经析论、以经解经的研究法之先例。至明方有执倡言错简，逐开争鸣之风。自此以后，《伤寒论》之学者形成三个分支。错简重订派大多围绕风寒中伤营卫之说为辨，在一定程度上揭示了仲景伤寒六经辨证论治的规律性。维护旧论派主张维护世传《伤寒论》旧本内容的完整性和权威性，反对重订，驳斥三纲，注重义理贯通。辨证论治派主张以方类证、按法类证、分经审证，着眼于对张仲景《伤寒论》辨证论治规律的探讨和发挥，不在考证错简上下功夫。伤寒学派蕴含了中医辨证论治的思维法则，为后世中医树立起永久的思维杠杆，是将中医思维运用到临证中的典范。

（三）河间学派

河间学派是因创始人刘完素系河北河间人而命名的学派。其学术核心为阐发火热病机，善治火热病证，以火热立论，寒凉为治，首提"六气皆从火化"及"五志过极皆为热"等说，著《素问玄机原病式》《宣明论方》《素问病机气宜保命集》《三消论》《伤寒标本心法类萃》等。学派内又有张从正与朱丹溪等人。他们不仅继承了河间之学，又有自己的创新之处而卓越成家。张从正就火热病中实火一证主张祛邪务尽，尤倡汗、下、吐三法，又称"攻邪派"；朱丹溪首创"阳有余阴不足论"及"相火论"，以滋阴为主而别开天地，补其不足，剂多平和。

后世更将张从正、朱丹溪与刘完素、李东垣并列，称为"金元四大家"。河间学派虽是建立在经典之上的后学者，但却是后学者中的佼佼者，尤其在传统辨证思维基础上提出了很多创新思想，既有助于理解中医临床思维的妙处，又能指导创新，发展中医。

（四）易水学派

易水学派肇始于金代，创始人张元素是河北易县（金之易州）人而称之为易水学派。该派以张元素著《珍珠囊》《医学启源》，李东垣著《脾胃论》《兰室秘藏》《内外伤辨惑论》等为代表。以张元素为代表的易水学派，以研究脏腑病机及其辨证为中心内容。李东垣创立"内伤脾胃，百病由生"之说，以脾胃为元气之所出，相火为元气之贼，"火与元气不两立，一胜则一负"，发明升阳泻火和甘温除热的用药法度，被后世称为补土派的先导者。薛己、赵献可、张景岳等人创立"肾命水火"说，以阴阳水火的升降探研脏腑虚损的病机。肾主水，命门主火，二者相互为用，温补真阳以益火源，滋补真阴以制阳光，水火相济则阴阳调和。易水学派尤在脏腑辨证方面成绩突出，脏腑辨证是中医辨证思维的基础，是中医辨别证候特点和性质的主要途径。对易水学派学术思想的学习和实践，有助于提高临床辨证思维和辨证能力。

（五）温病学派

温病学派是研究温病学理论和实践的学术流派。温病指起病较急、热象较盛、传变较快、容易化燥伤阴的一类外感热病，其代表人物为叶天士、薛雪、吴鞠通、王孟英等，代表作有《温热论》《湿热条辨》《温病条辨》《温热经纬》等。温病学派在治疗外感病方面逐步摆脱了伤寒学说的羁绊，处方用药以"轻、清、灵、巧"见长，以卫气营血辨证论治典型性温病，以逆传心包、湿温、伏气温病理论治疗非典型性温病，重视预防及潜伏期和初期的治疗，病程中注意存津救液、保护元神，其验齿察舌、辨斑疹白㾦等阳性体征检查被普遍采用，促进了中医诊断水平的提高。温病学派是对传统伤寒学派的突破性创新，其建立起来的对热病的病因病机阐释、对热病的辨证思维和方药运用均独树一帜，从中可以体悟中医临床思维的所在。

（六）汇通学派

汇通学派是由清末民初西学输入，一批进步医学家主张将中西医学汇聚沟通而形成的学派。该学派以唐宗海、朱沛文、恽铁樵、张锡纯等为代表。他们各有著述，各主其说，成为其后中西医结合的先声。有主张吸取西方医学知识，试图从理论上汇通者；有主张在临床上中西药物综合使用者；有主张借以改进中医或中医科学化者；也有主张中西医"各有是非，不能偏主"，通其可通、存其互异者。汇通学派兴起于特殊的历史环境，应运于中医学近代的存废之争，其试图沟通中西、融汇中西的先进思想是符合中医学发展需要的。汇通中西要求阐明中西医学各自的思维特点和内涵，找出二者的汇通之处，这为认清中医的历史局限、借助西医学发展中医提供了很好的指导。

二、师承教育与中医临床思维培养

中医教育的成败取决于对院校教育的改革和完善，构建医学生的中医思维模式是中医教育的首要任务。中医临床思维能力是中医在诊断疾病与施治过程中的核心能力，是中医人才不可或缺的专业技能。对医学生中医临床思维能力的培养是中医人才培养的重要方面，中医师承教

NOTE

育作为现代中医药教育的有益补充，也是构建医学生临床思维能力的重要手段之一。

（一）师承教育是对院校教育的有益补充

现行的中医药教育模式主要是沿袭西医模式或参照 20 世纪 50 年代苏联的教育"蓝本"而形成的。在特定的历史条件下，该模式为我国中医药人才的培养发挥了重要的作用。但是随着社会的发展，许多不适应中医药教育发展的问题日益凸现。例如，中医继承存在脱节现象；重理论、轻实践，中医的理论学习与临床实践相脱节，造成学生知识结构单一，学术视野狭窄，缺乏良好的思维方式和创新能力。而师承教育恰恰可以弥补院校教育的不足，是院校教育的有益补充。

（二）师承教育可加快人才培养进程

基于中医学的自身特点，学医者对经典的体悟、疾病的辨证、药性的认知和处方的构架都需要经过一段时间的积累和摸索。因此，中医人才的培养大都需要一个较长的时间。中医师承教育恰恰是加速中医人才培养进程的一个有效途径。弟子跟师临床，无论对提高理论水平还是临床技能，效果都远比个人慢慢摸索要好得多。正如卫生部副部长、国家中医药管理局局长王国强所指出的："对中医药师承工作，一要坚持以中医理论为指导，把握中医药传承的根本；二要坚持跟师学习，把握中医药传承的捷径；三要坚持研读经典，把握中医药传承的基础；四要坚持多做临床，把握中医药传承的关键；五要坚持悟性培养，把握中医药传承的特质；六要坚持弘扬中医药文化，把握中医药传承的精髓。"要培养中医临床思维，既要遵循现代医学教育的普遍规律，又要继承和发扬中医传统教育的精华，在学习前辈先进经验的同时，构建自己的中医临床思维，培养用中医临床思维解决临床实际问题的能力。

第九章　中医临床思维方法应用

在长期的临床实践中，中医学形成了独特的认识人体和治疗疾病的方法。如以阴阳五行为主的分析方法和辨证逻辑方法；司外揣内的功能观察方法；心悟为主的直觉判断方法；取类比象的推理方法；望、闻、问、切为主的临床资料收集方法；以脏腑辨证为核心的疾病认知方法；中西医结合等现代多学科研究方法等。这些临床思维方法运用于内、外、妇、儿、五官、皮肤等临床各科，并渗透到中医诊疗的全过程，包括临床资料的搜集、病证的诊断、治疗方法的拟定、遣药与组方配伍、复诊的加减施治、疗效的判定、疾病愈后的调养等。这些临床思维方法与中医临床实践相结合，形成了一系列具体的、生动的、实用的中医临床诊疗思维方法，如抓主症以识病辨证、辨证以求机、对症论治、治病求本、因势利导、复法合方围攻、方证相应、组方遣药相辅相成、随症加减施治、疗效判别、辨误纠错等。

通过对临床病例的有效分析，对辨证治疗思维进行归纳与梳理，能够有效地对中医临床思维进行系统梳理与示范，通过对病例思维模式的汇总，强化对临床思维的掌握。

第一节　内科病案

中医内科是临床各科的基础，中医临床思维方法在内科疾病中运用时，应注重内科疾病的特点进行思考与归纳。在辨证方面，首先要收集"四诊"材料，并结合病史，参考相关理化检查结果；辨证时运用中医的整体观；内科中的外感时病与内伤杂病两大类疾病各有其病证病机特点，外感时病主要按六经、卫气营血和三焦辨证进行证候归纳，内伤杂病中的脏腑病变主要按脏腑辨证进行证候归类，气血津液证、肢体经络病证可按寒热虚实、隶属脏腑不同进行辨证。由于同一疾病可以有不同的证，不同的疾病又可以有相同的证，故在辨病的基础上辨证，有利于对疾病本质的全面把握。

在治疗方面，首先是调节整体阴阳平衡，包括祛其有余、补其不足两大方面；审证求机而论治，是从疾病的本质入手，解决疾病的主要矛盾与关键环节；明辨标本缓急，分清疾病的标本主次，"急则治其标、缓则治其本"，或"标本同治"；由于同病异证或异病同证，故可根据病证关系，实施"同病异治"或"异病同治"；把握动态变化而分阶段进行治疗，是因疾病过程邪正斗争，此消彼长，不断变化与发展；由于疾病的发生、发展受多方面因素影响，治疗时尚应因时、因地、因人而制宜，坚持顺应异法方宜原则；同一疾病有不同的治疗方案，如何制定最佳方案，须遵守因势利导的原则；为防止疾病的发展与恶化，尚应早期治疗、既病防变。恰当的辨证施护，有利于正气的恢复、邪气的祛除与患者的早日康复。

一、肺系病案

主诉：气喘胸闷反复发作 1 年，加重 1 个月。

现病史：靳某，男，48 岁。2005 年 11 月 29 日初诊。患者 1 年前发现呼吸困难伴哮鸣音，遂来我院呼吸科就诊，肺功能检查提示：小气道通气障碍。舒张试验：阳性。诊断为支气管哮喘，给予普米克都保及奥克斯都保各两支，早、晚各 1 次治疗，用药后能咳出大量稀白痰或少量块痰。用药半年无大发作，但喘憋仍每日反复发作，胸闷明显，呼吸不畅，不咳嗽。近 1 个月胸闷喘鸣加重，气喘如牛，发作时伴咳嗽、流涕、喷嚏或咳吐黄痰，咽痒剧烈，口干明显，不能剧烈运动，生活质量明显下降，完全依赖上述药物控制病情，且药量逐渐增加，大便偏干欠畅。患者幼时曾有荨麻疹病史，过敏性鼻炎史半年。查体：咽部无充血，扁桃体无肿大；双肺可闻及少量哮鸣音；舌体胖大，质淡红，舌苔薄白腻，脉象弦细。

中医诊断：风哮。

辨证：风邪犯肺，痰湿内阻。

西医诊断：支气管哮喘。

治法：疏风宣肺，化痰平喘，缓急利咽。

方药：炙麻黄 6g，杏仁 10g，紫菀 15g，苏子、苏叶各 10g，炙枇杷叶 10g，前胡 10g，五味子 10g，地龙 10g，蝉蜕 8g，牛蒡子 10g，金荞麦 15g，橘红 10g，鱼腥草 25g，黄芩 10g，瓜蒌 15g。

7 剂，水煎服，日 1 剂，分 2 次服。

二诊：服药 7 剂后，胸憋明显减轻，咽痒、口干、咳嗽随之减轻，咳痰渐利，胸闷及呼吸不畅症状基本消失，黄痰及块痰明显减少，仅晨起有小发作感，今晨不喷药能自行缓解，现已停用抗过敏药仙特敏 3 天。患者遵上法加减调服中药 3 个月，其间西药逐渐减量至停药，病情明显好转，平素已无明显喘憋，2006 年 3 月发现对家中宠物狗过敏，与狗分开住后症状全无，病愈。（贺兴东，等．当代名老中医典型医案集·内科分册·晁恩祥医案．北京：人民卫生出版社，2009：397 - 398）

【思维与方法点评】

1. 寻明病史，搜集主症　本案注重病史演变的追溯，直接导出西医诊断；继而搜集主症，阐明诊断依据。"哮症有热哮、寒哮、痰哮等。此外，风哮在临床中也很多见，其临床特点是挛急突发，患者常有过敏因素或有过敏性鼻炎史，伴有咽痒、鼻痒、气道挛急等症状，常无明显的寒、热、痰的表现，遇风邪或感受异味时加重"。

2. 病证结合　本案诊断全面，西医诊断为支气管哮喘，中医病名诊断为风哮，辨证为"风邪犯肺，痰湿内阻"。

3. 复法组方　初诊处方集疏风利咽、宣肺化痰、解痉止喘、清肺缓急之法于一方，方用炙麻黄、杏仁、苏叶、牛蒡子、前胡等疏风宣肺；紫菀、瓜蒌、橘红、苏子、炙枇杷叶、五味子等化痰止喘；地龙、蝉蜕等祛风解痉利咽；金荞麦、鱼腥草、黄芩等清肺化痰。

4. 对症论治　方中集多味宣肺平喘之品，药如炙麻黄、杏仁、苏子、炙枇杷叶、五味子、地龙等，针对"胸闷喘鸣"这一主症，亦寓"对症论治"之意。

5. 一药多用　方中炙麻黄，一则宣肺平喘，二则祛风散邪；方中蝉蜕，一则散风脱敏，二则解痉平喘。

二、心系病案

主诉：胸闷心悸反复 3 年。

现病史：患者刘某，男，67 岁，因"胸闷心悸反复 3 年"于 2011 年 8 月 13 日初诊。患者曾在我院心内科就诊，心电图示：阵发性房颤，偶发室早。曾口服阿司匹林 0.1g，每日 1 次；美托洛尔 12.5g，每日 2 次；辅酶 Q_{10} 10mg，每日 3 次；心舒宝 2 片，每日 3 次。服药近 3 年，仍时有胸闷心悸，遂来中医治疗。查体：血压 130/82mmHg。24 小时动态心电图示：阵发性房颤，偶发室早。患者既往否认高脂血症和糖尿病。就诊时症见：时感胸闷、心悸，疲劳更甚，夜寐欠佳，纳食尚可，二便自调。舌质红略暗，苔少，脉细略促。

中医诊断：惊悸，怔忡。

辨证：气阴两虚，心脉不畅。

西医诊断：心律失常，阵发性房颤偶发室早。

治法：益气养阴，活血通脉，养心安神。

方药：生脉散合三参汤加味。

黄芪 15g，太子参 15g，麦冬 15g，五味子 5g，酸枣仁 10g，甘松 6g，苦参根 10g，当归 10g，白芍 10g，炙甘草 5g，丹参 15g，川芎 8g，降真香 6g。

7 剂，水煎服，每日 1 剂，分 2 次服。

二诊（2011 年 8 月 20 日）：服药后胸闷、心悸略减轻，疲劳时仍较明显，查舌质红略暗，苔薄，脉细偶促。诊断、治则同上。上方加熟地黄 15g，桃仁 10g，加强滋阴活血。再进 7 剂。

三诊（2011 年 8 月 27 日）：服药后胸闷、心悸明显减轻，活动量增加，纳寐尚可，查舌质红略暗，苔薄白，脉细偶促。继予前方治疗。7 剂，水煎服，每日 1 剂，分 2 次服。

四诊（2011 年 9 月 23 日）：患者胸闷、心悸症状基本缓解，复查 Holter 示：偶发室早，无房颤发作。为服药方便，嘱其停中药，口服中成药稳心颗粒、心可舒以维持治疗，巩固疗效。（王阶. 中医心血管疾病医案荟萃. 北京：人民卫生出版社，2012：134）

【思维与方法点评】

1. 病证结合思维模式　根据心电图显示：该患者诊断为心律失常、阵发性房颤偶发室早。中医诊断：惊悸、怔忡；通过临证病象资料收集分析，中医辨证当为气阴两虚，血脉不畅，心失所养。

2. 审机辨治思维　本案心悸疲劳更甚乃气虚之象，口干苔少、脉细促乃阴虚有热，兼有血行不畅，故用益气养阴之生脉散为主方，兼以养血活血宁心之当归、白芍、川芎、丹参、酸枣仁为辅，以改善全身阴阳气血失调。

3. 专病专药思维　本案为心律失常，除辨证之外，心律失常的治疗应与辨病相结合，故用药加甘松、苦参根、酸枣仁等抗心律失常的药物以提高治疗效果。

三、脾胃系病案

主诉：胃脘痞胀隐痛两年。

现病史：王某，女，35 岁。2006 年 3 月 20 日初诊。近两年来情绪急躁，胃脘痞胀隐痛，嘈杂似饥，烧心，泛酸，易饥，咽中不适，大便两日一行，月经量减少，劳后头痛头昏，颠顶跳痛，工作久坐，上脘部有压痛感。胆囊息肉1年余。2005年11月22日于当地省人民医院胃镜示：食管裂孔疝，反流性食管炎，胃溃疡（胃窦大弯0.5cm×0.5cm），胃窦隆起性病变（胃息肉），慢性胃炎。2006年2月16日于鼓楼医院行息肉摘除（胃窦前壁0.5cm×0.4cm隆起）。现口服奥美拉唑3月余，症状并未改善。舌苔薄腻微黄，舌尖微红，脉弦细。

中医诊断：胃痛。

辨证：肝胃郁热。

西医诊断：胃溃疡，反流性食管炎。

治法：泻肝止痛，疏肝和胃。

方药：化肝煎加味。

青皮、陈皮各6g，象贝母10g，黄连2g，半夏10g，蚤休10g，木蝴蝶5g，刀豆壳20g，鹅管石15g，厚朴花6g，莱菔缨15g，白芍15g，甘草3g，苏梗10g，香附10g。

10剂，水煎服，日1剂。并予亮菌甲素15mg，每日2次。

二诊：服药10剂后，诸症显著改善，有痰咳出，且量较多，知饥，食欲尚可。舌质淡红，舌苔薄白，脉弦细。上方去厚朴花，加桔梗5g，枳壳6g，以利咽化痰，兼调升降。

三诊：上方继服半月有余，胸骨下段隐痛，胃中灼热感，咽中不适，如有物阻，有痰咳出，咽痛，咽微红，大便两日一行。舌偏红，舌苔薄白，脉弦细小数。因患者咽中不适，咳痰，此为肝胃气滞，郁热未清，津停痰凝，肺胃失宣。

治法：宣肃肺气，泻肝化痰和胃。

方药：桑杏汤合化肝煎加减。

杏仁10g，桑叶10g，桑皮10g，浙贝母10g，蒲公英15g，黄连1.5g，香附10g，枇杷叶15g，蚤休10g，木蝴蝶5g，鸡内金10g，佛手10g，绿梅花10g，刀豆壳20g，谷芽30g，麦芽30g。

四诊：患者于5月10日到消化科普通门诊复诊抄方继服，自诉服药后症状基本消失，仍间断服药以巩固疗效。（贺兴东，等．当代名老中医典型医案集·内科分册·徐景藩医案．北京：人民卫生出版社，2009：536－537）

【思维与方法点评】

1. **病证结合诊断方法**　西医诊断为胃溃疡、反流性食管炎等，已在现病史中阐明。根据现有临床表现，如情绪急躁、胃脘痞胀隐痛、嘈杂似饥、烧心、泛酸、易饥、咽中不适等，中医诊为胃痛，证属肝胃郁热。

2. **因势利导，复法围攻**　患者情绪急躁，肝失调达，失于疏泄，横逆犯胃，肝胃气滞，久郁化热，病本在肝郁、肝热。治以因势利导，泻肝以和胃，方拟化肝煎加味治疗。方中青皮、陈皮合用以疏肝理气解郁；白芍养阴柔肝，既制气药之燥性，又缓筋脉之挛急；栀子清肝宣郁，为治"火郁"要药；丹皮清肝凉血散瘀；贝母（常用浙贝母）化痰散结，疏利肺气，有"佐金平木"之意；泽泻淡渗泄热，使热从小便出。七药之中疏肝、柔肝、清肝、泻肝诸法共备以围攻，使肝气得疏而阴血不伤，郁火得泻而魂魄复宁。

3. **专方思维**　初诊与二诊方拟化肝煎加味。化肝煎乃《景岳全书·新方八阵·寒阵》中所录的一首临床有效方剂，也是徐景藩教授临床习用之方，由青皮、陈皮、白芍、丹皮、栀子、泽泻、贝母组成。主治怒气伤肝，因气逆动火致烦热胁痛、胀满动血等。

4. 对症论治　初诊方用木蝴蝶，复诊时再加入桔梗等，均是针对"咽中不适"这一症状而设，属对症论治。

5. 转方思维　三诊时辨证为肝胃气滞，郁热未清，津停痰凝，肺胃失宣。治拟宣肃肺气，泻肝化痰和胃，转方桑杏汤合化肝煎加减，肝、胃、肺三脏兼顾，从肺论治，亦有清金以制肝木之意。

四、肝胆系病案

主诉：反复乏力、纳差、尿黄 7 个月，加重 1 月余。

现病史：奚某，男，30 岁，干部。患者因反复发作乏力、纳差、尿黄 7 个月，加重 1 月余，于 1998 年 8 月 3 日于某人民医院住院治疗。经检查，肝功能严重异常，皮肤巩膜高度黄染，诊断为病毒性肝炎，乙、戊重叠型，慢性重型。西医常规治疗 1 月余，病情无明显改善，遂于 9 月 15 日邀中医诊治。症见面色晦暗，一身黄染，色黄不鲜，目睛深黄，口干苦，脘痞腹胀，恶心，大便溏烂，尿黄，右上腹时有隐痛，无明显触痛、叩痛，腹部膨满，肌肤未见明显瘀点瘀斑，舌淡，苔薄腻，质紫，脉右濡、左小弦滑。

中医诊断：黄疸。

辨证：湿邪困脾，热毒内郁。

西医诊断：病毒性肝炎，乙、戊重叠型，慢性重型。

治法：理气化湿，清热解毒，祛瘀退黄。

方药：藿香 10g，佩兰 10g，茵陈 20g，炒苍术 10g，厚朴 6g，法半夏 10g，陈皮 10g，竹茹 10g，炒黄芩 10g，白蔻仁 3g（后下），白茅根 20g，赤芍 15g，鸡骨草 15g，田基黄 15g，车前草 15g，炒六曲 10g。

7 剂，水煎服，日 1 剂，分两次服。

二诊：近 1 周来病情有所改善，复查肝功能，多项指标均有所下降，ALT：126.7IU，AST：185.2IU，TBIL：428μmol/L，A/G=1.3，Pt：18.4 秒。但面目仍色暗黄，恶心减轻，胃痞腹胀减轻，腰部时有酸楚不适，大便日行 2 次，尿黄，间有鼻衄，食纳稍有改善，苔薄腻，底白，罩黄，质紫，脉濡滑。证属湿遏热伏，气机失宣，久病络瘀。治守原法出入。

方药：藿香 10g，佩兰 10g，茵陈 20g，炒苍术 10g，厚朴 9g，法半夏 10g，广郁金 10g，白蔻仁 3g（后下），白茅根 20g，赤芍 15g，鸡骨草 15g，田基黄 15g，车前草 15g，炒六曲 10g，煨草果 3g，片姜黄 10g，垂盆草 30g，猪苓 15g，茯苓 15g，熟大黄 4g，大腹皮 10g。

7 剂，水煎服，日 1 剂。

三诊：黄疸逐渐消退。10 月 5 日复查肝功能：ALT：94.6IU，AST：71.1IU，TBIL：270.7μmol/L，A/G=1.3。自觉症状较前有所改善，目睛仍然浑浊，近因饮食失调，一度泄泻，身热，经治疗后已基本控制，但仍腹胀不舒，大便溏烂欠畅，尿黄转淡，口苦而黏，曾见左侧鼻衄，苔腻能化，质紫，脉右濡、左小弦滑。证属肝热脾湿，瘀郁难化，湿重于热。仍当理气化湿，清热解毒，祛瘀退黄。

处方：藿梗、苏梗各 10g，茵陈 15g，炒苍术 10g，厚朴 6g，青皮 6g，陈皮 6g，广郁金 10g，田基黄 20g，鸡骨草 20g，煨木香 6g，煨草果 3g，青蒿 10g，黄芩 10g，赤芍 15g，垂盆草

30g，熟大黄 3g，白茅根 20g，炒六曲 10g，车前草 12g。

7 剂，水煎服，日 1 剂。

四诊：病情逐渐好转，黄疸明显减轻，复查肝功：ALT：66IU，AST：58IU，TBIL：66.8μmol/L，面色晦滞改善，体重增加，腹胀不显，食纳知味，尿黄，大便成形，口稍干，左侧鼻衄间作、量不多，下肢瘙痒明显，自觉怕冷，苔黄薄腻，脉弱兼滑。湿热虽化不尽，血分瘀毒内郁，肝脾两伤。

处方：茵陈 15g，炒苍术 10g，厚朴 6g，鸡骨草 20g，田基黄 20g，广郁金 10g，青皮 6g，陈皮 6g，黄芩 10g，赤芍 15g，白茅根 20g，熟大黄 3g，苦参 10g，地肤子 15g，丹皮 10g，丹参 10g，猪苓 15g，茯苓 15g，虎杖 15g，太子参 10g，枸杞子 10g。

日 1 剂，水煎服。

此后出院，继续调治，病情平稳。（周仲瑛. 中国百年百名中医临床家丛书——周仲瑛. 北京：中国中医药出版社，2004，138 - 140）

【思维与方法点评】

1. 资料收集与思维引导　本案临床资料的收集虽涉及现病史与西医诊断等，但仍以现有临床表现为主，这是周仲瑛教授脉案书写的特点之一，因为周老强调现有临床表现论述的全面细致程度与辨证准确性、疗效直接相关。

2. 诊病与辨识证的复合兼夹　在现病史中导出西医诊断：病毒性肝炎，乙、戊重叠型，慢性重型。中医病名诊断拟属黄疸，辨证为"以湿邪困脾、中焦气滞为主，并见热毒内郁"之兼夹复合证。

3. 以病理因素为主的复法围攻施治　初诊症见一身黄染，色黄不鲜，目睛深黄，口干苦，脘痞腹胀，恶心，大便溏烂，尿黄，右上腹时有隐痛，腹部膨满，舌淡，苔薄腻，质紫，脉濡弦滑等。由此表明湿重于热者，治以祛湿为主，通过芳化、苦燥、淡渗，上下表里分消，即湿化则热孤，同时兼以清热，佐以祛瘀，复法施治。

4. 随病机加减变化　本案重在理气健脾，化湿泄浊，兼顾清热解毒。从其病情迁延、舌有紫色分析，提示久病络瘀，故佐以祛瘀通络之品；四诊时病情逐步好转，黄疸明显减轻，体重增加，腹胀不显，食纳知味，故方中再合入太子参、枸杞子等益肝补脾之味。

5. 专病专药　针对黄疸，自初诊至四诊，方中始终伍用茵陈、鸡骨草、田基黄、广郁金等，意在退除黄疸。

五、肾系病案

主诉：小溲如闭十余日。

现病史：俞某，男，34 岁。慢性肾炎、肾性高血压、尿毒症病史已久，肾功能衰竭一直不得纠正，现血压：210/130mmHg，辅助检查：CO_2CP：18.8%，NPN：171，Cr：9.1mg%，于 1978 年 3 月中旬初诊。近旬来恶心呕吐，食饮后甚，稍食即感脘胀，大便欲解不行，小溲如闭，面色晦滞惨白虚浮，畏寒疲乏，舌胖质淡，苔厚而腻。口甜并有尿臭味，脉沉濡，神思恍惚，如清若蒙。

中医诊断：肾劳，癃闭，关格。

辨证：脾胃阳衰，浊阴不化，水毒上泛。

西医诊断：慢性肾炎，肾性高血压，尿毒症。

治法：温脾泄浊，补阳益肾。

方药：

①红参末 5g，生大黄末 3g，玉枢丹末 1g，分 3 次吞服。

②牛膝 15g，车前子 30g，制附子 6g，生姜 3g，干姜 3g，熟地黄 20g，砂仁 3g，山茱萸 10g，茯苓 30g，泽泻 15g，吴茱萸 3g，制半夏 10g，六月雪 30g，藿香正气丸 30g。

3 剂，水煎服，日 1 剂，分两次服。

二诊：呕吐已止，神志已清，食欲渐强，能下床活动，但小便仍少，大便不畅。方药：上方去吴茱萸、半夏、藿香正气丸，加蟋蟀干 6g，九香虫 6g，省头草 10g。5 剂。4 月份开始进行血液透析，5～7 天 1 次，已透析 7 次。因局部肿胀化脓疼痛伴发热，急予控制感染而停止血透。血 NPN：259→120，Cr：15→9，BUN：171→66。在此期间，口服中药以益气温肾、化气泄浊，排气解毒，连续治疗一个半月。精神食欲好转，但面色仍惨白如故。

三诊：患者症状尚稳定，精神萎软，大便日行 2～3 次，舌淡苔厚，口腻带甜，口中尿臭减轻，唯面色惨白不变，复查：Hb：4.8g。乃浊邪水毒逗留不化，精微耗损太过，肾虚精伤，骨髓抑制，导致严重贫血。当此酷暑炎热外迫，更恐元气不支而变，仍以益气温肾、填精补血、健脾泄浊为法。

处方：红参末 3g，紫河车粉 3g，生大黄末 3g（三末并和，分两次服），生黄芪 30g，当归 10g，生姜 3g，砂仁 3g，熟地黄 20g，山茱萸 10g，菟丝子 15g，牛膝 15g，车前子 30g，仙灵脾 15g，鹿角霜 10g，阿胶珠 10g。

上方已服 20 剂，症状若失，精神、食欲均好，华色不转。复查：Hb：6.2g，NPN：103，Cr：6.1mg%，CO_2CP：31.9%。

四诊：上方略作增删又服约 1 个月，病情一直稳定无反复，血透停止已三个半月，并于昨日复查肾功，NPN：85，Cr：7.5mg%，Hb：6g，CO_2CP：15%。续从上方中去红参、紫河车、生大黄三粉末，加六月雪 30g，白花蛇舌草 30g，生山药 30g，黑大豆 30g。10 剂。（奚凤霖. 奚凤霖医论集. 苏州：苏州大学出版社，1997：135-137）

【思维与方法点评】

1. 资料收集与思维引导　本案对病史及实验室检查指标的描述，如"慢性肾炎、肾性高血压、尿毒症病史已久，肾功能衰竭一直不得纠正，最近血压 158/98mmHg，CO_2CP：18.8%，NPN：171，Cr：9.1mg%"等，足以说明慢性病损的严重性。现病史及临床表现的描述，则多围绕中医识病与辨证而行。

2. 病与证的复合诊断　本案诊断中西医并举，西医诊断为慢性肾炎、肾性高血压、肾功能衰竭、尿毒症，中医诊断为肾劳、癃闭、关格，证属"脾肾阳气衰惫，浊阴不化，水毒上泛"。

3. 据主症层析病证轻重　从"近旬来恶心呕吐""小溲如闭""神思恍惚如清若蒙"等症状中分析，其中"小溲如闭""口甜并有尿臭味"等表明脾肾阳气衰惫，浊阴不化；进一层分析病情，深化辨证，病机又涉及两端："近旬来恶心呕吐""神思恍惚如清若蒙"等，一则表明水毒上泛，胃失和降；二则浊邪害清，蒙蔽神明，病情极其严重。

4. 复法合方论治　初诊时，先以温脾泄浊、补肾助阳复法为治，予玉枢丹、吴茱萸汤、温脾汤、济生肾气丸等合方治疗，3剂后呕吐减轻，去芳香化浊、和胃降逆之吴茱萸、半夏、藿香正气丸，加蟋蟀干、九香虫、省头草以通窍利水，泄浊排毒。

5. 动态、多元与防变思维　三诊时"浊邪水毒逗留不化，精微耗损太过，肾虚精伤，骨髓抑制，导致严重贫血"，加之酷暑炎热外迫，更恐元气不支而变，故"转以益气温肾、填补精血、健脾泄浊之济生肾气丸与当归补血汤合紫河车、阿胶、鹿角霜等治疗月余"。

六、气血津液病案

主诉：口渴，多饮，多尿1年余。

现病史：陈某，女，30岁。患者自述1974年10月因感冒后，始有口渴多饮症状，且逐渐加重，日饮15000mL，尿量亦达15000mL/d，曾于多家医院就诊，确诊为垂体性尿崩症，尿比重：1∶1.006，尿糖（－），空腹血糖5.60mmol/L。经西药治疗两个月后，效果不著。现烦渴多饮，每日饮水15000mL，排尿20余次，乏力消瘦，头晕寐差，心烦心悸，食欲不振，腰膝酸软，白带较多，舌红少津，苔少，脉细数。

中医诊断：消渴。

辨证：肺胃津亏，阴虚内热。

西医诊断：垂体性尿崩症。

治法：养阴润肺，益胃生津，引热下行。

方药：玉竹30g，芦根15g，麦冬9g，沙参15g，知母5g，石斛12g，生山药30g，生薏苡仁30g，百合15g，生杭芍药15g，建曲12g，白蔻仁12g，莲子12g，怀牛膝15g，泽泻9g，车前子12g。

6剂，水煎服，日1剂，加麦味地黄丸1丸（9g），1日3次。

二诊（1975年2月3日）：服药后口渴大减，日饮12000mL，尿频减至每日10次，尿量10000mL左右，唯不寐加重，脉数减缓。

方药：上方去石斛、知母、建曲、莲子、怀牛膝，加茯苓12g，远志9g，合欢皮6g，夜交藤15g，琥珀3g（冲），灯心草1.5g。

6剂，加服六味地黄丸1丸，1日3次。

三诊（1975年2月10日）：夜寐已安，心悸好转，现精神倦怠，食欲不振，腰膝酸软，白带增多，日饮8000mL，尿量约6000mL左右，舌胖苔白，脉缓。

治法：益气健脾，开导化源，利湿止带。

方药：生黄芪15g，太子参15g，白术9g，茯苓12g，桂枝3g，生山药30g，百合15g，生薏苡仁30g，沙参15g，杭芍药15g，泽泻9g，车前子12g，鸡内金9g，谷、麦芽各12g，建曲12g，山楂15g。10剂，加服人参健脾丸、补中益气丸各9g，1日3次。

四诊（1975年2月20日）：服药后口干欲饮症状已明显好转，日饮5000mL，尿量约3000mL，纳食增加，精神好转，白带减少，腰膝酸软减轻，舌淡，苔薄白，脉缓。

治法：益气养阴，健脾固肾。

方药：黄芪15g，太子参15g，沙参15g，茯苓12g，生山药30g，生薏苡仁30g，百合15g，杭芍15g，泽泻9g，车前子12g，鸡冠花15g，建曲12g，鸡内金9g，谷、麦芽各12g，龙眼肉15g，黑豆15g，黑芝麻15g，胡桃肉15g。10剂。

服药后诸症消失，以上方倍量做丸剂，每丸9g，每日2次，以巩固疗效。随访两年未见复发。（王维英．当代中医世家系列丛书·姚树锦中医世家经验辑要．西安：陕西科学技术出版社，2002：180－182）

【思维与方法点评】

1. 资料收集与思维引导　主症描述突出，并与中医诊断直接相关。如"口渴，多饮，多尿1年余"；其余症情叙述，则为证候的进一步诊断提供依据，西医诊断（垂体性尿崩症）在现病史中表达。

2. 据主症识病与求同辨异　本案根据口渴、多饮、多尿之主诉，中医拟诊为消渴。西医学中的糖尿病、尿崩症等均属中医消渴病范畴，需进一步求同辨异。本案据实验室检查结果，如尿比重：1∶1.006、尿糖（－）、空腹血糖5.60mmol/L等，同中求异，确诊为垂体性尿崩症，排除糖尿病。

3. 复法论治　组方药选玉竹、芦根、麦冬、沙参、石斛等甘寒之品，润肺益胃，养阴清热；山药、百合、薏仁平补气阴，养胃润肺，健脾益气；鸡内金、白蔻仁开胃醒脾，以导化源，以免甘寒之品碍胃；黑豆、胡桃肉汁多味厚，甘温柔润，补益中气，滋补肾精；杭白芍、车前子、泽泻贯穿始终，利湿养阴，使阴火下行。

4. 经验用药　山药、百合、薏苡仁平补气阴，养胃润肺，健脾益气；鸡内金、白蔻仁开导化源，开胃醒脾，以免甘寒之品碍胃；黑豆、胡桃肉汁多味厚，甘温柔润，味甘入脾，补益中气，色黑入肾，滋补肾精，每遇气阴双虚，不能骤补者，用此法颇效，既不生燥热伤阴，又不因腻而碍脾。

5. 病机变迁与丸药兼治缓图　除汤剂治疗外，一、二诊加麦味地黄丸兼滋肺肾，三诊加用人参健脾丸、补中益气丸兼益气培中，四诊后用方倍量作丸，缓图以巩固疗效。

七、经络肢体病案

主诉（其妻代诉）：言语困难，周身无力两年余。

现病史：王某，男，58岁，2006年4月11日初诊。患者于两年前无明显诱因出现构音障碍，吐字不清，言语困难，曾先后就诊于北京协和医院、上海华山医院、大连医科大学附属医院、大连市中医院，最终被确诊为运动神经元疾病。患者长期口服AT片、古立西片，以及中药滋补肾阴、利尿开窍之剂，注射维生素B_1、维生素B_6、维生素B_{12}，但病情尚未改善，且日益加重，遂今日来诊求治。现症：吐字不清，言语困难，上肢萎缩，下肢无力，周身倦怠，胁痛，恶心，纳差，进食呛咳，张嘴流涎，声音嘶哑，失眠多梦，盗汗，筋惕肉瞤，小便无力，尿少，大便尚可，舌质红，舌边尖有瘀点，苔厚腻，脉濡，重按无力。

既往史：高血压病3级（极高危险组）、胆囊炎、前列腺增生症、高黏血症、视网膜动脉硬化。

中医诊断：痿证。

辨证：脾虚湿困，痰浊阻窍。

西医诊断：运动神经元病，高血压病3级（极高危险组），胆囊炎，前列腺增生，高黏血症，视网膜动脉硬化。

治法：健脾燥湿，涤痰开窍。

方药：陈皮 10g，姜半夏 15g，茯苓 30g，白豆蔻 20g，郁金 30g，玉蝴蝶 15g，节菖蒲 15g，竹茹 30g，海浮石 50g（先煎），黄连 15g，地龙 30g，苍术 20g，炒白术 30g，泽泻 30g，桔梗 15g，僵蚕 15g，麝香 0.2g（后下）。

7 剂，水煎服，早、晚各服 1 次。饭后 1 小时温服。

二诊（2006 年 4 月 18 日）：患者胁痛、恶心、纳差、进食呛咳、张嘴流涎、声音嘶哑、失眠、盗汗、筋惕肉𥆧等症状明显缓解，自觉语言较前畅利，舌质红，舌边尖有瘀点，苔薄白、稍腻。

方药：陈皮 10g，姜半夏 15g，茯苓 30g，郁金 30g，玉蝴蝶 15g，节菖蒲 15g，竹茹 30g，海浮石 50g（先煎），黄连 15g，地龙 30g，炒白术 30g，泽泻 30g，桔梗 15g，生白芍 25g，僵蚕 15g，麝香 0.2g（后下）。

7 剂，水煎服，早、晚各服 1 次。饭后 1 小时温服。

此后方药随症加减，共服中药 60 余剂，步履、语言等情况皆已基本如常人，生活可自理，病已向愈。（苏春燕，等．解建国疑难顽怪病临证秘录．北京：中国中医药出版社，2011：58 – 61）

【思维与方法点评】

1. 病证结合诊断　本案西医诊断：运动神经元病、高血压病 3 级（极高危险组）、胆囊炎、前列腺增生、高黏血症、视网膜动脉硬化；中医诊断：痿证。辨证：脾虚湿困，痰浊阻窍。如此，在中医辨证识病的基础上，结合西医诊病，有利于加深对疾病本质与严重程度的认识，从而有效地指导临床组方治疗。

2. 辨误与纠错　本案现病史论述中，"中药则服用滋补肾阴、利尿开窍之属，但病情并未缓解，日益加重，遂近日来诊求治"，前诊辨治有误，故根据现症改辨为脾虚湿困，痰浊阻窍，治拟健脾燥湿、涤痰开窍而获效。

3. 从脏腑复法论治　从脾虚生痰、痰蒙清窍、走窜肝络等病机入手组方，治法涉及健脾燥湿、涤痰开窍、平肝息风、通利经络等，由此复法组方论治。

4. 对症治疗　初诊与二诊时，方中均伍用玉蝴蝶利咽开音，以疗"声音嘶哑"；伍用僵蚕、地龙等平肝息风，以疗"筋惕肉𥆧"等，属对症论治。

5. 组方据法定比　本案健脾除湿是组方主流，初诊方中达 12 味，二诊方中达 11 味之多，药味数量占全方的 2/3 以上。

八、复合病案

主诉：心前区绞痛频作。

现病史：洪某，男，57 岁，江苏省南京市某公司职员。于 2012 年 2 月 21 日初诊。患者现高血压、冠心病、胆囊多发息肉，左肾结石等多病丛集。于去年 11 月行心脏支架术（3 个）。自诉术后降压药已停，血压波动于（140 ~ 130）/（90 ~ 75）mmHg。现患者自觉心前区绞痛频作，程度较剧，稍劳即作，伴胸闷，心悸，活动后头晕，视物模糊。近日夜寐欠安，晨起口苦或甜，口气重，纳谷尚可，大便初硬后溏，双侧腰痛，双足麻感，遇冷则剧，耳鸣，手颤。苔薄，舌淡红，脉小弦、欠规整、时结。

中医诊断：惊悸，怔忡。

辨证：气阴两虚，胸阳失旷，心脉瘀阻。

西医诊断：高血压，冠心病，胆囊多发息肉，左肾结石。

治法：益气养阴，化瘀通络，宽胸通阳。

方药：太子参 12g，大麦冬 10g，五味子 6g，淡附片 6g，制丹参 15g，川芎 10g，薤白 10g，炙水蛭 6g，郁金 10g，石菖蒲 12g，生白术 15g，炒枣仁 30g，合欢皮 12g，夏枯草 15g，大白芍 10g，生牡蛎（先煎）15g。

7 剂，水煎服，日 1 剂，分 2 次温服。

二诊（2012 年 2 月 28 日）：服药后自觉心前区闷痛、头晕、视物模糊等症状均明显缓解，耳鸣、腰痛告止，但心悸仍作，偶有左后头部掣痛、晨起口干、腿麻。舌苔薄，质偏暗，脉小弦，较前规整。血压：146/92mmHg。

方药：初诊方加蔓荆子 12g。14 剂，日 1 剂，水煎，分两次温服。

三诊（2012 年 3 月 8 日）：服药后诸症明显改善，唯夜间起床再次平躺后出现胸部短暂挤压不适感，咽喉及舌部时而麻木感。苔薄，舌质偏暗，脉小弦。

方药：初诊方加川桂枝 4g，蔓荆子 12g。14 剂，日 1 剂，水煎，分两次温服。

四诊（2012 年 3 月 29 日）：近几日症状稍有反复，左侧心前区疼痛，心悸，夜间较甚，夜间起床再次平卧后加重。右膝外侧烧灼感，舌部麻木感，咽部干燥，体力下降。舌苔薄，舌质偏暗，脉弦滑。

方药：初诊方加炒枳实 10g，川桂枝 4g，三七粉 5g（单包）。14 剂，日 1 剂，水煎服，分两次温服。

五诊（2012 年 4 月 19 日）：患者自述心前区疼痛症状明显好转，已接近常人，轻度劳动已无大碍。但仍偶有隐痛，持续时间较短，有时双手抖动，口中气味。舌苔薄，质稍暗，边尖齿痕，脉弦缓。

方药：初诊方加炒枳实 10g，川桂枝 4g，炙僵蚕 10g，三七粉 5g（单包）。14 剂，日 1 剂，水煎服，分两次温服。

六诊（2012 年 5 月 10 日）：胸痛症状已基本消失，但仍突发短时眩晕，有时轻咳。舌苔薄，质淡红、边尖齿痕，脉弦缓。

方药：初诊方加葛根 15g，天麻 12g，炒枳实 10g，川桂枝 4g。14 剂，日 1 剂，水煎服，分两次温服。

七诊（2012 年 5 月 24 日）：胸痛告止，眩晕发作 1 次，持续约 1 小时，发时曾测脉搏 48 次/分，咽中不爽，难以入睡，夜寐不宁，每日能睡 4～5 小时。舌苔薄，质稍暗，边尖齿痕，脉缓。

方药：初诊方加细辛 3g，炙甘草 10g。7 剂，日 1 剂，水煎服，分两次温服。

八诊（2012 年 5 月 31 日）：患者病情平稳，但今日晨起稍有眩晕、心慌症状，脉率：60 次/分，下肢乏力，胸痛消失。舌苔薄，质稍暗，脉缓。

方药：初诊方加怀牛膝 15g，细辛 3g，炙甘草 10g，天麻 10g。7 剂，日 1 剂，水煎服，分两次温服。（赵智强．200 例疑难病症诊治实录．北京：人民卫生出版社，2013：79－81）

【思维与方法点评】

1. 资料收集与思维引导 为了阐明疾病性质，在现病史中明确西医诊断，高血压病、冠心病、胆囊多发息肉、左肾结石，并行心脏支架术（3 个）等，对主症也有突出表述，如"自觉心前区绞痛频作，程度较剧，稍劳即作"等，以表明病情严重，也提示辨治重点。其余兼症的收集，则利于辨治时兼顾。

2. 证候诊断突出病机　本案多病丛集，病证繁多，病机复合，虚实兼夹，虚则气阴不足、心脾两虚，实则心脉瘀滞、肝木亢旺、胸阳失旷、神志不宁等。但患者自觉心前区绞痛频作，仍是主症、急症，心脉瘀滞、胸阳失旷、气阴两虚是病机重点。

3. 治疗因势利导　以益气养阴、化瘀通络、宽胸通阳为主法，迅速缓解胸痹心痛，以防不测，这是目前最佳治疗方案，属因势利导之治。初诊方以生脉散补益心之气阴，强心以培本；淡附片温暖心阳，以强心用；川芎、丹参、水蛭活血以通心络；薤白、郁金、石菖蒲宽胸化痰通阳，诸药合用，共奏养心、活络、通阳、宣痹之功，以期缓急而稳定病情。

4. 复法合方与随症加减　除以益气养阴、化瘀通络、宽胸通阳为主法治疗外，因多病繁杂，余症只可兼顾，故初诊方中尚佐以抑肝、健脾、宁神之药，组成复法。三诊后曾合入川桂枝、炒枳实等，是取枳实薤白桂枝汤意，以加强行气通阳的功效；六诊时因有时突发短暂性眩晕，故加葛根升清荣脑，天麻平肝息风；七诊时因脉率过慢，故加炙甘草、细辛，补心气、通心阳，以提高心率。

5. 结合现代药理与专病专药　现代药理研究表明，制丹参、川芎、炙水蛭等具有良好的改善心脏冠状动脉血液循环效应的作用，故全程伍用，当属专病专药施治。

第二节　急危重症病案

急危重症是指起病急骤、病势危重、变化多端、证情复杂、危及生命的一类危重病症，其临床特点是起病猝暴，来势凶猛。其发生既可因邪气酷烈，致病急发；又可因内伤久病，积渐加重，猝然突变而致。发病之际，邪气过猛，正气抗邪，邪正相争，旋即正气耗伤，正不胜邪，以致邪盛正虚，阴竭阳脱，气血消亡。由于正邪消长转化快速，故病情势急多变，瞬间即可发生传变，呈现大实大虚，亦即邪气的亢盛与正气的虚损均发展到极致，出现邪实内闭、正虚外脱的局面。

在识病辨证上，应辨明外感与内伤，可从病史、发病方式、病程、传变规律等方面进行比较。外感急症为新病，病起急暴，病程短，大多有短暂的卫表证候，以实证为主，如中暑、急黄、疫斑热、高热、急性吐泻等病证都为外感之邪所致；内伤急症有原发病可查，是慢性疾病的积渐突变，病程较长，无表证，往往表现为虚实错杂，如真心痛、心力衰竭等。危急重症病变涉及多脏器，在病情发展过程中，常多脏关联，但主病之脏腑尚有先后主次之别。在病势顺逆的把握上，对外感危急重症之热病，邪依序顺传，病邪由浅入深，此时邪气不剧，正气尚能与之相争，若邪气亢烈，正气耗伤，病邪可内陷，可逆传；内伤危急重症病变深入脏腑，其传变与外感截然不同，表现为脏腑相传。顺传者，按脏腑表里、生克、乘侮规律；逆传者，则因正气衰惫，脏腑气血阴阳逆乱，病理产物丛生，多脏腑受损，病势演变急剧，病情加重。

在治疗上，救治的主要目的在于把握救治时机，及时有效地控制病情，纠正危及生命的病理状态，使临床治疗尽快显示出急救效应，挽救生命。因此，危急重症的治疗当着眼于"急"

与"救"、"急则治标""综合救疗""祛邪扶正""防传杜变"等，它们是治疗急危重症的主要思路与理念。

一、厥脱病案

主诉：高烧，四肢发凉，烦躁两天。

现病史：某男，38 岁。该患者近两个月来出现食欲不振、泄泻、恶心、厌油等症状。查体：肝上界在锁骨中线肋下 0.5cm，有轻触痛。辅助检查：谷丙转氨酶 250U。西医诊断：急性无黄疸型肝炎，于 1970 年 12 月在某医院住院治疗。入院后第 25 天突然高烧，体温达 40.3℃，烦躁，面赤。1 小时后体温骤降，四肢厥冷，血压测不到，当即静脉点滴重酒石酸间羟胺，血压维持在（80～100）/（50～70）mmHg。3 小时后，体温复升至 39℃，查白细胞 39.2/mm^3。尿蛋白阳性，并见有红细胞及管型。发烧当日即用庆大霉素 4 万 U，每日两次，青霉素静点 800 万 U/d。第 3 天血培养，结果为大肠杆菌。患者服用升压药后血压维持在 90/70mmHg 上下波动，但并不稳定，心电图多数导联出现 S－T 段轻度下降，T 波平坦或倒置。

1 月 21 日请中医会诊，症见高热（39.8℃），肢凉，烦躁不安，并有幻视。自诉口干咽痛、心慌、胸闷，西药继用抗感染、升压药及少量强心药。舌质绛，无苔，脉细数无力。

中医诊断：厥证。

辨证：气阴两虚，毒热入营。

西医诊断：大肠杆菌败血症，中毒性休克。

治法：强心护阴，清营解毒。

方药：西洋参 15g（另煎，兑服），五味子 10g，玄参 15g，生地黄 15g，丹皮 15g，天花粉 15g，知母 10g，黄柏 10g，金银花 30g，麦冬 30g，赤芍 15g，远志 12g，鲜茅根 60g，川贝母 12g，犀角粉 1.5g（兑服），羚羊粉 1.5g（兑服）。

3 剂，水煎服，日 1 剂，分两次服。

1 月 24 日：服上方 3 剂后，体温渐趋正常，但血压于便后又降至（60～70）/40mmHg。口唇出现大量疱疹，舌尖及上腭有多发性小溃疡，说明毒热已见外透之象。继守前方。1 月 25 日，开始逐渐减少升压药。1 月 27 日停升压药物观察，血压一直保持在（90～110）/（70～80）mmHg 之间。抢救期间，为了控制大肠杆菌败血症的发展，曾给予大剂量青霉素、卡那霉素、多黏菌素 B、红霉素、呋喃唑酮及制霉菌素等对症治疗。

1 月 29 日：继服前方，病情稳定，此后曾有 1 次体温上升至 38℃，复查白细胞 15000/mm^3。西药加春雷霉素静脉注射 1g/d。血压正常，一般情况好转，遂改以清热解毒药物为主。

方药：金银花 30g，连翘 15g，蒲公英 18g，川黄连 3g，当归 12g，柴胡 18g，生姜 6g，法半夏 12g，炒谷、稻芽各 18g，酒黄芩 10g，荆芥穗 12g，赤小豆 30g。

2 月 5 日，患者病情稳定，血压 100/60mmHg，心率每分钟 80 次，午后体温 37.8℃。停用全部西药。偶有低烧，盗汗，纳差等症状，舌苔薄黄，脉平和。治以养阴和营，清解余毒。

方药：生地黄 12g，玄参 12g，丹皮 12g，青蒿 12g，地骨皮 12g，炒知母 10g，黄柏 10g，陈皮 10g，炒谷、稻芽各 15g，金银花 30g，败酱草 30g，天花粉 12g，生甘草 6g，赤芍、白芍各 12g，醋柴胡 6g，蒲公英 15g。

2月8日，上方服3剂后，体温一直正常，大肠杆菌败血症、中毒性休克基本得以控制。

以后改服治疗肝炎方药，于2月21日临床基本痊愈，出院。（北京中医医院．现代著名老中医名著重刊丛书·关幼波临床经验选．北京：人民卫生出版社，2006，275－278）

【思维与方法点评】

1. 资料收集与思维引导　本病在原有内伤痼疾、脏腑亏损的基础上，复加诱因，导致病情猝然发作，来势凶猛，突然高烧，体温达40.3℃，烦躁，面赤。1小时后体温骤降，四肢厥冷，血压测不到。以上关键资料是辨病识证的主要依据。

2. 卫气营血为主的辨证方法　该患者一诊时即见"高热肢凉，烦躁不安，并有幻视，口干咽痛，心慌，胸闷"等，反映热毒直入营分，说明病势传变很快，预示病情重。结合病史，并细察舌脉，见"舌质绛无苔，脉细数无力"，构成了"气阴两伤，毒热入营，热深厥深"的关键辨证依据。

二、肝性脑病昏迷病案

主诉：发热、身目发黄6天，昏迷20小时。

现病史：卢某，男，30岁，农民。1973年5月20日下午1时于我院治疗。查体：体温38.5℃，脉搏90次/分，呼吸28/分，血压100/70mmHg，神志昏迷，皮肤巩膜深度黄染，瞳孔轻度散大，对光反射迟钝，肝臭明显，鼻腔可见血性分泌物，肝上界于右锁骨中线7~8肋间可叩及，肋弓下未触及，腹部胀满，无移动性浊音。实验室检查：红细胞380万/mm³，白细胞13800/mm³，尿三胆阳性，黄疸指数146U，血清胆红素15mg%，麝浊23U，谷丙转氨酶453U。

中医四诊所见：患者神昏谵语，眼珠呆滞，时而狂叫，双手震颤，肤目深黄如金，口唇干燥，气促，口臭，肌肤灼热，汗出，脘腹胀满，大便秘结四天未解，尿少而赤，舌质红绛而见瘀点，苔黄腻、根部焦黄起芒刺，脉弦滑数。

中医诊断：黄疸，厥证。

辨证：疫毒内陷，郁蒸肝胆，伤及营血，内陷心包。

西医诊断：急性重症肝炎肝昏迷。

治法：通腑利湿，解毒化瘀。

方药：承气汤、茵陈蒿汤、清瘟败毒饮、菖蒲郁金汤合方化裁。

2剂，水煎服，日1剂，分两次服。

大黄15g（后下），玄明粉15g（冲），茵陈30g，栀子10g，黄连10g，黄柏10g，丹参30g，赤芍10g，丹皮10g，犀角9g（锉末，先煎），菖蒲15g，郁金15g，地龙10g，水煎两次600~800mL，每隔3小时，服药1次，每次150~200mL，鼻饲给药。另兑服紫雪丹1次1.5g，1日4次。配合使用西医一般对症支持疗法。

二诊：患者服两剂后，排出黄黑色干结大便，小便增多，神志稍清，已无躁狂，仍嗜睡。继进上方两剂。

三诊（5月23日）：患者神志清楚，热退（37.3℃），大便日行2~3次，腹胀减轻，能张口进食。遂拔去胃管，拟清热利湿、解毒化瘀为治。

方药：茵陈30g（后下），栀子10g，大黄9g，泽泻10g，板蓝根15g，虎杖30g，丹参30g，桃仁6g，黄连10g，车前草12g，玄参15g，甘草10g。日1剂，分3次服。

上方加减服药15剂后，黄疸明显减退，尔后佐健脾之品。至7月3日，黄疸消退，二便通调，肝功能恢复正常，痊愈出院，住院44天。[沙乾一，沙铮."虚实夹杂"证治案举隅.江苏中医药，1983，4（5）：13－14]

【思维与方法点评】

1. 三焦辨证与六经辨证相结合　本案的病因与疫、火、毒有关。其病机为疫毒内陷，郁蒸肝胆，伤及营血，内陷心包，扰乱心神，而致神昏谵语、肤目深黄如金；重病及肾，脏腑虚损，耗伤营血，内陷心脑，欲动肝风而眼珠呆滞，时而狂叫，双手震颤；疫毒、瘀血、湿热内盛，邪无出路，充斥表里，弥漫三焦，见口唇干燥，气促，口臭，肌肤灼热，汗出，脘腹胀满，大便秘结四天未解，尿少而赤，结合病史，并细察舌脉，"舌质红绛而见瘀点，苔黄腻，根部焦黄起芒刺，脉弦滑数"。综上，构成"疫毒湿热蒙闭心脑、阳明腑实"证的主要依据。

2. 肝病从肠论治思维　明代著名医家李梴在《医学入门》中指出："肝与大肠相通，肝病宜疏通大肠，大肠病宜平肝经为主。"肝与大肠相通，其隐义就是：肝寄腑于大肠，借道大肠而降气泄浊。生理上，因与肝相表里之胆无法为肝降泄浊气，故肝借道大肠，以之代替胆而行降泄浊气之功能。二者生理功能上相互促进，肝气疏泄正常，有利于大肠降泄浊气、排出糟粕；病理上，肝气失于疏泄，病理之气可通过大肠而排出。本案因疫毒湿热太过，病理之气不能及时经大肠排出，肝之浊气下攻，大肠不利，浊阴不降，化火生风夹浊，循肝经上脑，则神昏谵语而兼见腑实证。治疗上，借用"肝与大肠相通""肝寄腑于大肠"之论，调大肠而治肝，通腑为主，兼以利湿、化瘀、解毒并用，速进通腑利湿、解毒化瘀之剂，并佐以开窍息风，拟承气汤、茵陈蒿汤、清瘟败毒饮、菖蒲郁金汤合方化裁。

3. 脑病从肠论治思维　中医学认为，脑为奇恒之腑，位置最上，为元神之府，是清灵空窍。大肠为传化之腑，糟粕汇集之所，主传化糟粕，具有泻而不藏、以通为用的特点。生理上，"大肠主津"，大肠本腑以津液为体，脑窍需要津液来充盈，正如《灵枢·五癃津液》所说"五谷之津液，和合而为膏者，内渗于骨空，补益脑髓"，津液成为肠脑相联系的纽带。大肠经之支脉入脑，手阳明大肠经的支脉走头面，大肠经的经别入于脑，大肠经之经筋络脑，且大肠经通过督脉与脑间接相连。脑窍贵在清灵通利，一旦闭阻，则脑神失养，神机不运而变证从生。本案脘腹胀满，大便秘结4天未解，尿少而赤，说明大肠传化糟粕功能异常，浊气上扰脑府清空，清阳不升，故元神不安、神明不用。医者在用茵陈、栀子、黄连、黄柏清热利湿，丹参、赤芍、丹皮、犀角凉血化瘀解毒，菖蒲、郁金、地龙醒脑开窍的同时，用大黄、玄明粉泻阳明腑热与浊毒等，药后神志转清，黄疸消退，二便通调，肝功能恢复正常而痊愈。

三、尿毒症病案

主诉：全身浮肿，神昏气促。

现病史：顾某，男，19岁，素有肾炎史。旅途中因车厢内拥挤，欲解小便未成，遂致小便不通，出现全身浮肿，神昏气逆喘促，立即送往某医院抢救。经注射利尿剂，小便仍不通。因尿道肿甚，亦无法导尿。经血化验后诊断为尿毒症。遂邀黄老出诊，症见遍体浮肿，神志不清，气逆喘促，脉濡不大，舌体胖，苔白腻。

中医诊断：癃闭。

辨证：脾胃阳衰，水湿泛滥，凌心犯肺。

NOTE

西医诊断：尿毒症。

治法：宣肺豁痰，分利水湿。

方药：甜葶苈 1.5g，苏子 9g，老苏梗 9g，防己、防风各 9g，桔梗 4.5g，紫菀 4.5g，陈皮 6g，茯苓皮 15g，猪苓 12g，泽泻 9g，细木通 1.5g，川椒目 2g，车前子 12g（单包），鸡内金 9g，川桂枝 3g。

另至宝丹 1 粒，先用开水化服。血珀末 1.8g，早、晚各 0.9g 调服。

另外用方：食盐 30g，葱 60g，加水五磅煎，用毛巾浸透绞干，热敷少腹。

服药后，神志略清，面浮足肿消退，小溲略通，但仍涓滴不畅，口腻，舌淡苔黄。拟再运脾化湿以消肿胀。尿检：蛋白（+++），管型（++），红细胞（+++），脓细胞（+）。血压 140/100mmHg。

方药：甜葶苈 1.5g，防己、防风各 9g，苏子 9g，茯苓 15g，五加皮 9g，冬瓜皮 9g，泽泻 9g，川椒目 2g，车前子 12g（单包），砂仁 1.5g，鸡内金 9g，老姜衣 15g。

服两剂，小溲得畅，肿势遂减，气闷口腻，舌黄，胃纳不香。拟通阳化湿，利水以消肿胀。尿检蛋白（++），管型（+），红细胞（+）。

方药：防己、防风各 9g，白薇、白前各 9g，川萆薢 15g，川桂枝 3g，茯苓皮 15g，老姜衣 1.5g，白术皮 6g，香橼皮 6g，砂仁 1.5g，鸡内金 9g，泽泻 9g，川椒目 2g。

根据上方调治半月后，诸恙渐安。以肾气丸早、晚各服 4g，调补肾元，以资巩固疗效。1月后精神转佳，体力恢复。结婚后，迄今身体健康。（苏州市中医院. 名医遗珍系列丛书·黄一峰医案医话集. 北京：中国中医药出版社，2013：61 – 63）

【思维与方法点评】

1. 资料收集与思维引导　主症描述突出、准确。"欲解小便未成，遂致小便不通"，系癃闭之诊断依据；诊时见"遍体浮肿，神志不清，气逆喘促"，为辨证之主要依据，系脾肾阳虚，水湿不化，三焦气化失常，水气泛滥，且已成凌心犯肺之危候。

2. 急则治标思维　小便不通与水肿是慢性肾衰最早、最突出的表现。因此，利小便、消水肿是治疗的关键，尿量也是判断预后的一项重要指标。若小便利，其他问题也就容易解决。本案医者认为："内服方中投以至宝丹，辟秽开窍，能祛阴起阳，主展神明，再配以温阳化气，分利水湿之剂。外用辛香通利方，热敷少腹，幸得小便畅通，神识转清。连诊数次，浮肿全消，使患者终于由危急而得生机。"

3. 用利远弊的用药思维　本案医者认为："惜方中杂以苦寒利水之品，牵掣通阳化气之力，复又以至宝丹开窍。至宝丹虽能辟秽开窍，毕竟属于凉开之剂，并无祛阴起阳之功。方杂不专，故效不显。二诊去之，效始著，然方药仍然未精，防己大苦大寒，虽行水，但于阳虚水肿者不宜。原方桂枝通阳化气，于此证颇宜，原应倍其量而用之，何以二诊反去？用药尚有推敲处。"

4. 治法用药的经验思维与现代思维　水肿治疗最多采用温阳利水法，投真武汤、五苓散等。从临床观察到，温阳利水之剂对尿毒症早期患者、对利尿剂有反应者尚能起到一定的利尿作用，因中晚期患者对利尿剂已失去反应，越利水则水肿越甚，越温补则变证蜂起。中晚期患者、对利尿剂无反应及出现贫血时应慎用温补之剂，此时若服用温阳益气药，反而会出现肌酐、尿素氮上升，水肿加剧。从现代医学来看，其原因有三：一是药物本身含有大量的氨基酸，如阿胶、鹿角胶类都是如此，肾功能衰竭无力将氮质排出体外，再服用胶类中药或温补药，等于增加了氮质的摄入量，使血中非蛋白质升高；二是药物本身有抑制机体排出氮质的作用，如附子、肉桂、红参等；三是尿毒症时肾上腺皮质及甲状腺功能低下，这种状态与衰退的肾功能相适应，若妄加施用温补之品，则会矫枉过正，促使糖、蛋白质、脂肪等分解加速，导致氮质血症。再者，尿毒症晚期，由于脾肾虚损，浊邪壅盛，若徒进温补，一则虚不受补，二则助热伤阴，更耗营血，有害无益。因此，必须采取活血化瘀以折其郁热，通阳利水以降其涩滞。从西医学而言，活血化瘀可以增强血管的通透性，改善微循环，从而增加尿量和氮质的排出，促进受损的肾单位修复。故尿毒症患者尽管存在阳虚之证，但要慎用温补，温补主要适用于小便通利且肾功能损害尚有可逆的患者。对晚期患者，肾功能不可逆者，应与活血化瘀、祛湿降浊解毒等法相配合。若阳虚症状明显者，可适当用一些温补之品，但量不宜过大。这样才能达到温而不燥、补而不滞、扶正而不助邪的目的。

5. 内病外治的思维　食盐葱白热熨疗法是我国古代流传下来的一种物理疗法。其方法是将食盐、葱白煮水后，迅速用布蘸湿，放在患者身体的特定部位上，做来回移动或反复旋转按摩。食盐葱白热熨疗法对于寒证有一定作用。这类患者多有畏寒、手足欠温、小便清、大便稀、舌淡苔白等症状。葱白味辛性温，辛能散能行，具有通阳散结、解毒、宣通经脉之功能。食盐咸能软坚，炒热后热熨，助葱白之辛通，可使郁阻之经络通畅，故能帮助阴肿消退。

四、中风病案

主诉：突然仆倒，不省人事，右半身萎废不用。

现病史：秦某，于1943年农历10月初，突发四肢麻木，颜面蠕动抽搐，神情呆滞。某日晚，猝然仆倒，不省人事，口噤不开，喑痱不语，右半身萎废不用，痰鸣如吼，声如拽锯，遗尿不禁，昼夜烦而不安。是月16日为发病之第九日，余始诊治。诊得脉情滑数，至数无序，重按搏指有力，身热如炭，面赤如朱，心胸按之灼手。

中医诊断：中风。

辨证：风阳痰厥。

西医诊断：脑出血。

处方：蝎尾末1.5g，羚角粉1.5g，万氏牛黄丸两粒先送。另以化痰清热宣郁之竹沥、贝母、半夏、橘红、郁金，清肝息风之芍药、丹皮、珍珠母，以茯苓、茯神为助。大剂浓煎，缓缓灌下。

17日二诊：询知服药后即神安入寐，厥逆之势已见平静，面赤亦退，脉滑数较缓，神志略觉安定，余症如昨。此厥势虽戢，而风痱依然入中心肾之络，投剂万氏牛黄丸、叶氏神犀丹各1粒，研末先送。前方去郁金、珍珠母；加海藻、昆布咸润降滑，开痰散结；龙齿、贝齿清肝而安魂魄；远志以开心气之郁；怀牛膝导引厥逆之气下行，使升者可降，而降者不复再升。

19日三诊：前昨两夜，寐可落寝，神可安定，颜面抽搐已缓，并且口噤已开，见其舌苔黄糙垢腻，小溲亦有知觉，唯感默默不欲语言，脉情滑数，尚感阳脉太过，咳虽有痰，而又吐咳不易。以大势度之，痱中厥逆，已随风火痰涎之宣泄而下降。心肾脉络，其神气交会之道路，因此而能上下交通。处方：撤去神犀，加琥珀末，伽南末各0.75g，以安神宣郁，方守前法。

22 日四诊：舌本已能转动灵活，时欲言语诉说，而犹謇涩不甚清晰，腑气多日未行，矢气频转极臭，小溲长利，气臊臭，色微黄，已能自禁，脉情滑数，亦转和缓，齿结血斑，舌苔黄垢，浊腻满布，此阳明之结也。结者，当濡润以柔养其血液，辛滑以疏利其气机。前方去万氏牛黄丸，加生地黄炭、蒸锁阳、桑麻丸（包）。两日间，续得腑气两度，色黑黏韧，溏鞭不一，后清养调理而愈。（余瀛鳌，高益民．现代名中医类案选．北京：人民卫生出版社，1983：118－121）

【思维与方法点评】

1. 资料收集与思维引导　诊时见"昏仆，不省人事，口噤不开，喑痱不语，右半身萎废不用，痰鸣如吼，声如拽锯，遗尿不禁，昼夜烦而不安，身热如炭，面赤如朱。心胸按之灼手"，结合病史，并细察舌脉，见"脉情滑数，至数无序，重按搏指有力"，上述临床资料均为辨证"风阳痰厥"之重要依据。

2. 适期论治思维　中风的形成和发展是一个长期渐进的过程，根据其病机特点和临床表现，一般将其分为中风先兆期、急性期和恢复期三个阶段。本案患者属于急性期，为"实中"而又兼"阳厥"证，故舍虚而从实。

3. 从风阳痰火审机论治的思维　中风病的病理变化为肝、肾、心阴阳失调而致的"阴虚阳亢"，表现为"下虚上实"之候。在脏腑阴阳失调的基础上，不但阳亢与阴虚互为因果，且可导致化火、动风、生痰，风、火、痰三病理因素之间又可相互转化、兼杂，表现"火动风生""风助火势""痰因火动""痰郁化火""风动痰升"等，因此，中医治疗中风病，在滋阴、潜阳的基础上，要分清风、火、痰的主次与兼夹，予以息风、清火、化痰之法。本案患者既有头晕耳鸣、头痛、头角发胀、面部发热、烦躁易怒、肌肉跳动等风阳上亢见症，又有心胸闷塞不舒、口干苦黏、易汗、苔黄薄腻、脉细弦滑等痰火内盛之象，因此本案重用蝎尾末、羚羊角粉、万氏牛黄丸清心平肝，镇痉安神。加用清热化痰宣窍，待厥逆之势平复后，转清心肾之络热，兼用咸润降滑之昆布、海藻，以开痰散结。当神安搐定、口噤已开之后，又加伽南、琥珀安神宣郁。当其阳明已成实结，又及时加用生地黄、锁阳、桑麻丸滋液润肠，促滑疏利，使腑气得通。其辨证立法，一遵常规，唯选方用药，不落俗套，别具经验。

五、苯妥英钠中毒病案

主诉（他人代诉）：昏迷 3 小时。

现病史：张某，女，25 岁。黄海农场人。患者于 1972 年 1 月 29 日中午 12 时，因服用大量苯妥英钠及苯巴比妥后（苯妥英钠可能有 80 粒左右），三时许患者出现昏睡打鼾，呼之不应之症，遂立即送本市某医院抢救。因治疗未效，下午方转省工人医院抢救。

初诊（2 月 9 日）：患者因服苯妥英钠中毒，导致神昏不醒 11 天，高热持续不解，手足舞动，按之不住，烦躁不宁，脉弦数，舌苔焦黄而燥。

中医诊断：中风。

辨证：热入心包，痰蒙心窍，肝风内动。

西医诊断：苯妥英钠中毒。

治法：清热开窍，息风化痰。

方药：双钩藤四钱，连翘心三钱，全瓜蒌五钱，生石膏二两，陈胆南星二钱，石菖蒲二钱，肥知母四钱，淡竹茹三钱，细川连一钱。

3剂。至宝丹1粒（分两次开水送下），羚羊角粉二分（分两次服）。

三诊（2月14日）：服用大剂清热开窍、息风化痰方药后，热度逐渐下降，头摇稍轻，手动未停，有时敲壁，不知肿痛，口角流涎，大便秘结，舌苔垢腻而浊黄。病为热盛生风，热灼津液为痰，风痰互结为病。现在热邪渐退，风动未静，痰浊未除。治当平肝息风，涤痰开窍，以观其进退。

方药：制胆南星二钱，广郁金二钱，细川连一钱，广陈皮钱半，石菖蒲钱半，白僵蚕三钱，淡竹茹二钱，焦山栀三钱，天竺黄二钱。3剂。礞石滚痰丸二两，每服一钱半。日服两次。羚羊角粉二分（服如前）。

三诊（2月17日）：患者发热神昏动风19天，经用大剂清热开窍、化痰息风之品治疗后，于今日苏醒，能知大小便，知饥欲食，病情转危为安。但右手躁动未静，敲壁不已，病邪仍属风痰未尽，治疗再用涤痰祛风开窍之剂，使风平舞静。

方药：原方去山栀，加全虫一钱，蜈蚣一钱。

四诊（2月22日）：连服上方后，现神志清楚，头摇、手摇已止，知饥欲食。但因久服滚痰丸，大便溏泄，痰饮渐去而脾气已虚，治仍用原法。

方药：制胆南星二钱，广郁金二钱，焦六曲三钱，广陈皮二钱，焦白术钱半，石菖蒲二钱，白茯苓三钱，法半夏三钱。3剂，病愈出院。（严世芸，黄素英，方松春．上海名老中医医案精选．上海：上海科学技术出版社，2010：345–346）

【思维与方法点评】

1. 资料收集与思维引导　先陈述"服大量苯妥英钠及苯巴比妥（苯妥英钠可能有80粒左右）"史，继而"发觉患者昏睡打鼾，呼之不应"，以导出苯妥英钠中毒的西医诊断；再述"高热持续不解，手足舞动，按之不住，烦躁不宁，脉弦数，舌苔焦黄而燥"，是为辨证"热入心包，痰蒙心窍，肝风内动"等而陈述之依据。

2. 神昏的虚实辨治思维　在临床上，神昏一般表现为虚实两类。如热毒、痰浊、风阳、瘀血阻闭清窍，神明被蒙，而出现神昏者，多属实证；气血虚耗，阴阳衰竭，不能上荣清窍，神无所倚，而出现昏迷者，则属虚证范围；也有虚实夹杂的，如虽属痰热壅盛，但由于精气耗散，而出现下元枯竭者。在治疗上，一般实证宜醒脑开窍，虚证宜扶正固脱。待神昏苏醒后，又当积极治疗引起神昏的原因，可杜绝病情加重。本案神昏属实证，神昏伴有高热和舞动，热邪内传心包则神昏，热极生风则手足舞动不已。因此，清热是重要的治疗措施，故用白虎汤清热泻火，并以黄连、连翘、至宝丹清营开窍。

3. 治法随病机动态变化而变　医者认为："从清热息风治疗后，发热舞动逐渐消除，但神志仍然昏迷不醒。因此，治疗必须由清热息风，变为开窍醒脑。究其昏迷不醒的原因，初起认为热入心包，但用清热开窍的方法，热退而神昏未除，可见引起昏迷的原因不是热邪，而是热灼津液成痰，痰蒙心窍。痰不除则神昏不醒，所以用礞石滚痰丸，泻其痰热，终于使昏迷19天患者得到苏醒。"

4. 中西医结合急救思维　本案患者因多服西药苯妥英钠中毒，而致严重的药物中毒性昏迷与休克，病极危险，此时单纯中医治疗恐难以控制病情，需中西医结合大力抢救，才能使患者脱离危险。

六、蜈蚣咬伤病案

主诉：左腕关节背侧红肿热痛8天。

现病史：成某，男，61岁。8天前被蜈蚣咬伤左腕关节背侧后，渐致局部红肿热痛，经抗生素类药物治疗及上海蛇药外敷未效。于1977年9月28日来就诊。症见左腕关节背侧有约1cm×3cm组织红肿，并有两个黄豆大之溃破小孔，流出黄水。前臂尺侧约3cm×4cm之局部红肿，有波动感，桡侧皮下红肿结节，舌质红，苔薄黄腻，脉细数。

中医诊断：毒虫螫伤。

辨证：邪毒炽热，热入营分。

西医诊断：急性化脓性炎症。

治法：清心化脓，解毒消肿。

方药：人工牛黄粉0.6g（吞），赤芍12g，丹皮12g，鸭跖草30g，野菊花15g，金银花9g，生甘草3g。外用：三黄软膏外敷，上面用苍耳子散均撒，左腕尺前红肿波动处切开引流。

二诊（9月29日）：左臂疼痛大减，夜寐得酣，左手腕关节红肿已退，但溃破之创面仍流黄水，左臂静脉索状物未消，皮下红肿结节未退，苔薄黄腻，脉细数。局部毒邪得以外泄，入里之邪毒已有退缩之势，再拟前方续进。外用三黄软膏、苍耳子散；左手腕创面用九一丹药线引流，三黄软膏外敷。

三诊（9月30日）：左臂下红肿结节已消，臂部静脉硬索状物退至肘下，唯感头晕乏力，苔薄黄，脉细。邪势虽退，正气亦损，治拟祛邪，佐以扶正。上方加生黄芪9g，续服。外用同前。嗣后，以调补气血之品连服两周而愈。（上海市卫生局．上海老中医经验选编．上海：上海科学技术出版社，1980：593－594）

【思维与方法点评】

1. 综合辨治思维　蜈蚣咬伤发病不离阴阳、气血、经络、脏腑、卫气营血、三焦，治宜辨病论治。蜈蚣伤人，早期作用于经络，临床表现有局部肿痛或麻木，其火毒重者，以红、肿、热、痛为主；其风毒重者，以麻木甚至瘫痪为主；蜈蚣毒伤于气，则气滞而为痛；蜈蚣毒侵于血，可以出现血泡、瘀斑，甚至血热妄行，全身出血现象；若蜈蚣毒犯于脏腑，可导致急性呼吸衰竭、急性循环衰竭、急性肾功能衰竭。其严重者，可致心气瘀阻，心停气绝，阴阳离决而死亡。本案患者平素健康，因毒虫外侵，邪正相搏，经脉瘀阻，遂致高热不退，剧痛不已。左腕破溃之小孔，虽有黄水流出，毒邪似有外泄之势，但历时8天，仍见肿势蔓延，其毒之剧可见一斑。苔黄腻，舌质红，脉细数，此邪毒炽盛，已入营分，谨防毒邪攻心，治法清心解毒。内服人工牛黄粉、赤芍、丹皮、鸭跖草、野菊花、金银花、生甘草，外用三黄软膏、苍耳子散，结合左腕尺前红肿波动处切开引流以排毒。

2. 截断病势思维　本案患者被蜈蚣咬伤后，诊者为防病邪逆传心包，急以凉血解毒护心之剂，方用牛黄，取其甘凉入心，清心热，豁痰浊，以防邪毒攻心，以截断病势，防止病情进一步恶化。

3. 内服外治合用思维　本例患者经用抗生素治疗未能控制，邪势鸱张，故首用人工牛黄粉等清热解毒方药内服，并外用三黄软膏等，内外兼治，以攻其邪，迅即取效，转危为安。

第三节　外科病案

对皮肤外科的辨治应依据皮肤病发生的病因病机、皮损特点、患者体质、病情轻重，采用辨证论治的方法，与内外合治的原则进行治疗，以达到早日康复的目的。皮肤病是人体全身性疾病在皮肤上的表现，许多全身性疾病可反映在皮肤上，而皮肤上的局部病患也可引起全身性病变，所以要抓住局部，又要兼顾整体。因此，中医治疗皮肤病主张"治外必本诸内"，局部与整体并重。治疗方法分内治、外治两大类，在临床应用时，必须根据患者的体质情况，以及不同的致病因素和皮损形态，拟定内治和外治的法则。同时，根据发病缓急、病程长短及局部表现，灵活运用"急则治标，缓则治本"的原则。

一、荨麻疹病案

主诉：过敏性荨麻疹多年。

现病史：朱某，男，54岁。患者年过知命，形体且可，患过敏性荨麻疹多年，曾用中西药均得不到很好控制，遂于2003年9月10日来门诊就诊。该患者性情刚强，情绪急躁，面部乍红，大便干燥，两胁不时隐痛，舌红苔黄，脉象细而弦数。

中医诊断：瘾疹。

辨证：肝经郁热，风邪外袭。

西医诊断：荨麻疹。

治法：镇肝泄热，祛风脱敏。

方药：代赭石15g，杭菊花15g，炒黄芩10g，赤、白芍各10g，蝉蜕衣9g，蒲公英20g，茺蔚子15g，夜交藤25g，杏、桃仁各10g，刺蒺藜15g，粉甘草5g，淡竹茹10g。

药进20剂，症状消失。门诊随访年余未见复发。（徐经世．徐经世内科临证精华．合肥：安徽科学技术出版社，2011：187－188）

【思维与方法点评】

1. 由外揣内，探究本质　荨麻疹的发病要从机体内部去考虑，正所谓"有诸内必形诸外""有诸外必由于内"。病虽表现在外，但由内脏失调所引起，其根在肝。肝主疏泄，主藏血，气机不畅，脏腑功能失调，气血失和，致火热内生，灼伤阴血，脏腑失血濡养，引起血虚，血虚则生内风，偶感风邪，内不得疏泄，外不得透达，郁于皮毛腠理之间而发。

2. 经验思辨方法　根据临床经验，急性好治，慢性难疗。因为慢性病反复发作，缠绵不已，即使积极治疗，仍很难治愈。因肝主条达，有协调内脏之间关系的作用，故对免疫性疾病多主张从肝论治。

3. 一药多用　方中菊花，一则疏散风热，二则清泻肝火。方中蝉蜕，一则疏散风热，二则透疹止痒，符合"标本同治"之旨。

二、湿疹病案

有一妇人患脐下、腹上、下连二阴，遍满湿疮，状如马瓜疮（湿疹）。他处并无，热痒而痛，大小便涩出黄汁。食亦减，身面微肿。医作恶疮治，用鳗鲡鱼、松脂、黄丹之类药涂上，疮愈热痛甚。治不对，故如此。问之，此人嗜酒，喜鱼蟹发风等物。急令用温水洗拭去膏药；烂研马齿苋入青黛，匀涂疮上，即时热减痛痒皆去；仍服八正散。如此五日，减2/3，自此20日愈。医曰："此中下焦蓄风热，毒气若不出，当作肠痈内痔，仍常须禁酒及发风物。"然不能禁酒，后果然患内痔。(何时希．历代无名医家验案．上海：上海中医药大学出版社，2011：442)

【思维与方法点评】

1. 同病异治　此妇人所患为脐部及阴部湿疹，是湿疹好发部位。医作恶疮治，使用了不仅有毒，而且刺激性强的鳗鲡鱼、黄丹等，加重了病情。一般认为，湿疹在急性及亚急性阶段，最忌药物浓度过大或有刺激性，用之不当弊端多。以上药物建议用于慢性皮肤病患者，且量不宜过大。

2. 巧用验方　医者详细询问病史，改用马齿苋、青黛，以外治为主而获效。所用药物马齿苋是食物，酸寒无毒，一般作为治疗痢疾的要药。《食疗本草》谓："作膏，涂湿癣、白秃、杖疮。又多年恶疮，百方不瘥，或痛焮不已者，并捣烂马齿苋敷上，不过三两遍。"马齿苋治湿疮有如此灵效，李时珍认为："皆散血消肿之功也。"青黛具有清热解毒、杀虫收湿、凉血止血作用，外用治疗黄水疮、湿疹口腔炎等症。《医宗金鉴》记载，用青蛤散（以此为主药）外涂治浸淫疮及湿疮，也可用于治疗耳疳疮（即湿疹）。

3. 一药多用　方中马齿苋，一则清热解毒，二则凉血消肿，符合湿疮治疗"皆散血消肿之功也"之旨。

三、牛皮癣病案

主诉：全身起红疙瘩及白屑两年。

现病史：黎某，女，10岁。该患者于两年前发现下肢出现红色点状皮疹，并有白色鳞屑，7月皮疹泛发全身，曾口服白血宁，外用药水均未见效，于1970年6月23日就诊。目前皮疹泛发头部、四肢及躯干，呈红点状皮疹，脱屑较重。检查：皮疹呈滴状，色潮红密布于头部、四肢及躯干，表面有银白色较厚之鳞屑，基底色潮红、浸润。苔薄白，舌质红，弦滑细。

中医诊断：牛皮癣。

辨证：血热型。

西医诊断：神经性皮炎。

治法：清热凉血，散风解毒。

方药：粉丹皮三钱，干地黄五钱，白茅根五钱，生白术三钱，车前子三钱（单包），白鲜皮五钱，乌蛇肉二钱，秦艽三钱，川黄连二钱，川大黄二钱，漏芦二钱。

7剂，水煎服，日1剂，分早、晚服。

外用楮桃叶1斤，煎水洗浴，每日1次，京红粉膏外搽。

二诊（8月16日）：口服药7剂，配合外用药后，皮损变薄，色由潮红转淡红，未见新生皮疹，痒感减轻，前方再继续服用。

三诊（8月24日）：前药又用7天后，头部及躯干皮疹大部分已消退，色素脱失，四肢皮疹仍色红作痒。前方乌蛇肉改用三钱，川大黄改用三钱，干地黄改一两。

四诊（9月1日）：全身皮疹消退，呈现色素脱失，唯双上肢皮损未退净，改用养血润肤法，停外用药。

方药：生地黄一两，天门冬四钱，全当归五钱，乌蛇肉三钱，白鲜皮一两，地肤子五钱，鸡血藤一两，秦艽三钱，漏芦三钱，生白术三钱，川连钱半。

五诊（9月15日）：服药后，皮疹已全部消失，临床痊愈。患者要求带成药准备返回原籍，带回秦艽丸20丸、八珍丸20丸，早、晚各服1丸。（北京中医医院．赵炳南临床经验集．北京：人民卫生出版社，1975：226）

【思维与方法点评】

1. 把握主症以识病辨证　牛皮癣以皮损红斑有松散银白色鳞屑、抓之有薄膜及露水珠样出血点为特征，是一种慢性具有复发倾向的炎症性皮肤病，发病有一定季节性，男女老幼皆可罹病。牛皮癣病机核心是血热内蕴，病因有多种，或因外邪郁滞，蕴于气血，或性情急躁，火自内生，或恣食肥甘，伤及脾胃，或素体虚弱，气血不足等，导致气血瘀滞，运行不畅，闭阻经络，血热内蕴，瘀结日久，皮肤失于濡养滋润，而成诸症。

2. 辨证的多病因归纳思维方法　本案患儿牛皮癣属于血分风热并重，血热而正气亏虚，邪气乘虚而进，风为阳邪，易袭阳位，故为皮疹泛发面积大，自觉痒感明显。

3. 内外同治，巧用验方　内服方中丹皮、生地黄、茅根清热凉血；白术、车前子、白鲜皮健脾利湿祛风；秦艽、大黄、黄连、漏芦清热除湿；乌蛇肉搜风祛湿解毒。同时配合外用楮桃叶煎水洗疗，可在皮肤表面形成薄油脂层，有滑润感，并有杀虫润肤止痒之效，多用于顽固性瘙痒性皮肤病，内外同治，气血双调，从而达到控制发展甚至治愈的目的。

四、红斑狼疮病案

主诉：面颧部成片红斑伴瘙痒、疼痛5年余。

现病史：朱某，女，56岁。患者自1993年起患系统性红斑狼疮，长期服用泼尼松，最大剂量达40mg/d。多方求中西医治疗，均未取得明显效果。目前仍服泼尼松15mg/d，雷公藤多苷片2片/日，病仍反复发作。去年查尿蛋白弱阳性，抗核抗体阳性，血沉90mm/h，于1998年2月11日就诊。

症见：面颧部红斑成片、色赤、瘙痒、火热疼痛，周身关节肿痛而热，两目充血。口干苦，小便黄，大便调。舌质暗紫，苔薄黄，脉滑细。

中医诊断：红蝴蝶疮。

辨证：营血伏热，风毒痹阻。

西医诊断：系统性红斑狼疮。

治法：祛风解毒，凉血通痹。

方药：犀角地黄汤加味。水牛角片12g（先煎），生地黄15g，赤芍12g，牡丹皮10g，秦艽10g，青蒿20g，漏芦12g，白薇15g，青风藤15g，地龙10g，菝葜20g，萆草20g，人中黄6g，紫草10g。

7剂，水煎服，日1剂，分早晚服。

二诊（2月18日）：面部瘙痒、关节疼痛均减轻，但一时尚难控制，口干口苦，烘热易汗，舌边尖红，苔薄腻，脉细滑。治守原法，上方加土茯苓20g。7剂。

三诊（2月25日）：面部红斑缩小、转淡，瘙痒减轻。两目充血，口干。背痛减轻，痛时仍有烘热感，手指原有裂口愈合，大便或溏。舌质暗，苔黄腻，脉细。守法继进。原方加知母10g，功劳叶10g。7剂。

四诊（3月4日）：面部红斑逐渐消退，但仍阵发升火，面部潮红，烘热时作，汗出，口苦，恶心，关节疼痛减轻，腰酸胁痛，小便色黄。舌质黯，苔黄薄腻，脉细兼数。病机仍为营血伏热，风毒痹阻，肝肾阴虚。前方去萆草、人中黄，加黄柏6g。14剂。

五诊（3月18日）：周身关节疼减不尽，面部红斑消退，面红升火，烘热发作时间后移2~3小时，至下午2点即退，仍口干口苦。曾一度出现尿路刺激症状，尿痛不畅，服用头孢氨苄胶囊缓解。近日大便偏烂，1日2次，尿黄。舌质暗红有裂，苔黄薄腻，脉细弦滑。原方去知母，加防己12g。7剂。

六诊（3月25日）：面部潮红升火已延至中午前后，面颧痒感不显，红斑余迹不著，两目充血有火热感，关节疼痛减轻，口苦，苔黄腻，质暗红，脉细滑。治当清热凉血，祛风化湿。原方去漏芦，加炒苍术12g。14剂。

七诊（4月8日）：两颧红斑、刺疼消失，但有陈旧性斑块色素沉着，烘热减轻仍作，腰肩膝关节仍有阵发性酸痛。舌质暗红，苔黄薄腻，脉小滑数。守原法继进，因中药已取得一定疗效，嘱患者泼尼松和雷公藤多苷片可缓缓减量，逐渐停药，原法及主方不变，随症适当加减。调治至8月下旬，患者面部红斑全部消退，关节疼痛基本消失，面部烘热偶有发生。患者精神状态明显好转，继续巩固治疗。（陈四清，周仲瑛.周仲瑛医案赏析.北京：人民军医出版社，2008：220-221）

【思维与方法点评】

1. 病证结合　在现病史中导出西医诊断：系统性红斑狼疮。中医诊断为蝴蝶疮，辨证为"风毒痹阻，营血热盛，肝肾亏虚"之兼夹复合证。

2. 复法组方　初诊集祛风解毒、凉血通痹治法于一炉，水牛角、秦艽清热凉血解毒，祛风通络；生地黄滋阴清热；牡丹皮、紫草祛瘀凉血；赤芍活血和营；诸药合用，增强清热凉血、散瘀解毒功效；青蒿、白薇清营分之热；青风藤、地龙清热祛风通络；漏芦、菝葜等舒筋通脉，散皮肤之瘀热，增强祛风清热通痹之功。

3. 专方经验思维　本案初诊与随后复诊方均为犀角地黄汤加味治疗系统性红斑狼疮。

4. 审机动态辨治思维　本案重在祛风解毒，凉血通痹。二诊"面部瘙痒、关节疼痛均有减轻，但一时尚难控制，口干口苦，烘热易汗"，原方加土茯苓；三诊时"面部红斑缩小、转淡，瘙痒减轻。两目充血，口干。背痛减轻，痛时仍有烘热感"，原方加知母、功劳叶。四诊时"面部红斑逐渐消退，但仍阵发升火，面部潮红，烘热时作，汗出，口苦，恶心，关节疼痛减轻，腰酸胁痛"，方去萆草、人中黄，加黄柏。五诊时"周身关节疼减不尽，面部红斑消退，面红升火，烘热发作时间后移2~3个小时，至下午2点即退，仍口干口苦"，原方去知母，加防己。六诊时"面部潮红升火已延至中午前后，面颧痒感不显，红斑余迹不著，两目充血有火热感，关节疼痛减轻。口苦"。原方去漏芦，加炒苍术。

五、复合病案

主诉：皮肤脱皮伴瘙痒20天。

现病史：陈某，男，57 岁。既往有糖尿病病史。20 天前因扁桃体发炎用西药左旋氧氟沙星，出现过敏症状，当时用抗过敏西药，症状得以控制，但随后双前臂、后背大片脱皮，伴有瘙痒，再用西药则不能有效控制，于 2001 年 6 月 8 日转请中医诊治。

刻诊：双前臂、后背大片脱皮屑，瘙痒，稍有滋水，脱皮后局部暗红，伴口干，心烦，夜尿稍多，大便尚调，舌质暗红，舌苔薄，脉弦细。

中医诊断：中药毒，消渴病。

辨证：风毒遏表，湿热内蕴，肝肾阴虚。

西医诊断：药物性皮炎，糖尿病。

治法：清热化湿，滋补肝肾。

方药：生地黄 12g，地骨皮 12g，制何首乌 10g，制黄精 10g，玄参 10g，苦参 10g，白鲜皮 10g，赤芍 10g，牡丹皮 10g，地肤子 15g，玉米须 15g，桑叶 15g，生甘草 3g。

7 剂，水煎服，日 1 剂，早、晚分服。

二诊（6 月 29 日）：服药 7 剂后，脱皮屑、瘙痒几近消失，遂又自取 7 剂续用，症状全部消失，皮肤已复常。（陶夏平．周仲瑛教授诊治皮肤病经验拾零．江苏中医药，2002，23（4）：9 – 10）

【思维与方法点评】

1. 资料收集与思维引导 收集具体、全面、细致的病史、临床表现与实验室检查等临床资料时，用西医诊断与中医望、闻、问、切等传统诊查相结合的方法。

2. 病证复合诊断 包括中、西医诊断。其中西医诊断为药物性皮炎，合并糖尿病。中医诊断为中药毒与消渴病，辨证属"风毒遏表，湿热内蕴，肝肾阴虚"。

3. 复法组方 本案与一般单纯药疹案不同，患者既往有糖尿病史，属阴虚湿热体质。复受风毒之邪外侵，遏于肌表而发病，正虚与邪实并见。正虚是导致本病发生的病理基础，选用何首乌、黄精、地骨皮、生地黄、玄参、赤芍、牡丹皮等养阴清热治其本；苦参、地肤子、白鲜皮、玉米须清热祛湿解毒，合桑叶疏散风毒，共同治标；生甘草能解诸毒，且调和诸药。

第四节　妇科病案

妇人以血为本，经、带、孕、产、乳均以血为用，并受肾－天癸－冲任－胞宫生殖轴的调控。病因方面主要表现为外感六淫（以寒、热、湿邪多见）、七情内伤、生活失度及体质等因素；以脏腑功能失常、气血失调、奇经之冲、任、督、带损伤及胞宫、胞脉、胞络受损为其主要病机特点。掌握脏腑、经络、气血、天癸与胞宫的内在联系及在女子生理中的特殊作用，结合女子经、带、胎、产、乳等生理病理特点，对正确运用中医临床思维方法防治妇科疾病具有重要意义。因女性特殊的生理病理特点，在妇科收集资料时特别要注意经、带、胎、产情况及专科检查情况，四诊合参。

妇科辨证方法以脏腑及气血津液辨证为主，结合冲、任、督、带、胞宫、胞脉、胞络、肾－天癸－冲任－胞宫轴辨证，在特殊情况下，也可用卫气营血辨证，如产后发热之感受热毒等。与妇科最为密切的脏腑为肾脏、脾脏和肝脏，因女子生理各期变化较大，故产生了与男子不同的病证，如月经病、带下病、妊娠病、产后病等，其辨证要点也有差异，如月经病以月经期、量、色、质的变化为主，结合全身症状、舌脉而进行；妊娠病则涉及孕妇、胎儿两方面，应分清母病或胎病。此外，妇科疾病在病证诊断上还应注意辨病与辨证相结合，结合现代医学诊查手段，运用中医理论作指导，辨治各种疾病。在治疗上，由于女子生理病理特殊，应针对其病因病机，以调补脏腑、调理气血、调治冲任督带、调养胞宫、调控肾－天癸－冲任－胞宫轴为主线，同时兼顾女子不同时期脏腑冲任气血变化而进行药物治疗。此外，还需注意情志因素对妇科疾病的影响，对以局部证候为主要表现的患者，尚需配合外治等方法。

一、月经病案

主诉：经行腹痛 8 年。

现病史：陈某，女，21 岁。患者经行腹痛 8 年，自 14 岁初潮后即有痛经，疼痛甚剧，待烂肉样的血块排出后，腹痛缓解，月经周期规则，经量中等，色紫暗，伴四肢不温，面色苍白，乳房胀痛。每次月经须用去痛片、阿托品、颅通定等药物止痛，于 1997 年 9 月 18 日就诊。刻诊：正值月经来潮 1 天，腹痛不能忍受，伴恶寒肢冷，腹部冷痛，舌质暗，舌边有瘀点，苔薄白，脉沉弦。

中医诊断：痛经。

辨证：寒凝血瘀。

西医诊断：痛经。

治法：温经散寒，活血化瘀。

方药：少腹逐瘀汤加减。

当归 10g，川芎 10g，炒白芍 15g，甘草 10g，五灵脂 10g（包煎），延胡索 10g，生蒲黄 10g（包煎），干姜 4g，炒小茴香 5g，肉桂 3g（后下），茺蔚子 10g，泽兰 10g，台乌药 10g，制没药（研末分 2 次冲服）10g。

7 剂，水煎、饭后服，日 1 剂，分两次服。

二诊（10 月 15 日）：月经已来潮，腹痛较前减轻，四肢不温，腰酸痛，舌脉如前。上方加川断 15g，制香附 10g，7 剂。

患者依照上方，每次月经时服用 7 剂，5 个月后，诸症缓解，痛经消失。（李翠萍，卢金镶. 古今妇科医案经方集萃. 上海：第二军医大学出版社，2008：48－49）

【思维与方法点评】

1. 资料收集与思维引导 围绕中医痛经主症，结合经期、周期、经量、经色与质，收集临床资料。收集的临床表现重点是：疼痛甚剧，待烂肉样的血块排出后，腹痛缓解，经色紫暗，恶寒肢冷，腹部冷痛，舌质暗，舌边有瘀点等，这是本病辨证的关键证据。另外，现代中医临床临诊时尚应明确西医诊断，这对中医疗效及预后的判断有着重要的价值。患者为原发性痛经，如有条件，可行 B 超及检查血液 CA125，排除子宫内膜异位症等疾病所导致痛经，尿妊娠试验以排除患者隐瞒病史而出现与妊娠有关的月经延后等疾病，以免漏诊误诊。

2. 抓主症以辨病因 本例患者痛经发生时间为经期来潮即小腹冷痛，胞宫位居小腹，故病位在胞宫；疼痛甚剧，待烂肉样的血块排出后，腹痛缓解，经色紫暗，故病性与瘀滞有关；再查疼痛的性质，腹部冷痛，伴恶寒肢冷等，故与寒邪也有关系。因此，本例患者病位在胞宫、冲任，病性为实，系寒邪内盛，阻遏阳气，证属寒凝血瘀。

3. 专方思维 少腹逐瘀汤为寒凝血瘀型痛经常用方剂。

4. 因时服药思维 对月经病，应注意行经不同时期的阴阳转化与消长节律，采用周期性用药的治疗方法。本案痛经，经期前后，血海由满盈而泄溢，气血盛实而骤虚，胞宫、冲任气血变化较平时急剧，可因受寒等导致子宫、冲任气血运行不畅或失于温煦濡养，不通或不荣而痛。故可根据月经不同时间而服药治疗，以取得最佳治疗效果。

二、带下病案

主诉：外阴灼热瘙痒伴带下增多数日。

现病史：刘某，女，57岁，福州人，于2010年3月20日就诊。患者绝经4年，自去年8月以来常感外阴灼热、瘙痒难忍，甚则每日数次烫洗，片刻后坐卧不宁。近日又痒热并见，带下增多，呈脓性，夹血丝，伴腰膝酸软，体倦，脉细数，舌红苔薄白。妇检：外阴黏膜充血明显，右侧小阴唇有小片溃疡，阴道壁点状溃疡出现，宫颈萎缩，充血，阴道内有脓性白带。阴道分泌物检查：清洁度3度，未见滴虫、真菌。

中医诊断：带下病。

辨证：肝肾两虚，湿热下注。

西医诊断：阴道炎。

治法：滋肾益脾，清热化湿。

方药：知柏地黄丸加减。

山茱萸10g，熟地黄10g，生地黄10g，白术15g，白芍12g，炒知母6g，制首乌15g，丹皮6g，鱼腥草15g，薏苡仁20g，白鲜皮10g，炒黄柏6g，旱莲草10g，荜茇5g，生甘草6g。

7剂，水煎服，日1剂。

洗方：千里光50g，金银花30g，防风10g。

二诊（3月27日）：用药后痛痒症状已基本消失，带下转为淡黄色。妇检：外阴及阴道壁充血已消退。原方加地骨皮、当归，洗方同前。

三诊（4月3日）：阴痒灼热已除，带下甚少。嘱服知柏地黄丸以资巩固。[吴熙.吴熙妇科传承录（第二集）.北京：科学出版社，2013：628]

【思维与方法点评】

1. 资料收集与思维引导 中医对临床资料的收集，时常从"天人合一"的整体观出发。本案例患者主症突出，根据主症，可属于"阴痒、带下"。然其所居住之地福州为湿热之地，且为绝经后，这些均为发病之因，也是后续辨证的依据。临床应熟知专业范围内各种妇科疾病，根据带下病、阴痒发生机理，收集临床资料。本案将西医妇检结果也作为临床资料进行归纳收集。

2. "天人合一"的辨证诊断思维 本案辨证时，注意自然、社会环境、机体等对疾病的影响。患者地处福州湿热之地，且有明显的年龄老化及生殖功能减退特点。带下病多因脾、肾、肝三脏功能失调，湿邪伤及任带二脉。患者年老，脾肾已亏，阴虚火旺，加之久居湿热之地，湿热内蕴，脾运无力，冲任失养，带脉失约。

3. 辨识证的复合与夹杂 本案本虚标实复合夹杂。本虚者，患者绝经4年，伴腰膝酸软、体倦、脉细等；标实者，外阴灼热、瘙痒难忍、带下增多呈脓性、夹血丝等。由此，辨证可为脾肾两虚，湿热下注。

4. 内外同治   本案患者局部症状严重，故内外合治以提高疗效。本案内服药多滋养培益，外洗方善除秽浊，祛风止痒，使药物直达病所，祛除病邪。

三、妊娠病案

主诉：停经两月余，阴道反复少量出血 20 余日。

现病史：徐某，30 岁，干部，1999 年 11 月 28 日初诊。患者经闭两月半，末次月经 9 月 9 日。既往曾流产 2 次，均发生在停经 2~3 个月之间。染色体检查、免疫功能均正常。此次孕后曾用中西药保胎，孕 50 天时，血 HCG > 5000IU/L，B 超示宫内见孕囊，胚芽及原始心管搏动，即停药。但停药 1 周后开始漏下，遂住院保胎治疗，胎漏时断时续，延日二旬，终不见止，大为紧张，转来何师处就诊。刻下见漏红色黯，腰脊酸痛，小腹隐痛，苔薄微腻，边有齿印，脉形沉细而滑。B 超检查：宫内活胎，胎盘位置正常，胎盘边缘见 5.0cm × 3.5cm × 2.7cm 大小液性暗区。

中医诊断：胎漏，胎动不安。

辨证：气血亏虚，胞脉失养。

西医诊断：先兆流产。

治法：温肾健脾，养血止血。

方药：阿胶珠 12g，艾叶炭 2g，党参 15g，白芍 10g，地黄炭 9g，焦白术 10g，黄芩 6g，桑寄生 10g，苎麻根 10g，菟丝子 15g，熟大黄 9g，藕节 15g，炒杜仲 12g，墨旱莲 12g。

二诊（2000 年 1 月 3 日）：投 3 剂后胎漏即止，腹痛亦愈，经 B 超复查宫内液性暗区略有缩小，约 5.0cm × 2.2cm × 1.0cm，患者较紧张，原方去艾叶炭、藕节，加黄连、炒酸枣仁、怀山药。7 剂，水煎服，日 1 剂，早、晚分服。

三诊（2000 年 1 月 10 日）：孕已 3 月余，诸恙较轻，效不更方。以后 B 超复查，宫内液性暗区逐渐消失，仍当巩固，防蹈覆辙，服药至孕 5 月。（肖承悰，吴熙. 中医妇科名家经验心悟. 何少山医案赏析. 北京：人民卫生出版社，2009：382 - 383）

【思维与方法点评】

1. 资料收集与思维引导   围绕妊娠胎漏收集病史资料，注意阴道出血、腰酸、腹痛、下坠四大主症性质、程度的收集。注意收集既往病史，特别是流产病史，为后续诊治提供思路。

2. 辨明病情以定治疗思路   本案首辨胚胎，胎儿是否存活，避免盲目安胎。四大主症较轻而妊娠脉滑明显者，检查尿妊娠试验（+），或 B 超提示胚胎存活者，治疗以补肾安胎为大法；若四大主症加重，滑脉不明显，早孕反应消失，尿妊娠试验转阴，出现胎堕难留或胚胎停止发育时，又当下胎益母。

3. 复法复方思维   本案屡孕屡堕，此次又漏下日久，据症辨脉，为气血亏损、胞脉失养所致，故治宗叶天士"气虚则提摄不固，血虚则灌溉不固，是以胎堕，故善保胎者，必当专补气血"。方用何师祖传安胎方合胶艾汤化裁，温宫养血，健脾止血。加熟大黄一味化瘀止血，除燥存阴，制补火温阳之偏。复诊时胎漏已止，原方减去温经行散止血之药，因患者精神紧张，夜寐不安，遂加黄连、酸枣仁，清火宁心以安胎，怀山药补肾健脾，补而不温。组方严密周详，温经而不助火，止血而不留瘀。此方之妙在于熟大黄一味，何师治胎动不安之经验，值得借鉴。

四、产后病案

主诉：产后汗出如洗1周。

现病史：何某，女，25岁，已婚，保育员。患者素体肝阳偏盛，畏食辛热，因听母言产后宜温，月内叠进辛热之品，并服生化汤3剂。1周来，症见汗出如洗，左侧卧则右侧半身烘热汗出，右侧卧则左半身汗出，平卧位则头面汗出，伴头晕心悸，口干心烦，手足心热，舌质红，苔黄，脉弦。

中医诊断：产后褥汗不止。

辨证：肝热阴虚。

西医诊断：褥汗。

治法：平肝泄热，敛阴止汗。

方药：牡丹皮9g，黑栀子9g，杭白芍9g，新竹茹9g，苏白薇9g，浮小麦30g，麻黄根9g，煅牡蛎24g，寸麦冬9g，煮半夏4.5g。1剂，嘱暂禁辛温燥热之品。

二诊：服药后烘热汗出锐减，余症亦瘥。照上方续服2剂告愈。（肖承悰，吴熙．中医妇科名家经验心悟．孙朗川病案举隅．北京：人民卫生出版社，2009：74）

【思维与方法点评】

1. 顺应体质、脏腑苦欲喜恶之势　本案产后亡血伤津，元气受损，瘀血内阻，形成多虚多瘀之病机，但因个体不同，思维模式上不可僵固，诊治上应因人制宜。本例患者素体肝阳偏盛，故顺应体质情志之势，清肝泄肝为先。

2. 经验思维　分娩时的用力汗出和产创出血，损伤了阴液，机体的生理特点是"阴血骤虚，阳气易浮"。因此，在产后1~2日内，常有轻微的发热、自汗等阴虚阳旺症状，如无其他致病因素，一般短时间内会自然消失。本例患者素体肝阳偏盛，产后过食辛热，以致阳邪内亢，逼液外泄，而见烘热、汗出等症，故不同于产后气虚自汗。方以牡丹皮、黑栀子疏泄内热；白薇、牡蛎、白芍平肝清热，敛阴固摄；竹茹除烦热；麦冬、浮小麦、麻黄根养心止汗；因病发产后，为防寒药伤中，故用半夏和中，又体现其治勿忘于产后。

五、妇人杂病病案

主诉：未受孕伴经间期出血3年。

现病史：刘某，女，30岁，1992年9月19日初诊。患者结婚3年，夫妇同居，未避孕，但未受孕。平素月经规则、量中，近1年则经量减少、色暗，仅用半包卫生巾。经间期阴道少许下血、色鲜红，1~2天自止。末次月经：1992年9月13日。平时带下少，阴道干涩，少腹胀痛，眼眶黯，形体瘦削，舌淡红，苔白，脉弦滑。妇科检查未见异常。配偶检查无异常。

中医诊断：不孕症，经间期出血。

辨证：肝肾亏虚。

西医诊断：不孕症　排卵期出血。

治法：滋养肝肾，调经助孕。

方药：生地黄 15g，山茱萸 12g，牡丹皮 12g，墨旱莲 15g，女贞子 15g，白芍 15g，淮山药 20g，丹参 20g，太子参 20g，桑寄生 25g，牛膝 15g，泽泻 15g。

10 剂，每日 1 剂，早、晚分服。

二诊（10 月 10 日）：上次经后再未出现经间期出血现象，诸症均以改善。现舌尖红，苔微黄，脉细弱，守上方继续调补。

方药：桑寄生 25g，菟丝子 20g，淮山药 20g，珍珠母 20g，熟地黄 15g，太子参 15g，丹参 15g，山茱萸 12g，鸡血藤 30g，麦芽 40g。14 剂，每日 1 剂，每次经后服。

三诊（1993 年 1 月 16 日）：经治疗后，已无经间期出血，末次月经 12 月 24 日，量中，经后行输卵管通液术，提示输卵管通而不畅。舌淡红，苔白，脉细。治宜活血通络，疏肝养血以助孕。

方药：丹参 20g，益母草 20g，赤芍 15g，郁金 15g，桃仁 15g，乌药 15g，牡丹皮 12g，枳壳 12g，川芎 10g，青皮 10g，麦芽 45g。每日 1 剂，服 7 剂。

四诊（2 月 9 日）：停经 40 余天，尿妊娠试验阳性，喜获妊娠。嘱注意休息，慎养其胎。（肖承悰，吴熙 . 中医妇科名家经验心悟 . 罗元凯临证经验 . 北京：人民卫生出版社，2009：177）

【思维与方法点评】

1. 资料收集与思维引导　妇人杂病起病多端，在临床资料的收集上应是多向思维，尽可能从多方面去思考问题，对诸多资料进行分析综合。本例为不孕症患者，不孕症为妇科疑难病例，起病多端，还可能有心理和社会因素的影响，故资料收集上要追溯病史，详细进行四诊，逐项排除，探寻其因，并据此形成主症与次症等病历书写。

2. 动态与复法治疗　本案属妇人杂病病程日久，经年累月，治疗难图速愈，故在治疗过程中动态观察，调整药物，配合现代医学治疗手段等，假以时日，方显疗效。

六、复合病案

主诉：术后发热伴咳嗽痰多两周。

现病史：张某，女，42 岁，体胖。该患者因子宫肌瘤行腹腔镜子宫次全切除手术，术后 3 天开始发热，遂于 2010 年 4 月 19 来我院住院治疗。患者体温 37.5℃ ~ 38.8℃，持续两周，咳嗽痰多不易咳，使用抗生素热仍不减。且渴不欲饮，汗多，小腹胀痛，小便不利，大便欠畅，舌红，苔黄干，脉数稍涩。查体：下腹部压痛，无反跳痛。尿常规检查：隐血（＋），血常规：白细胞达 $10.9 \times 10^9/L$，CRP：25mg/L。

中医诊断：内伤发热。

辨证：湿热内蕴，气机不利。

西医诊断：术后感染。

治法：清热利湿，理气止痛。

方药：沉香 6g，乌药 9g，木香 9g，滑石 30g，瓜蒌 30g，黄芩 9g，杏仁 9g，茯苓 12g，制半夏 12g，枳实 9g。

日 1 剂，水煎服。

1 剂后小便通，翌日体温为 37.4℃，小腹胀痛减轻。

2 剂后，大便畅，热退，咳减，复查血常规恢复正常。

再诊（5 月 7 日）：患者体温恢复正常，咳嗽，痰多位深、难咳，汗多，疲乏，腹软，无压痛，二便畅。舌红，苔较前退、稍腻，脉浮缓。

方药：麻黄 8g，杏仁 9g，桔梗 9g，枳壳 9g，苏子 10g，甘草 6g，前胡 9g，瓜蒌 20g，黄芩 9g，黄芪 30g，茯苓 12g，制半夏 9g，川黄连 6g。3 剂，咳愈出院。［李奕祺，王小红．论膀胱气化及临床应用．光明中医，2011，26（9）：1761 – 1762］

【思维与方法点评】

1. 资料收集与思维引导　本例患者资料收集应注重手术后发热的特点及伴随症状，进行辨识归纳。

2. 审机辨治　本案术后发热、咳嗽、痰不易咳出易被诊断为外感风热袭肺，西医诊断为盆腔感染，用抗生素无效，本案实由素为痰湿之体，又因久用抗生素，损及脾胃，蕴生湿邪，热郁湿阻，酿生痰热，故咳嗽，痰多难咳，体温持续不退，采用清热利湿之法取效。

3. 因势利导，给邪以出路　本例患者已反复发热两周，故退热为要务。然热为湿遏，热邪难以短时退却，故治湿利于清热。然古有"治湿不利小便，非其治也"之说，小溲若是畅通，则湿易祛除，而湿祛则热自然易于消退。

第五节　儿科病案

小儿无论在形体与生理，还是在病因与病理等方面，都与成人有着显著不同。生理方面小儿表现为脏腑娇嫩，形气未充与生机蓬勃，发育迅速；病因方面主要以外感、食伤、先天因素居多；病理方面主要表现为发病容易，传变迅速与脏气清灵，易趋康复。掌握这些特点，对临床思维方法在防治儿科疾病的正确运用上具有重要意义。

在临床资料的搜集上，均用望、闻、问、切四诊合参来诊治。但因小儿自主表述病情有困难，不易配合医生诊察，因此，历代儿科医家对小儿诊法，主张四诊合参，而对望诊尤为重视。

在病证的诊断上，小儿常见病主要表现在肺、脾、肾系疾病及传染病方面。在肺者，六淫外邪常引发感冒、咳嗽、肺炎喘嗽、哮喘等；在脾者，常因喂养不当而导致呕吐、泄泻、腹痛、积滞、厌食等；在肾者，临床多为先天所致疾患，如小儿五迟、五软、解颅、遗尿、水肿等。小儿疾病，在病程中易见火热伤心而生惊、伤肝而引动肝风的证候，在寒热虚实的迅速转化方面也较成人突出。

治疗上，因治疗方法、给药剂量与用药途径的不同，应注重及时与审慎，处方的轻巧灵活，脾胃的顾护，重视先证而治，择用恰当药物剂量，必要的药物外治等。

一、小儿痉证病案

主诉：发热，无汗，恶寒，抽搐 1 天。

现病史：孙某，男，2.5 岁。因昨日玩耍汗出感受风寒，今晨便恶寒发热，喷嚏流涕，体温 39.8℃，灼热无汗，头痛烦躁，手足发凉，突然目睛上吊，口噤手紧，抽搐约 3 分钟，于

1978 年 3 月 5 日晨来诊，见面色滞，舌苔白，脉弦紧数。

中医诊断：刚痉。

辨证：风寒袭表，筋脉失煦。

西医诊断：高热惊厥。

治法：疏散风寒，祛风解表。

方药：荆防败毒散。

羌、独活各 4g，柴胡 4g，前胡 5g，荆芥 3g，防风 5g，桔梗 4g，枳壳 3g，茯苓 6g，葛根 6g，僵蚕 6g。

2 剂，水煎服。3 小时服 1 煎，多饮暖水，温覆，取汗，汗出透停后服。

翌日晨再诊，昨夜连服 3 煎，持续周身汗出，至晨热退，抽搐未作。（李士懋，田淑霄．中医临证一得集．北京：人民卫生出版社，2008：58 - 59）

【思维与方法点评】

1. 资料收集与思维引导　注重风寒感冒与刚痉主症的搜集，主症突出，如恶寒发热、灼热无汗、目睛上吊、口噤手紧等。

2. 审机辨治　此案之痉乃汗出腠理开泄，风寒袭于肌表，致腠理闭郁，邪壅经络，阴阳气血不能畅达，使筋失温煦濡养而痉。

3. 用方用量因人而异　"方用荆防败毒散而未用葛根汤者，二者机制相通，唯败毒散较和缓些，少些偏弊，于稚嫩之体更相宜"，且药味剂量据小儿而设，剂量偏小。

4. 一药多用　方中葛根针对风寒袭表、筋脉失养之痉病，一则解表以退热，二则舒缓筋脉以止痉。

二、小儿厌食病案

主诉：食欲不振 3 个月，拒食 2 天。

现病史：陈某，女，18 个月，于 1998 年 2 月 26 日初诊。患儿食欲缺乏 3 个月，拒食两天。3 个月前因贪饮某饮料，而未给予节制，随即便一直食欲不振。曾在某医院诊治，以健脾化饮、温中散寒、宣通阳气之法治疗，但服药后病情未见好转。近两日来，患者见食则啼哭抗拒，强行进食则呕吐。就诊时颜面萎黄，形体消瘦，脘腹膨胀，大便不调，舌质淡红，苔中部黄厚腻，指纹紫滞。

中医诊断：疳证。

辨证：脾虚气滞，湿热内蕴。

西医诊断：厌食症，营养不良。

治法：清热化湿，健脾理滞。

方药：香砂六君子汤加减。

人参 15g，白术 10g，黄连 6g，赤芍 15g，砂仁 10g，麦芽 10g，藿香 12g，茯苓 12g，鸡内金 10g，建曲 6g，法半夏 10g，紫苏梗 6g，甘草 6g。

3 剂。每日 1 剂，分 3 次服，嘱其流质饮食，忌生冷。

二诊：药后呕吐停止，脘腹胀满明显减轻，能进半流质饮食，舌淡红，苔中部黄，指纹淡滞。原方去法半夏，加槟榔 6g。4 剂。

三诊：服药后腹胀症状已消失，食量增加，大便正常，但偶见汗出症状，舌淡红，苔薄黄，指纹淡滞。上方去赤芍，加黄芪15g。3剂。嘱其注意饮食调理，忌生冷食物。

服药后其母告知，患儿汗出已止，饮食如故，体重增加，精神状态良好。嘱其停药，随访未见复发。［单书健，陈子华，徐华．古今名医临证今鉴．儿科卷（下）．北京：中国中医药出版社，1999：304-305］

【思维与方法点评】

1. 资料收集与思维引导 比较有价值之处是现病史中提及曾用"健脾化饮、温中散寒、宣通阳气之法治疗，服药后病情未见好转"，并重视现有临床症情的描述，为后续诊治辨误纠错提供依据。

2. 辨误与纠错 从患儿脉症分析，前医以健脾化饮、温胃散寒、宣通阳气之法治疗，无可非议，其结果却越温越重，厌食愈甚，实乃辨证有误。此案证属脾虚气滞，湿热内蕴，而非寒证，故治以健脾行滞、清热化湿之法而获效。

3. 抓主症以辨标本虚实 患儿一派脾虚之象中，隐藏着舌苔中部黄厚腻之实热证，前医往往只重视脾虚之本，而忽略湿热之标。治病必须整体辨治，必求标本。其本是脾虚，其标是湿热，祛其标则顾其本。

4. 审机而加减施治 二诊时呕吐停止，脘腹胀满明显减轻，故祛法半夏，并加槟榔以加强导滞消胀；三诊时腹胀消失，但偶见汗出，故祛赤芍清热化滞，更加黄芪益气固表止汗。

三、小儿咳喘病案

主诉：发热伴咳嗽喘憋十余日。

现病史：王某，男，9岁，1994年10月22日初诊。

患儿素体肥胖，近日感冒发热，十余日不退，咳嗽喘憋。经某医院用退热药及头孢类抗生素，热不退，咳嗽气喘加重，痰清稀、泡沫状，呼吸痰鸣如水鸡声，两肺听诊有湿性啰音。西医诊断为病毒性肺炎。曾口服安宫牛黄丸、静脉滴注双黄连热仍不退。体温38.5℃左右，舌润苔滑，脉数，稍久则指下无力。

中医诊断：肺炎喘嗽。

辨证：外感风寒，寒饮阻肺。

西医诊断：病毒性肺炎。

治法：辛温解表，宣肺化饮。

方药：加味射干麻黄汤。

射干10g，麻黄10g，细辛5g，生姜10g，五味子10g，款冬花10g，紫菀10g，半夏10g，桂枝7g，白前5g，甘草5g。

2剂，水煎服，分两次服。

二诊：服药两剂，汗出热退，体温37.2℃，咳嗽、气喘及喉中痰鸣音大减，唯舌尖红，口中干。此辛温有化热之象，上方加黄芩5g，麦冬10g。继服3剂。体温36.7℃，咳嗽喘息基本消除，喉中尚有少许痰鸣音。继续调治而愈。（张琪．张琪临床经验辑要·肺炎喘嗽．北京：中国医药科技出版社，1998：5-6）

【思维与方法点评】

1. 资料收集与思维引导　临床资料收集全面，包括现病史、西医诊断与现有临床表现等，其中现病史中描述有"曾口服安宫牛黄丸、静脉滴注双黄连热仍不退"，系后续辨误与纠错伏笔。

2. 识证与纠误　若系风寒闭阻，肺气不宣，滥用安宫牛黄丸、羚羊角、黄芩、黄连、石膏之类，必促使病情加重。

3. 辨识证的复合　本案表里同病，外为感受风寒，内有痰湿蕴肺、肺气闭而不宣而致。

4. 复法论治与经验用方　本案拟辛温解表、宣肺化饮之复法治疗。方用加味射干麻黄汤，"此类肺炎临床表现除咳嗽气喘、痰声辘辘之外，亦有发热恶寒，痰清稀泡沫，面色青，手足凉，腹胀便溏等证候，发热为表邪不解所致，并非里热，用加味射干麻黄汤辛温宣肺解表，和胃化痰"。

四、小儿泄泻病案

主诉：泄泻伴腹胀十余日。

现病史：陶某，女，3个月，1974年10月22日初诊。患儿泄泻经旬，腹满胀气，哭叫腹痛，矢气频多，舌苔厚腻。

中医诊断：小儿泄泻。

辨证：脾虚湿滞。

西医诊断：小儿腹泻病。

治法：化湿健脾，消滞除胀。

方药：陈皮3g，青皮5g，广木香3g，炒谷芽9g，佛手5g，炒枳壳5g，赤苓9g，干荷叶9g，煨葛根5g，炒楂肉9g。

2剂，水煎服。

二诊（10月24日）：腹部已软，矢气尚有，泻利转和，小溲通长，舌苔薄黄，治以消扶。

方药：煨葛根5g，炒扁豆9g，陈皮3g，广木香3g，青皮5g，炒楂肉9g，焦白术9g，干荷叶9g，炒麦芽9g，炒党参5g。2剂，水煎服。

三诊（10月26日）：便下正常，纳可舌净，腹软溲通，治以健运。

处方：炒党参5g，焦白术9g，茯苓9g，清甘草3g，木香3g，陈皮3g，炒怀山药9g，炒白扁豆9g，炒山楂9g，炒麦芽9g。5剂。（董幼祺，董继业.董廷瑶儿科医案精选.北京：人民卫生出版社，2012：45－46）

【思维与方法点评】

1. 资料收集与思维引导　主诉泄泻，中医诊为"泄泻"。小儿泄泻的病因有感受外邪、伤于饮食等，故进一步收集临床资料是为辨识病因与证型而为，应围绕收集具有证候诊断价值的代表性主症而进行，查体见腹满胀气、哭叫腹痛、矢气频多、舌苔厚腻等。

2. 主症、兼症判别证型　该例患儿腹满胀气，腹痛矢气，系乳食内滞，积久气滞；乳食积滞，以致脾运失职，清浊不分，而见泄泻；舌苔厚腻为积滞之象。

3. 复法围攻以治泻　组方集消积（炒楂肉、炒谷芽、青皮）、理气（佛手、炒枳壳、广木香）、运脾（陈皮、赤苓）、升清（干荷叶、煨葛根）等法于一体，以达止泻之目的。

4. 疗程中因病机变化而转方　若是药症相符，二剂即效，积渐祛而气机畅，因之撤祛枳壳、佛手理气之品；加以党参、焦白术健脾益气。三诊时脾运已复，则以异功散为主，益气健脾而巩固善后。

第六节　骨伤科病案

诊治骨伤科疾病应首辨虚实，包括久病劳损所致或实邪阻滞两端。尤其是腰脊疾病，常可由于肝肾亏虚、气血两虚或风寒湿痹、气虚血瘀、湿热痹阻等导致。由于关节者"骨之所凑，筋之所束"，故临证尤以肝肾亏虚者为多。

在治疗方面，应内治其本，外治其标，标本兼治，多种途径治疗。临床治疗时，可以采用单一方法治疗，应用中药内服；也可各种治疗方法有机结合，优势互补。特别是对于局部病变，不宜长期服药，可通过局部热敷等方法，直达病所，既可减少不必要的麻烦，还能减少中药副作用，同时根据患病类型应用针灸、按摩、牵引、穴位敷贴、中药离子导入等，常能获得较为满意的疗效。

一、颈椎病案

主诉：颈项酸楚、上肢麻木1年余，加重1日。

现病史：姚某，女，56岁。患者颈项酸楚、两上肢麻木1年余，近日来麻木加重。1年前开始出现颈项、肩臂酸楚麻木，近日来麻木加重难忍，握物无力，晨起时作僵明显，下肢步履正常。患者二便尚调，夜寐尚可，胃纳一般，口干欲饮，皮肤干燥，神疲乏力，苔薄白，舌质紫，脉细。曾在外院经中西医治疗无效，遂于1998年1月15日来我院治疗。专科检查：颈活动受限（±），划足底征（-）。颈椎CT示：颈椎5~6、6~7后纵韧带增厚，椎体小关节增生，两侧神经根管狭窄。

中医诊断：颈椎病。

辨证：气血两虚，络脉瘀阻。

西医诊断：颈椎病。

治法：补益气血，活血通络。

方药：生黄芪30g，潞党参18g，全当归9g，赤、白芍各12g，广地龙6g，大川芎12g，杜红花9g，桃仁12g，丹参18g，生、熟地黄各12g，汉防己15g，粉葛根15g，川桂枝9g，炙甘草5g。

14剂，日1剂，水煎，分两次温服。

二诊（1月29日）：服药后颈项、肩臂麻木感明显减轻，口干、肤燥也有所改善，苔薄，脉细。前方加减。

上方加鸡血藤15g，细辛9g。14剂，日1剂，水煎，分两次温服。

三诊（3月12日）：诸恙已解，再原法。

上方继服14剂，日1剂，水煎，分两次温服，巩固疗效。（熊辉. 骨伤病·名家医案·妙方解析. 北京：人民军医出版社，2007：121-122）

【思维与方法点评】

1. 资料收集与思维引导　诊时见颈项酸楚，初拟为颈椎病，其后的临床资料收集，则围绕该病进行。如两上肢麻木加重难忍，握物无力，晨起时作僵明显，下肢步履正常。颈活动受限（±）。颈椎5～6、颈椎6～7后纵韧带增厚，椎体小关节增生，两侧神经根管狭窄等。

2. 根据主症辨证　营血周流全身，有赖气的推动。气行血亦行，气虚无力行血则血滞。本案颈项、肩臂酸楚麻木，且握物无力，神疲乏力，舌质紫，脉细等系本案主症，属气虚无力行瘀无疑。

3. 专方经验思维　诊者认为："对于气虚血瘀、筋脉失养者，补阳还五汤疗效非常显著，常7剂即可除酸楚麻木"。此系医者多年临床心得与经验。治以补阳还五汤加减，补气药与活血药相配伍，气旺则血行，活血而又不伤正，共奏补气活血通络之功，从而使周身气通而不滞，血活而不瘀，顽麻徐徐缓解，同时筋脉肌肉也因得气血的滋养，口干、肤燥等症状缓解。二诊时加鸡血藤、北细辛是取其活血通络、养血祛风之作用，似含中医"血行风自灭"之意，以加强疗效。

二、腰椎病案

主诉：左侧腰腿痛半年余。

现病史：徐某，男，40岁，1995年5月30日初诊。患者左侧腰腿痛半年，在外地医院行中西药物治疗无好转。专科检查：腰椎轻度侧弯，腰椎后伸活动受限，双侧直腿抬高均在60°～70°，双侧伸肌力及屈肌力均为V度，跟、膝反射存在。舌质偏红、干燥，苔薄白，脉沉细。腰椎CT示：腰椎4、5偏左髓核突出；腰3、4椎间盘膨出。

中医诊断：腰椎间盘突出症。

辨证：血瘀络阻。

西医诊断：腰椎间盘突出症。

治法：活血化瘀，通络止痛。

处方：生地黄12g，赤芍9g，牡丹皮4.5g，丹参9g，虎杖根9g，川牛膝9g，炙地鳖虫4.5g，延胡索9g，落得打9g，合欢皮12g，甘草3g。

7剂，日1剂，水煎，分两次温服。头2次煎汁内服，继将药渣煎水外敷。并结合推拿，手法为八步手法。

二诊（6月6日）：患者腰痛略缓解，但多行后左下肢麻木，夜寐差。舌质偏红，脉沉。

上方加青皮4.5g，枳壳4.5g，丝瓜络9g，夜交藤12g。7剂，日1剂，水煎，分两次温服。推拿手法同前。

三诊（6月13日）：患者服药后睡眠好转，下肢麻木也有所缓解。上方见效，继进为治。

一诊方去合欢皮、夜交藤，加路路通12g，川木瓜9g，白芍12g。7剂，日1剂，水煎，分两次温服。推拿手法同前。

四诊（6月20日）：患者左下肢麻木感已消失。舌质红，苔干燥。一诊方酌加养阴通络之玉竹9g。嘱导引锻炼，继续推拿手法。

四诊（6月27日）：患者腰腿痛麻症状已消失。专科检查：左直腿抬高可达80°～85°。舌质偏干，脉平。症状已愈，继以调补肝肾巩固。

方药：青皮 4.5g，枳壳 4.5g，生地黄 12g，川芎 9g，炒白术 9g，丹参 9g，川牛膝 9g，虎杖根 9g，路路通 12g，络石藤 12g，鸡血藤 12g，川地龙 9g，千年健 15g，杜仲 9g，川续断 9g，川木瓜 9g，大枣 7 枚，甘草 3g。

7 剂，水煎服，日 1 剂，分两次温服。

1995 年 7 月随访，已完全恢复工作，无腰腿痛之苦。（熊辉. 骨伤病名家医案·妙方解析. 北京：人民军医出版社，2007：144 - 145）

【思维与方法点评】

1. 根据主症识病辨证　患者左侧腰腿痛半年，瘀血阻滞脉络，影响血运，脉络筋骨组织无以濡养，则见肌肉疼痛，拒按。加之舌质偏红、干燥，苔薄白，脉沉细，诊为"腰痛"，辨证为"血滞瘀阻，经络失畅"。

2. 内外合治　首诊以活血化瘀为治，二诊加理气行血，同时配合推拿手法贯穿治疗始终。症状缓解后，以补肾、强壮筋骨而巩固，如加川续断、杜仲，并用川牛膝、炙地鳖虫等通络止痛。

第七节　眼科病案

眼科疾病分为外障眼病与内障眼病。外障眼病的病变部位在胞睑、两眦、白睛、黑睛，病因病机以六淫侵袭、痰湿积滞、脾虚气弱、虚火上炎多见，其特点为起病急、发展快、外观症状显露、自觉症状明显，多属邪实有余之证，以实证、热证常见。患眼可见红赤、肿胀、糜烂、流泪、眵多，或发生翳膜、胬肉，需要结合全身情况辨证论治。内障"皆有翳在黑睛内遮瞳子而然"，指主要发生于瞳神及眼内各处的病变。病因病机主要为脏腑内损，气血两亏，精气不能上注，目失濡养所致，尤以肝肾不足为常见。此外，阴虚火旺或七情过伤，气滞血瘀，风火痰湿上扰清窍，以及外伤等均可诱发本病。患者可感觉眼前蚊蝇飞舞，或有点条状阴影或云雾样暗影，观灯火如彩虹环绕，视物昏蒙，夜盲，甚至暴盲等。眼外观可无明显异常，亦可见瞳神之大小、形状、色泽等改变。

治疗眼病应重整体，三因制宜。目为清窍，通过经络与脏腑相连，目窍功能正常，则表明人体脏腑经络气血调和。目窍病变，皆因人体脏腑、经络、气血等功能失调所致。因此，对眼病的辨证论治必须立足整体，不可只局限于眼科局部。此外，天有四时之变，人有长幼男女之异，眼病辨证也必须结合患者体质和时地差异，参照五运六气与地域特点，结合眼科局部病变进行整体辨治。其二，重视两纲六要辨证。首辨阴阳，次辨表里寒热虚实，此即两纲六要辨证。两纲六要辨证是传统内科八纲辨证的改良，可用于眼科多种复杂性的内障眼病，如白内障等，可使眼科辨证立体化、层次化。其三，内外合治，综合治疗。同一疾病有不同的治疗方案，如何制定最佳方案，须遵守因势利导的原则。除用药物外，也可结合针灸、手术等其他方法。为防止疾病的发展与恶化，尚应先期治疗未病，包括未病先防与既病防变等。此外，恰当的辨证施护，有利于正气的恢复，有利于邪气的祛除与患者的早日康复。

一、外障病案

主诉：左眼红痛 3 天，双眼巩膜炎病史十余年。

现病史：赵某，女，53 岁，2002 年 7 月 20 日初诊。左眼视力 0.8，左眼颞侧结膜混合充血，压痛明显，角膜明，前房不浅，眼压正常。舌红，苔薄黄腻，脉细。

中医诊断：火疳。

辨证：邪热亢盛，上熏于目。

西医诊断：巩膜炎。

治法：清热泻火，活血明目。

方药：黄芩 9g，山栀 9g，龙胆草 6g，柴胡 6g，甘草 6g，丹参 12g，赤芍 12g，红花 6g，郁金 12g，乳香、没药各 6g，葛根 12g，槟榔 12g，木瓜 12g，汉防己 12g，豨莶草 12g，粉萆薢 12g。

取颗粒剂，14 剂，冲服。

二诊（8 月 3 日）：患者左眼红痛略好转，专科检查：左眼视力 0.8，左眼颞侧结膜混合充血轻度，压痛不明显，角膜明，前房不浅，眼压正常。苔薄，脉细。

再拟原方。取颗粒剂，14 剂，冲服。

三诊（9 月 21 日）：左眼微红不痛，尚有便秘，夜寐欠安。专科检查：左眼外眦部结膜轻度充血，压痛不明显，角膜明，眼压正常，苔薄，脉细。拟于清肝泻火安神。

方药：柴胡 6g，黄芩 9g，山栀 9g，龙胆草 9g，生甘草 6g，乳香、没药各 6g，木瓜 12g，威灵仙 12g，青风藤 12g，天仙藤 12g，酸枣仁 12g，五味子 9g，葛根 12g，明天麻 9g，芦荟 0.5g。取颗粒剂，14 剂，冲服。（邹菊生工作室．邹菊生学术经验撷英．上海：上海中医药大学出版社，2009：80 - 82）

【思维与方法点评】

1. 病证结合诊断　本案诊断全面，西医诊断为巩膜炎，中医诊断为火疳，辨证为"邪热亢盛，上熏于目"。

2. 根据主症辨证　本案主症为"左眼颞侧结膜混合充血，压痛明显"，病性属热、属实，病位在肝，系肝火上炎而致。本例病位由肺入肝，有巩膜炎反复病史十余年，乃外邪引发宿疾，热盛湿重毒剧。

3. 复法组方　本案围绕病理性因素，治法涉及清热、活血、散邪、化湿、通络等。药用黄芩、山栀、龙胆草、柴胡清肝解毒化湿；丹参、赤芍、红花、郁金、乳香、没药活血止痛，消瘀散结；葛根解肌透发，生津升散；槟榔、木瓜、汉防己通腑泄热，除湿利水；豨莶草、青风藤、天仙藤散邪通络。

二、内障病案

主诉：左眼视物模糊近 1 个月。

现病史：李某，女，59 岁，1972 年 1 月 6 日就诊。右眼早年外伤后留白斑失明。近 1 个月以来，左眼视物稍感模糊，胃纳尚可，便润。右眼远视力光感，左眼远视力 0.8。裂隙灯检查：右眼角膜白斑，左眼结膜不充血，角膜清晰透明，瞳孔大小正常，只是晶状体有点粉尘状混浊，眼压手触不高。眼底检查：右眼底小瞳下窥测不清，左眼底小瞳下未见明显异常。舌润，无苔，脉弦细。

中医诊断：圆翳内障。

辨证：中气不足。

西医诊断：老年性白内障。

治法：补中益气，调理脾胃。

方药：党参 5g，白术 5g，茯苓 5g，当归 5g，白芍 5g，升麻 3g，葛根 10g，羌活 5g，防风 5g，川芎 3g，五味子 3g，陈皮 3g，甘草 3g。水煎服，日 1 剂。内服中药，兼针刺承泣、太阳、攒竹、风池、上星、头临泣、百会等穴，每日 1 次。

二诊（1 月 27 日）：左眼远视力 1.2，检查晶状体仍有少量粉尘状混浊，未见改变。（邹菊生工作室. 庞赞襄中医眼科验案精选. 上海：上海中医药大学出版社，2009：106 - 107）

【思维与方法点评】

1. 病证结合 本案西医诊断为老年性白内障。老年性白内障常见于 50 岁以后的老年人，多影响双眼，有的两眼先后发生，有的同时患病。中医称"圆翳内障。"

2. 治病求本 老年性白内障的形成是脾胃虚弱、运化失常、气血不能上荣于目所致。因此，方药组成以补中益气、调理脾胃为主，以达滋养明目之功。方中党参补中益气，白术健脾燥湿，茯苓健脾利水渗湿，甘草调和诸药，羌活祛风散邪，这些均是补益与调理脾胃气机的药物；另加当归、白芍养血柔肝明目，升麻、葛根升清以濡目等。

第八节　耳鼻喉科病案

根据耳鼻咽喉与脏腑经络的关系，耳鼻咽喉的局部病变均是脏腑虚实的表现。临证时必须整体与局部结合，既重视全身整体辨证，又不忘耳鼻咽喉局部症状的辨证。因为耳鼻咽喉疾病有一定的特殊性，其发病均处于人体头部的孔窍之内，须借助先进的仪器设备，辨清耳鼻咽喉的疑难杂症。

治疗常内治与外治相结合。对耳鼻咽喉科疾病的治疗，应重视整体辨证，但亦不可忽视其局部的变化。应对耳鼻咽喉部局部的形态、色泽各种变化进行寒热虚实的辨证，为整体辨证提供重要依据，并据此做出正确的诊断与立法处方。同时，应注意对局部进行外治。通过对局部外治达到整体治疗效果，或减轻局部症状。

一、鼻鼽病案

主诉：晨起咳喘，间断性鼻塞、鼻痒，喷嚏后鼻流清涕 7 天。

现病史：葛某，男，10 岁。2004 年 12 月 7 日初诊。患儿既往有过敏性哮喘和过敏性鼻炎病史，每遇气温寒热变化异常，或春秋季节交替即易发病，或两病同时发作。就诊前 15 日，因气候转寒而患外感，始见畏寒发热、无汗、咳嗽咳痰、鼻流清涕等，某医院门诊初以呼吸道感染收治。经输液（药物不详）治疗后发热除，而鼻炎并发哮喘难解，曾接受脱敏、抗组胺类药物及中成药（补中益气丸、通宣理肺丸、橘红丸等）治疗，因效果不理想而放弃。初诊闻及肺部呼吸音粗糙，间或有少许干湿性啰音，双下鼻甲黏膜苍白、肿胀，双侧鼻腔有较多水样分泌物，通气差。症见咳喘哮鸣，偶有鼻痒，鼻塞，流水样清涕，嗅觉减退，伴面色苍白少华，纳谷不香，神倦乏力，舌淡，苔润，脉沉细。变应原鼻激发试验阳性。

NOTE

中医诊断：鼻鼽，哮证。

辨证：脾肾阳虚，外寒内饮。

西医诊断：过敏性鼻炎。

治法：温补脾肾，散寒通窍，降肺平喘。

方药：黄芪12g，党参10g，白术9g，茯苓10g，枸杞子8g，五味子8g，僵蚕8g，地龙8g，桂枝6g，防风9g，炙苏子9g，炒莱菔子9g，炙甘草8g。

3剂，温水煎服，日1剂。

二诊（12月10日）：服上方3剂后，患儿咳嗽、痰喘明显减少，鼻痒、喷嚏、清涕缓解，夜见咽干，渴喜冷饮。听诊肺部干湿性啰音消失，鼻腔检查示双下鼻黏膜色淡，下鼻甲水肿减轻，鼻道洁，纳可，二便正常。舌淡，苔薄，脉沉。

上方去桂枝、防风以防化燥伤津，入蝉蜕、白蒺藜以增强祛风脱敏之效。

方药：黄芪10g，党参10g，炒白术9g，茯苓10g，枸杞子8g，五味子8g，僵蚕8g，地龙8g，蝉蜕8g，白蒺藜8g，炙苏子9g，炒莱菔子9g，炙甘草8g。

8剂，温水煎服，日服1剂。

三诊（12月24日）：患儿家长告知，服上方8剂后，因事无法来诊，遂自行照方另取4剂。现患儿咳、喘、痰大减，夜间咳喘及鼻塞、鼻痒、流涕全无，检查示双下鼻黏膜色淡，下鼻甲水肿完全消退。患儿面色恢复，嗅觉改善，食欲增加，舌质淡红，脉象平和。缓解期宜益气固表、益肾温阳。取中成药玉屏风口服液合金匮肾气丸、补中益气丸善后。随访至今，未见再发。（熊大经. 中医耳鼻咽喉科案例评析. 北京：人民卫生出版社，2011：93 – 98）

【思维与方法点评】

1. 病名与病证复合诊断　包括中、西医诊断。其中西医诊断为过敏性鼻炎，中医诊断为鼻鼽，病机属脾肾阳虚，外寒内饮。

2. 复法组方　治法包括温补脾肾、散寒通窍、降肺平喘等。方中党参、白术、茯苓温养补虚；桂枝、防风散寒祛风；甘草、黄芪补益御邪，祛除鼻腔脓疡；其中黄芪与党参相伍，补气以升举阳气；枸杞子、五味子益肾固涩；配合僵蚕、地龙宣通鼻窍，息风止咳，降低气道高敏状态；苏子、莱菔子涤痰化饮，降逆下气。

3. 对症论治，增强疗效　首诊中黄芪、甘草补气托毒排脓，清除鼻腔脓疡；二诊加蝉蜕、白蒺藜祛风脱敏，以疗鼻痒、喷嚏等症状，属对症论治。

4. 一药多用　如方中黄芪，一则托毒以祛除鼻腔脓疡，二则升举阳气，散寒通窍。

5. 随症审机，动态处方用药　本病首诊重在温补脾肾，散寒通窍，降肺平喘；二诊患儿咳嗽、痰喘明显减少，但鼻痒、喷嚏、清涕虽缓仍存，故去桂枝、防风以防化燥伤津，加蝉蜕、白蒺藜以增强祛风脱敏之效；三诊"患儿咳、喘、痰大减，夜间咳喘及鼻塞、鼻痒、流涕全无，检查示双下鼻黏膜色淡，下鼻甲水肿完全消退。患儿面色恢复，嗅觉改善，食欲增，舌质淡红，脉象平和"，缓解期宜益气固表、补肾温阳。取中成药玉屏风口服液合金匮肾气丸、补中益气丸善后。

二、耳鸣、耳聋病案

主诉：反复左耳鸣响十余年，复发加重伴听力突降3个月。

现病史：陈某，男，65岁，2005年4月5日初诊。家属诉其十年前曾因工作劳累后经常出现眩晕耳鸣，伴恶心呕吐、头不得转侧、视物旋转症状，平躺闭目始觉舒缓，某医院诊断为梅尼埃病，经输液治疗后症状缓解（具体用药不详）。退休后经常无明显诱因出现左耳耳鸣如蝉，入夜尤甚，听力下降，潮热盗汗，心悸，失眠多梦，烦躁易怒，遇事难忍，记忆力减退等症状。3个多月前与邻里发生口角，平息后耳鸣又复，家人次日清晨发现其左耳不闻外声。于当日求治于某西医医院，诊断为突发性耳聋、神经性耳鸣，给予改善内耳微循环及抗抑郁、镇静、谷维素等药物，配合高压氧舱治疗近十天，耳鸣、耳聋未见改善，故要求转院治疗。

初诊：居静处即感左耳蝉鸣、胀闷，恶心欲吐，心烦易怒，另伴夜寐不安，失眠多梦，纳可，二便调，舌质淡、边红，苔少，脉弦。外耳、鼓膜及咽鼓管咽口处无明显异常。患者形体瘦弱，面色微红。否认家族遗传性高血压史，否认外伤史及药物中毒史。

中医诊断：耳鸣。

辨证：肾水不足，肝阳上亢。

西医诊断：神经性耳鸣。

治法：滋水清肝，解郁开窍。

方药：葛根30g，生地黄20g，山药15g，山茱萸15g，牡丹皮10g，泽泻10g，茯苓15g，柴胡12g，枳壳12g，当归10g，白芍15g，栀子12g。

7剂，水煎服。

二诊（4月9日）：经静脉输液配合服上药，自觉听力明显改善，左耳蝉鸣、胀闷，面红目赤、心烦易怒、失眠多梦消失，舌质淡红，苔白，脉弦。电测听检查：左耳50dB，右耳10dB。谨守肝阳上亢、水不涵木之机，上方加入石菖蒲、蝉蜕以宣壅启闭，通利耳窍。

方药：葛根30g，生地黄20g，山药15g，山茱萸15g，牡丹皮10g，泽泻10g，茯苓15g，柴胡12g，枳壳12g，当归10g，白芍15g，栀子12g，石菖蒲12g，蝉蜕10g。7剂，温水煎服，日服1剂。

三诊（4月16日）：中药服完后，自觉双耳听力一致，左耳蝉鸣与胀闷消失，心烦易怒、夜寐不安等未见。舌质淡红，苔薄白，脉缓。守方继进，续取7剂。1周后来电诉其听力恢复，追访1年未再复发。（熊大经. 中医耳鼻咽喉科案例评析. 北京：人民卫生出版社，2011：51-58）

【思维与方法点评】

1. 辨病与辨证相结合 西医之突发性聋、神经性耳鸣皆属中医"耳鸣"范畴，根据临床表现，证属肾水不足，肝郁不舒，肝阳上亢，水不涵木之象。

2. 辨证中的分析与归纳思维方法 患者出现左耳耳鸣如蝉，入夜尤甚，听力下降，潮热盗汗，心悸，失眠多梦，烦躁易怒，遇事难忍，记忆力减退等症，医者将这些临床症状和自己的知识经验相结合，认为病机是肾水不足，肝郁不舒，肝阳上亢，水不涵木，治宜滋水清肝，解郁开窍。

3. 复法施治 本案耳鸣已达十年之久，而且左耳突聋伴见耳鸣，病机虚实夹杂，虚责之于肾精渐亏，实责之于肝胆疏泄功能失调，木郁化火。据肝肾同源之理，治疗既要滋补肾精，又要柔肝平肝。组方在六味地黄丸基础上配伍柴胡、枳壳以疏肝理气，栀子以清肝热，并取当归芍药散中当归、芍药养血调肝行滞，另藉葛根之轻扬升清。诸药合用，共奏滋水清肝、解郁开窍之效。

4. 专症专药   方中石菖蒲为通利耳窍的专药,栀子为除烦专药。

三、失音病案

主诉:失音9月余。

现病史:胡某,女,42岁,因失音9个半月于1968年1月6日来门诊就诊。患者于1967年3月中旬突然感冒头痛,全身不适,继而嗓子嘶哑,进而完全失音。伴咽喉干燥,目鼻冒火,头痛眩晕,尿黄粪干。近1周咳嗽,痰少而白。舌质淡红,苔白腻,脉数软尺微、右关具弦意。面黯,唇干,形瘦。经某医院喉科检查:完全失音。耳语不能,咽部暗红,散布粟粒大小颗粒和灰白分泌物。间接喉镜查见:室带、声带、披裂软骨面及披裂间区暗红、肿胀,声带增厚,左声带前1/3处见灰白粟粒大小刺1枚。

中医诊断:失喑。

辨证:肺肾阴虚,虚火上炎。

西医诊断:完全性失音。

治法:滋养肺肾,利咽开肺,祛湿解毒。

方药:何首乌、白芍、北杏仁、葶苈子各12g,百合、天冬、麦冬、生地黄、桔梗、牛蒡子各9g,山栀子、大青叶、蝉蜕各6g,鹅不食草18g,薄荷3g。

服上方3剂即见效,6剂虚热大减,胃纳增进,10剂则开始发音。上方去山栀子、大青叶,加知母、北沙参各9g,改鹅不食草30g。连服20剂,发音继续好转,停药期间亦发音如常,但仍口干,虚火时而尚盛。脉舌无显著变化。守方加瓜蒌30g,肉桂3g(研冲),葶苈子6g。服30剂后病愈,随访3年未复发。[王仁樟.失音治验.新中医,1982(3):10-11]

【思维与方法点评】

1. 病证相合   本案中医诊断为失喑,证型为肺肾阴虚,虚火上炎;西医诊断为完全性失音。

2. 复法组方   本例失音已9个半月,属肺肾阴虚,虚阳上炎,肺经湿毒。治宜滋肾、润肺、柔肝、养胃为本,清热、祛湿、开肺、利咽为辅,药以首乌滋肾,百合润肺,天冬润肺兼滋肾,麦冬润肺兼养胃,白芍助首乌与百合养血柔肝、润敛肺气,生地黄凉血清热,山栀清热泻火,大青叶清热解毒,桔梗、杏仁、蝉蜕开肺,牛蒡子、薄荷利咽,葶苈子利水祛湿,开上启下,鹅不食草利咽开音。诸药配合,竟收全功。

3. 经验用药   医者据多年临床经验体会,鹅不食草能通九窍,是利咽开音之要药,故重用之。

四、牙痛病案

主诉:下牙剧烈疼痛,伴牙龈肿痛1周。

现病史:张某,女,32岁,1997年11月12日初诊。1周前周身不适,继之出现牙痛,呈阵发性剧痛,伴牙龈肿胀,形寒身热,舌质红,苔薄白,脉浮数。经口腔科检查确诊为急性冠周炎,经服消炎药甲硝唑、头孢氨苄片、新癀片等药,疗效不显,前来针灸治疗。

中医诊断：牙痛。

辨证：风火型。

西医诊断：急性冠周炎。

治法：疏风泻火止痛。

处方：取穴下关、颊车、大椎、合谷、外关，针时用泻法，留针 20～30 分钟，大椎、三棱针点刺放血。

疗效：一诊后，持续止痛时间为 24 小时；3 天后二诊时疼痛复发，但疼痛程度较前减轻，加刺息痛穴，息痛穴针 8 分～1.2 寸深，针尖向下方斜刺，捻转进针，嘱患者继服消炎药；三诊时疼痛明显减轻。自第二诊针后疼痛只发作 2 次，疼痛程度大减，查牙龈仍肿胀，但无明显压痛。继续上法治疗 3 次，疼痛缓解，牙龈及全身症状消失。（高新彦，张建朝．古今名医五官科医案赏析．北京：人民军医出版社，2011：248 - 249）

【思维与方法点评】

1. 资料收集与思维引导　主症描述突出，与中医诊断直接相关，如"牙龈肿痛，形寒身热，舌质红，苔薄白，脉浮数"，西医诊断蕴含于现病史中。

2. 病证结合诊断　本案诊断全面，包括中医诊断和西医诊断，西医诊断为急性冠周炎，中医诊断为牙痛（风火型），治宜疏风泻火。

3. 经络辨证法　龈为阳明气血所濡。故欲辨牙痛之症者，当辨其病在龈在齿，或虚或实。凡邪实而牙痛者，病在阳明，上齿痛者阳明胃经，下齿痛者阳明大肠经，针刺当别手足，内治不必详分。手阳明之脉入下齿，风邪外袭经络，郁于阳明化火，火邪循经上炎，引起牙痛。

4. 针刺复法治疗　治疗取手阳明经之合穴合谷。大椎为手足三阳、督脉之会穴，是清热泻火之要穴，加点刺放血，以促邪外出。外关为三焦络穴，通于阳维脉，阳维主表，泻之以解表祛风泻火。诸穴合用，共奏清热、泻火、疏风、祛邪之功。

五、牙痛病案

主诉：右上牙痛，右侧面肿 3 天。

现病史：陈某，女，47 岁，1974 年 8 月 6 日初诊。开始伴发热（体温 39.2℃），口干喜冷饮，大便干结，小便短赤，经某医院检查，诊断为急性齿槽部感染。经西药抗生素治疗，体温稍降，但仍局部肿痛，张口困难，前来就诊。检查：右面颊明显肿胀，右^{7}+深龋死髓、叩痛，移行部充血、水肿、压痛，脓肿尚未形成，舌质红、苔薄黄，脉洪数。白细胞计数：$25.0 \times 10^{9}/L$，中性粒细胞 89%，淋巴细胞 11%。

中医诊断：牙痛。

辨证：胃热阴伤。

西医诊断：急性齿槽部感染。

治法：清胃滋阴，凉血解毒。

方药：育阴败毒饮加减。水牛角 30g（先煎），石膏 60g，知母 12g，麦冬 12g，牡丹皮 18g，生大黄 12g，川牛膝 18g，玄参 18g，赤芍 12g，露蜂房 18g，蒲公英 30g，蜈蚣 3 条，生地黄 18g。水煎服。

二诊（8 月 9 日）：服药 3 剂热退，牙痛明显减轻，检查右面颊部肿胀明显减轻，无压痛，

NOTE

移行部肿胀消失；昨天大便 3 次，今天未解；舌苔微黄，脉弦缓。上方去生大黄。

三诊（8 月 12 日）：服药 3 剂后，牙无胀痛，口张自如，压痛消失。复查血常规，白细胞总数 $11.0 \times 10^9/L$，中性粒细胞 75%，淋巴细胞 25%。炎症控制后拔除病牙而痊愈。（黄永源. 奇难杂症精选. 广州：广东科技出版社，2006：568 – 569）

【思维与方法点评】

复法组方 本案属手足阳明经蓄热上壅于经络所致，服育阴败毒饮加减而告愈，治法涉及清热、滋阴、解毒等。方中石膏大寒，配知母同泻胃经实火，对口干喜饮、舌苔黄、脉数有力的阳明热证疗效较好，是治走马牙疳必不可少之主药；生地黄、玄参、麦冬为甘寒滋润生津之品，三者合用为增液汤，对热病伤阴所致的大便秘结、口干津少都可使用。

主要参考书目

[1] 刘渡舟. 新编伤寒论类方. 太原：山西人民出版社，1984.

[2] 邱仁宗. 医学的思维和方法. 北京：人民卫生出版社，1985.

[3] 祝世讷. 中医学方法论研究. 济南：山东科学技术出版社，1985.

[4] 柯雪帆. 中医辨证学. 上海：上海中医学院出版社，1987.

[5] 刘长林. 中国系统思维. 北京：中国社会科学出版社，1990.

[6] 苏越. 医疗文体与逻辑思维. 北京：北京师范大学出版社，1990.

[7] 肖进. 临床认识方法概论. 北京：人民军医出版社，1990.

[8] 张岱年，成中英，等. 中国思维偏向. 北京：中国社会科学出版社，1991.

[9] 钟东屏. 诊断逻辑学. 贵阳：贵州科学技术出版社，1991.

[10] 杨光华. 中医临床思维研究. 南昌：江西科学技术出版社，1992.

[11] 高晨阳. 中国传统思维方式研究. 济南：山东大学出版社，1994.

[12] 姜兆侯，余占海，赵健雄，等. 实用临床思维学. 兰州：兰州大学出版社，1995.

[13] 陈克正. 叶天士诊治大全——叶天士医案研究. 北京：中国中医药出版社，1995.

[14] 成肇智，李咸荣. 中医病机论——从基础到临床. 北京：中国医药科技出版社，1998.

[15] 刘冠军，王维先. 科学思维方法论. 济南：山东人民出版社，2000.

[16] 黄泰康. 中医配方学. 北京：中国医药科技出版社，2000.

[17] 武占江. 中国古代思维方式的形成及特点. 西安：陕西人民出版社，2001.

[18] 杨扶国. 中医藏象与临床. 北京：中医古籍出版社，2001.

[19] 王振方，王坚定，石淑荣. 临床思维学. 北京：人民卫生出版社，2002.

[20] 马清江. 科学思维方法. 济南：黄河出版社，2002.

[21] 赵易. 医学临床思维. 北京：人民卫生出版社，2002.

[22] 李灿东. 中医误诊学. 福州：福建科学技术出版社，2003.

[23] 李平华. 归经中药学. 北京：中国中医药出版社，2003.

[24] 钱超尘，温长路. 张仲景研究集成. 北京：中医古籍出版社，2004.

[25] 孟祥才，王勇，靳振怀. 临床诊断逻辑. 上海：第二军医大学出版社，2004.

[26] 李文瑞. 经方化裁. 北京：学苑出版社，2005.

[27] 王庆宪. 中医思维学. 北京：人民军医出版社，2006.

[28] 陈伟. 逻辑思维训练. 北京：北京大学出版社，2006.

[29] 单兆伟. 中医内科临床思路与方法. 北京：人民卫生出版社，2006.

[30] 何毅. 伤寒常变论. 北京：中国中医药出版社，2006.

[31] 张国骏. 伤寒论思维与辨析. 北京：中国中医药出版社，2006.

[32] 黄煌. 经方的魅力——黄煌谈中医. 北京：人民卫生出版社，2006.

NOTE

［33］于惠棠．辨证思维逻辑学．济南：齐鲁书社，2007.

［34］姜德友，黄仰模．金匮要略·案例版．北京：科学出版社，2007.

［35］宋家明，陶雄飞，胡宗宇．临床诊治思维方法与实践．合肥：安徽科学技术出版社，2007.

［36］王付．经方药症与方证．北京：人民军医出版社，2007.

［37］孙守华．辨病辨证方法与实践．北京：人民军医出版社，2007.

［38］邵志芳．思维心理学．上海：华东师范大学出版社，2007.

［39］王付．经方药对．北京：学苑出版社，2007.

［40］漆浩，陈利苹．中医时间医学全书．北京：学苑出版社，2008.

［41］朱文锋．证素辨证学．北京：人民卫生出版社，2008.

［42］黄煌．药证与经方．北京：人民卫生出版社，2008.

［43］张晓芒．创新思维方法概论．北京：中央编译出版社，2008.

［44］方肇勤．中医辨证论治学．上海：上海中医药大学出版社，2008.

［45］冯世纶，张长恩，胡希恕．病位类方解．北京：人民军医出版社，2008.

［46］吴昌国．中医历代药论选．北京：中国中医药出版社，2008.

［47］邓铁涛．中医五脏相关学说研究——从五行到五脏相关．广州：广东科技出版社，2008.

［48］李洪成，李新平，李新晔．中医证候学．北京：中国医药科技出版社，2008.

［49］邢斌．方剂学新思维．北京：人民卫生出版社，2009.

［50］王伯章．中医临床思维学导学．上海：上海中医药大学出版社，2009.

［51］朱建平．中医方剂学发展史．北京：学苑出版社，2009.

［52］谢宗豹，林蕙青．医学思维与创新．上海：上海科学技术出版社，2009.

［53］陈潮祖．中医治法与方剂．北京：人民卫生出版社，2009.

［54］金岳霖．逻辑．北京：中国人民大学出版社，2010.

［55］邢玉瑞．中医思维方法．北京：人民卫生出版社，2010.

［56］孙涛，何清湖．中医治未病．北京：中国中医药出版社，2010.

［57］黄和，姜顺．中药重剂证治录．北京：中国中医药出版社，2010.

［58］姜德友，高雪．龙江医派创始人高仲山学术经验集．北京：科学出版社，2010.

［59］Kathryn Montgomer．医生该如何思考临床决策与医学实践．郑明华主译．北京．人民卫生出版社，2010.

［60］田胜利，何春梅．现代中医新思维：伏邪内伤临床路径．上海：上海科学技术出版社，2011.

［61］严世芸，李其忠．中医藏象辨证论治学．北京：人民卫生出版社，2011.

［62］畅达．中医临床思维要略．北京：中国中医药出版社，2011.

［63］周铭心．西北燥证诊治与研究．北京：人民卫生出版社，2011.

［64］中医学术流派研究课题组．中医学术流派研究争鸣与创新．北京：华夏出版社，2011.

［65］姜淼，张弛．当代中医药学家谈科学思维与方法．北京：科学出版社，2011.

［66］王琦．中医理论与临床思维研究．北京：中国中医药出版社，2012.

［67］王永福，吴秀惠．中医临证处方门径与技巧．北京：中国中医药出版社，2012.

［68］柯雪帆．疑难病证思辨录．北京：人民卫生出版社，2012.

［69］王树人．回归原创之思："象思维"视野下的中国智慧．南京：江苏人民出版社，2012.

［70］张岚．中医诊断学史试论．北京：学苑出版社，2012.

［71］张光霁．中医病因七情发生学．北京：中国中医药出版社，2012.

［72］王伯章. 临床新导——中医临床思维学新说. 北京：科学出版社，2013.

［73］姚乃礼，朱建贵，高荣林. 中医症状鉴别诊断学. 北京：人民卫生出版社，2013.

［74］程树铭. 逻辑学. 北京：科学出版社，2013.

［75］王永福，吴秀惠. 中医处方门径与技巧：附河图洛书与中医学. 北京：中国中医药出版社，2013.

［76］仝小林. 方药量效关系名医汇讲. 北京：人民卫生出版社，2014.

［77］沈丕安.《黄帝内经》学术思想阐述. 北京：人民军医出版社，2014.

［78］刘奎林. 灵感学. 哈尔滨：黑龙江教育出版社，2014.

［79］陈梦雷. 古今图书集成·医部全录. 北京：中国中医药出版社，2014.

［80］李致重. 中医临床辨惑. 太原：山西科学技术出版社，2015.

［81］王琦. 中医原创思维研究十讲. 北京：科学出版社，2015.

NOTE